Caleb Smith

Löffelweise Hoffnung

W0181100

Über den Autor

Caleb Smith folgte bereits im Alter von acht Jahren seinem Traum:
ausgesetzte Kaninchen zu retten und Therapietiere aus ihnen
zu machen. Heute ist er Unternehmer und Eigentümer einer
besonderen Insel im Mississippi: Peacebunny Island. Dort trainiert
er seine Kaninchen mit einem großen Ziel: Sie sollen Menschen
in allen Lebenssituationen helfen und ihnen Freundlichkeit
und Mitgefühl vermitteln.

Caleb Smith

LÖFFELWEISE HOFFNUNG

Wie die Kaninchen von Peacebunny Island Herzen heilen

Eine wahre Geschichte

Aus dem Amerikanischen von Beate Zobel

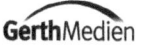

Für alle, die zu meiner Familie gehören.
Mit und ohne Fell.

ANMERKUNG DES AUTORS

Die Geschichte ist genau so passiert, wie ich sie hier erzähle. Sie handelt davon, wie ich als kleiner Junge ein Kaninchen-Start-up-Unternehmen gründete und bald darauf von einer eigenen Insel träumte, auf der ich Kaninchen züchten könnte, die keiner mehr haben will und deren Rassen vom Aussterben bedroht sind. Gleichzeitig wollte ich geeignete Tiere therapeutisch einsetzen, um mit ihnen Menschen in Krisen emotional zu stabilisieren. Die liebenswürdigen Tiere sollen traurigen Kindern und Erwachsenen *„hugs, hope and hoppiness"* bringen – also Umarmungen, neue Hoffnung und Freude, während man sie streicheln und ihnen beim Hoppeln zusehen kann. Die Kuschelzeiten mit den geduldigen Kaninchen lassen die Menschen zur Ruhe kommen. Neue Hoffnung kann aufkeimen, und schmerzhafte Erfahrungen treten eine Zeit lang in den Hintergrund. Das war mein Traum: Meine Kaninchen sollten die Welt mit *„hugs, hope and hoppiness"* ein bisschen freundlicher machen. Aber ehe ich tatsächlich anfing, bei Google Earth nach einer geeigneten Insel zu suchen, musste noch viel passieren.

Zunächst wurde ich zum Beschützer einer wachsenden Kolonie von Kaninchen. Mit einigen Tieren verband mich eine enge Freundschaft, andere brachten mir vieles bei. Ich gab Hunderte von Kursen über Kaninchenhaltung und baute ein System von Patenfamilien auf, die eine Zeit lang eines meiner Kaninchen ausleihen wollten. Außerdem begann ich, mit den Kaninchen zusammen zu Menschen zu gehen, die unter Einsamkeit, Traumata und Trauer litten. Mit einem Kaninchen im Schoß, das sich weich und warm anschmiegte, trat für sie das Leid eine Zeit lang in den Hintergrund und stattdessen wurde Liebe fühlbar.

Ich habe durch meine Kaninchen viel über uns Menschen gelernt. Ich konnte beobachten, wie wir miteinander umgehen und was wir besser machen können. Immer wieder werde ich Zeuge, wie meine flauschigen Freunde es schaffen, das Gute in den Menschen anzusprechen. Den kleinen Fellknäueln gelingt es, unsere Welt ein bisschen menschlicher zu machen und manches Menschenleben zu verändern. Allen voran mein eigenes.

Nun besitze ich diese Insel, die ich *Peacebunny Island* genannt habe. Eine Insel für Kaninchen, die Frieden in die Welt bringen. Dorthin kann ich mich zurückziehen, wenn mir alles zu viel wird oder wenn ich ungestört mit meiner Familie, meinen Freunden und meinen Kaninchen zusammen sein will. *Peacebunny Island* ist der Ort, an dem wir Gott bitten, unsere Herzen zur Ruhe kommen zu lassen, während wir geduldig warten, bis er unsere ganz großen Fragen beantworten wird.

Jeder hat seine eigene *Peacebunny*-Insel. Für viele existiert dieser Ort, an dem Frieden herrscht, nur im Kopf oder im Herzen. Oft genügt das auch. Mit meinem Buch möchte ich alle Lesenden ermutigen, ihren eigenen Ort der Ruhe zu suchen und immer wieder dorthin zurückzukehren – so wie auch ich das tue.

Caleb Smith

INHALT

TEIL EINS
Peacebunnys – die Kaninchen des Friedens

KAPITEL EINS

KAPITEL ZWEI

KAPITEL DREI

KAPITEL VIER

KAPITEL FÜNF

KAPITEL SECHS

TEIL ZWEI
Peacebunny Island – eine Insel für Kaninchen,
die den Menschen Frieden bringen

KAPITEL SIEBEN

KAPITEL ACHT

KAPITEL NEUN

KAPITEL ZEHN

KAPITEL ELF

KAPITEL ZWÖLF

NACHWORT / SCHLUSSBEMERKUNGEN

DANK

TEIL EINS

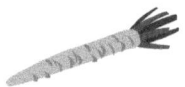

Peacebunnys –
die Kaninchen des Friedens

KAPITEL EINS

Die Geschäftsfelder meines Unternehmens

Würden Sie gerne wissen, was ich als Elfjähriger auf der Bühne einer Bar in Philadelphia im Bundesstaat Pennsylvania zu suchen hatte, fast 1200 Kilometer von meiner Heimatstadt Minneapolis im Bundesstaat Minnesota entfernt? Wollen Sie vielleicht auch wissen, wo meine Eltern an diesem Abend waren? Ist es eventuell auch interessant für Sie, was und warum ich abends in dieser Kneipe gesungen habe?

Die Antwort auf die letzte Frage zuerst: Ich schmetterte den Refrain von „Don't Stop Believin" von der Band „Journey", ein Lied, das ich in unserem Eishockeystadion zu Hause gelernt hatte. Dort war ich mehr oder weniger aufgewachsen, hatte unendlich viele Spiele gesehen und immer die Lieder mitgesungen, mit denen die Halle beschallt und die Stimmung angeheizt wurde.

Da mir das Lied so vertraut war, sang ich an jenem Abend, als ich in der Kneipe saß, aus vollem Hals und zur Erheiterung der anderen Gäste mit, bis plötzlich der Gitarrist der Band auf mich zeigte und mich auf die Bühne winkte. Ich sah mich kurz um. *Meinte er vielleicht eine Person neben oder hinter mir?* Anscheinend nicht. Im nächsten Augenblick stand ich schon neben ihm und sang ins Mikrofon. Was für eine geniale Situation!

Wenn ich jetzt noch ergänze, dass ich mich mit meinen elf Jahren gerade auf einer Kneipentour befand, wird die Geschichte nicht besser. Aber dieser Abend gehörte zu einem Kongress für Jungunternehmer, der von der Wirtschaftszeitung *Forbes Magazin* gesponsert wurde und in der zweitgrößten Stadt der amerikanischen Ostküste stattfand.

Der Kneipenabend sollte dazu dienen, Kontakte zu knüpfen und sich zu vernetzen. Das Alter der Kongressteilnehmer war zwar auf höchstens dreißig Jahre festgelegt worden, aber keiner der Veranstalter hatte damit gerechnet, dass auch ein Fünftklässler unter den Jungunternehmern sein würde. Doch bevor jetzt jemand das Jugendamt einschaltet – ich war nicht allein dort! Meine Mutter und mein Onkel Kris, ein besonders großer Mann, flankierten mich, während mein Vater zu Hause geblieben war, um zu arbeiten und sich um meine Kaninchen zu kümmern.

Und ich hatte auch noch einen ganz besonderen Reisebegleiter dabei: ein Angorakaninchen mit auffallend langem, lockigen, seidigen Fell in verschiedenen Grau- und Schwarztönen. Ich hatte es nach einem unserer leckeren amerikanischen Schokoriegel benannt: „Whatchamacallit". Eigentlich bedeutet das Wort so etwas ähnliches wie „Dingsbums", aber meistens kürze ich es ab und sage einfach nur „Whatchi" zu meinem Kaninchen. Whatchi durfte zum Jungunternehmer-Kongress mitkommen, weil wir Freunde und Geschäftspartner waren – und es auch immer noch sind. Als Kaninchen-Unternehmer hatte ich damals schon eine ganze Menge vorzuweisen. Ich züchtete seltene historische Kaninchenrassen, organisierte Osterveranstaltungen und besuchte Kindergeburtstage. Dazu hatte ich ein MINT-basiertes Konzept für Schulen und Bibliotheken entwickelt, das den Kindern im Umgang mit den Kaninchen die naturwissenschaftlichen Fächer nahebringen sollte. Außerdem war ein Kaninchen-Paten-Programm entstanden, dem sich damals schon fast dreihundert Familien angeschlossen hatten. Es waren Familien mit autistischen Kindern, mit schwerkranken Kindern oder Kindern in anderen belastenden Situationen, die zu den kuschligen Häschen leichter Zugang fanden als zu den Zweibeinern in ihrer Welt. Ursprünglich hatten meine Eltern und ich einfach nur nach einem lieben Freund für mich gesucht, weil ich keine Geschwister habe. Nun war daraus ein Unternehmen mit verschiedenen Abteilungen geworden, das meine ganze Familie, viele meiner Freunde und eine ganze Reihe weiterer Kaninchenliebhaber und Freiwilliger auf Trab hielt.

Ich will ja nicht behaupten, dass Kaninchen klüger sind als wir Menschen. Aber emotional sind sie uns manchmal ein bisschen überlegen: Sie können nämlich besser zuhören und sind viel geduldiger als wir.

Der Jungunternehmer-Kongress fand genau zu dem Zeitpunkt statt, als mir bewusst geworden war, dass ich zumindest einen Teil meiner Bestimmung entdeckt hatte. Eine meiner Lebensaufgaben würde sein, mich um niedliche Pelztiere zu kümmern, die Trost spenden, Freude wecken und eine Menge Blödsinn aushecken können. Dabei unterschied ich mich von den anderen Kongressteilnehmern auch darin, dass mir mein „Firmenkapital" letztlich nicht gehört. Meine Kaninchen sind Gottes Geschöpfe, und ich helfe dem Schöpfer nur, sie gut zu versorgen.

Meine Aufgaben als Start-up-Unternehmer hielten mich zwar auf Trab, aber ich hatte immer noch Zeit, einfach Kind zu sein. Das war mir auch wichtig, ich wollte meine Kindheit schließlich nicht verpassen. In unserer Nachbarschaft wohnten viele Gleichaltrige, mit denen ich spielen konnte. Ich baute Burgen in meinem Zimmer, ging zur Schule, zum Baseball, in die Kirche und zu den Pfadfindern. Als ich in der vierten Klasse war, sagte der Chef unserer Bankfiliale: „Im Moment leitet dieser Junge eine Kaninchen-Firma. Ich bin wirklich gespannt, was er nach dem Studium tun wird." Aber berufliche Ziele interessierten mich damals kaum. Wichtiger war mir meine Karriere in der *Little League*, der amerikanischen Baseball- und Softball-Liga für Kinder und Jugendliche. Hier galt es, mir eine Spielernummer für mein Trikot auszusuchen. Außerdem hatte ich die Grundschule abgeschlossen und würde nun in die Mittelschule kommen, für die ich meine Fächer und Kurse wählen musste. Auch bei den Pfadfindern stand ein Wechsel bevor. Ich würde von den *Cub Scouts*, der Gruppe der Fünf- bis Zehnjährigen, zu den elf- bis achtzehnjährigen *Boy Scouts* aufsteigen und fragte mich, welches Abzeichen ich mir dort als Erstes verdienen würde.

Auch wenn ich mit meinem Kaninchen-Projekt manchmal wie ein Erwachsener wirkte, ich war vor allem ein Kind, das gerne mit seinen Kaninchen spielte und sie überallhin mitnehmen wollte. Mit ihnen zusammen machte einfach alles mehr Spaß.

Das war auch bei meiner Kneipentour in Philadelphia so. Als ich unter begeistertem Applaus von der Bühne ging, wartete das Kaninchen Whatchi an meinem Platz auf mich. Mit seinem langen, lockigen Fell zog es alle Aufmerksamkeit auf sich. Während ich ihn auf den Arm hatte, umringten uns die Leute mit gezückten Handys und filmten und fotografierten begeistert. Dann zog die Gruppe der Kongressteilnehmer weiter zur nächsten Kneipe und Whatchi, meine Mutter, Onkel Kris und ich waren erneut mittendrin, getragen von einer Welle der Bewunderung.

Für Whatchi hatte ich einen Leiterwagen dabei, den ich hinter mir herzog. Die Gruppe war in Partylaune, die Stimmung hätte nicht besser sein können, und mir kam es so vor, als würden sie Whatchi und mir zu Ehren durch die Straßen ziehen. Mein Kaninchen dachte das offensichtlich auch, so selbstbewusst und stolz thronte er auf seinem kleinen Wagen. In der nächsten Kneipe machte uns jemand aus der Gruppe mit einer kleinen Frau bekannt, die mich an meine Oma erinnerte. Sie lud mich ein, zu ihr auf die Terrasse des Lokals zu kommen, also übergab ich Whatchi meinem Onkel und folgte ihr.

„Dein Kaninchen ist wunderschön", sagte sie.

„Danke." Ich lächelte.

„Kannst du mir ein bisschen etwas über Kaninchen erzählen?", bat sie.

Zuerst verstand ich die Frau kaum, weil sie so einen starken deutschen Akzent hatte. Sie sprach irgendwie abgehackt, klang dabei aber sehr liebenswürdig. Viele Leute waren uns auf die Terrasse gefolgt und drängten sich nun um uns. Manche hatten wieder ihre Handys eingeschaltet, um unsere Unterhaltung aufzunehmen, dazu drang der Lärm von der Straße zu uns – die äußeren Umstände waren also wirklich kein gutes Setting, um einen Basis-Vortrag über Kaninchen zu halten. Doch ich tat mein Bestes und sagte das, was ich immer sage, wenn man meine Kaninchen und mich zu Kindergeburtstagen, Freizeiten und anderen Ereignissen einlädt. Dazu gehört der Satz, dass Säugetiere, deren Augen seitlich am Kopf stehen, Pflanzenfresser sind, während Tiere, die andere Tiere jagen und fressen, ihre Augen vorne im Kopf haben.

An der Stelle lächelte die alte Dame: „Sehr gut, sprich weiter!"

„Die Augen der Kaninchen befinden sich seitlich am Kopf, deshalb sollte man niemals von vorne auf sie zukommen", fuhr ich fort. „Es ist auch wichtig, dass man sich behutsam nähert und sie nicht gleich mit seiner Zuneigung erdrückt – nicht so wie manche Verwandte es mit uns gemacht haben, als wir noch klein waren, die uns zu heftig gedrückt und geküsst haben."

Die Leute nickten und kicherten. Viele erinnerten sich vermutlich an diese Erfahrung aus ihrer Kindheit.

„Angorakaninchen sind etwas ganz Besonderes", sagte ich und zeigte in die Richtung, wo mein Onkel mit Whatchi saß. Er hörte das und hob das Kaninchen hoch in die Luft. „Man muss sie drei- bis vier Mal im Jahr scheren, weil ihr Fell extrem schnell wächst, etwa zwei bis drei Zentimeter pro Monat. Die Haare können zu hochwertiger Wolle gesponnen werden, die besonders weich ist und gut wärmt."

In meinem Rucksack hatte ich einen großen Beutel mit verschiedenen Angorawolle-Mustern, den ich jetzt herausholte und der Frau zeigte. Die Leute, die unseren Tisch umringten, wollten alles ganz genau sehen, also ließ ich den Beutel herumgehen. Alle staunten. Als die Muster wieder bei mir landeten, dachte ich, unser Gespräch wäre zu Ende, aber da fragte mich die Frau nach dem Fortpflanzungsverhalten der Kaninchen. Unser Publikum grinste breit, manche warfen sich vielsagende Blicke zu. Sie amüsierten sich sichtlich über diese Frage.

Fanden die Leute das Thema lustig? Oder peinlich? Klar, ich kannte die Witze über die Vermehrung der Karnickel auch, aber für mich waren diese Fragen ganz normal, sie wurden fast immer gestellt. Ruhig und sachlich erklärte ich, was ich dazu wusste und für wichtig hielt. Die Frau wirkte belustigt, während ich kindlich ernsthaft weitersprach. Dann begann ihr Gesicht zu zucken und schließlich fing sie an zu kichern. Da prusteten die Umstehenden los. Das Gelächter wurde so laut, dass ich nicht mehr weiterreden konnte. Ich wollte mich nicht blamieren und lachte deshalb auch ein bisschen mit, aber ich verstand nicht wirklich, was am Fortpflanzungszyklus eines Kaninchens so ungemein lustig war.

Endlich beugte sich eine Umstehende zu mir herunter und flüsterte mir zu, dass ich gerade mit Dr. Ruth Westheimer sprach. Ratlos sah ich zu meiner Mutter. Ich hatte den Namen noch nie gehört.

Auf der Heimfahrt am Ende dieses Abends erfuhr ich dann, dass ich einer weltberühmten deutsch-amerikanischen Soziologin, Feministin, Sexualforscherin und Sexualtherapeutin das Sexualleben von Kaninchen erklärt hatte!

Eine zerknitterte Dollarnote

Der Kongress dauerte vier Tage und ich besuchte verschiedene Vorträge und Diskussionsgruppen. Eigentlich wollte ich herausfinden, ob mein Geschäftsmodell irgendwelche Zukunftschancen hätte und ob es einen Markt für Angorawolle gab. Deshalb hatte ich mich zu den auf Mode fokussierten „Art & Style" Veranstaltungen angemeldet. Kunst und Mode schienen meinem Anliegen irgendwie noch näherzukommen als die meisten anderen Themengruppen, die sich mit Risikokapitalfinanzierung innovativer Unternehmensideen, Unterhaltungselektronik, Medien oder Computerspielen beschäftigten.

Angorawolle wird zur Herstellung hochwertiger Mützen, Handschuhe, Schals und Pullover verwendet, auch für besonders warme und schweißabsorbierende Bettwäsche und Unterwäsche. Ich hatte über die Textilfaser, die aus den Haaren der Angorakaninchen gewonnen wird, alles gelesen, was ich nur finden konnte. Aber in der Modewelt kannte ich mich trotzdem nicht aus. Ich wusste nur, dass viele Textilunternehmen die Angoraprodukte aus ihrem Sortiment genommen hatten, seit in einem Film ausländische Pelztierfarmen angeprangert worden waren, weil dort lebendigen Tieren zur Gewinnung der Angorawolle qualvoll die Haare ausgerissen wurden. Dabei war das gar nicht nötig; man konnte die Tiere liebevoll und sanft scheren, ohne ihnen wehzutun – so wie ich das auch tat. Als ich dann einen Ausschnitt dieses

Films sah, der die Misshandlung der vor Schmerzen schreienden Kaninchen zeigte, ertrug ich das keine drei Minuten. Mir wurde furchtbar schlecht, und ich verlor an diesem Tag meinen kindlichen Glauben an das Gute in der Welt.

Eigenartig war, dass die qualvolle Angora-Gewinnung just zu diesem Zeitpunkt in die Schlagzeilen geriet, als ich meine ersten paar Angorakaninchen aufnahm. Ich dachte damals überhaupt nicht über ihr Fell nach, sondern ich holte die Tiere zu mir nach Hause, weil ihre Besitzer sie nicht mehr haben wollten. Natürlich war es gut, dass Tierfarmen, in denen diese grausamen Praktiken üblich waren, von der Textilindustrie boykottiert wurden und daraufhin weltweit schließen mussten. Doch während ich den Kongress besuchte und in den verschiedenen Veranstaltungen saß, fragte ich mich, ob die Aktivisten, die sich so erfolgreich für das Wohl der Tiere einsetzten, sich nicht auch noch mehr für die Lebenssituation der Arbeiterinnen und Arbeiter in ausländischen Textilfabriken starkmachen könnten?

Das wollte ich mir merken. An der Art, wie wir mit anderen Menschen und mit Tieren umgehen, kann man unser Wesen erkennen, und auf lange Sicht ist das, was in unserem Herzen ist, entscheidender als das, was auf unserem Bankkonto ist.

Die dreihundert Visitenkarten, die ich zu Hause selbst ausgedruckt hatte, waren schnell verteilt und die Zahl der Kärtchen, die ich von anderen Kongressbesuchern bekam, lag deutlich darüber. Ich hatte die Anziehungskraft von Whatchamacallit unterschätzt, der zufrieden und interessiert in seinem Wagen hockte, sich mit den Vorderpfoten elegant auf den Rand der Kiste stützte und jeden Blick freundlich erwiderte.

Whatchi schien genau zuzuhören, wenn ich den Leuten von der Farm erzählte, die sein Zuhause war. Dort lebten die Kaninchen in kleinen Gruppen zusammen, wurden von mir, meiner Familie und meinen Freunden liebevoll versorgt, und in der warmen Jahreszeit konnten sie auf einer geschützten Wiese herumhoppeln. Viele Leute waren von Whatchi fasziniert, weil er unglaublich süß aussah. Es machte mir Freude, immer wieder zu beobachten, wie die Leute ihn zuerst bewundernd anschauten, ihn dann sanft streichelten, etwas über sein weiches Fall sagten und schließlich versuchten, ihn zu beschreiben.

„Seine Löffel sehen aus wie Engelsflügel!"

„Ich finde, er sieht aus wie ein winziger Ewok!"

„Oder wie eine Kreuzung aus einem Lhasaterrier, einem Malteser, einem Puli und einem Shih Tzu!"

Die Ewoks kannte ich aus Star Wars, aber dass die anderen komplizierten Worte Hunderassen bezeichneten, wusste ich damals noch nicht.

Einmal kam eine schick gekleidete Frau auf Whatchi zu, begann ihn zu streicheln, kam ihm dabei mit ihrem Gesicht ganz nahe und redete mit einer seltsam hohen Stimme auf ihn ein, als wäre er ein Baby.

„Oh, du bist ja süß, wie du hier sitzt, wie ein kleiner Welpe siehst du aus", sagte sie. „Ich könnte dir den ganzen Tag Küsschen geben. Ja, das könnte ich. Doch, doch, wirklich!"

Als sie sich dann aufrichtete und mir ihre Visitenkarte überreichte, klang sie wieder wie eine erfolgreiche Geschäftsfrau.

„Dieses Fell ist ganz außergewöhnlich", stellte sie fest. „Ich könnte davon ungefähr zehn Tonnen jährlich abnehmen. Wie viel Angorawolle produzierst du im Jahr?"

Nachdenklich schaute ich mein Fünf-Kilo-Angoraknäuel mit seiner schwarzen Nase und den fast vollständig zugewachsenen Augen an. An den Ohren hingen lockige, graue Haarbüschel und die vier Beine waren unter dem flauschigen Fell gar nicht zu sehen. Jetzt war Kopfrechnen angesagt. Pro Kaninchen konnte ich in einem Jahr etwa siebenhundert Gramm Haare erwarten.

„Ich habe sechs Angorakaninchen", sagte ich. „Sie geben zusammen pro Jahr etwas mehr als vier Kilo Angorawolle."

„Bitte denk an mich, falls sich die Menge erhöht", sagte sie. „Wirklich, junger Mann, ich bin sehr interessiert, die Qualität ist fantastisch."

Wir gaben uns die Hand und lachten. Angebot und Nachfrage lagen doch noch sehr weit auseinander! Während sie schon weitergegangen war, überlegte ich: *Wie viele Patenfamilien und welche Farmfläche würde man brauchen, um so viele Angorakaninchen menschenwürdig unterzubringen?*

Es war Zeit, weiterzugehen; der nächste Vortrag, den ich besuchen wollte, fing gleich an. Eilig hängte ich mir den Rucksack übers Jackett, nahm den Griff von Whatchis Wagen und ging aus der Halle ins Freie zum nächsten Veranstaltungsort. Da traf uns ein Windstoß und bewegte Whatchis Fell, was unglaublich schön aussah.

Auf dem Weg zum nächsten Gebäude kamen wir an einem Mann vorbei, der einen verbeulten Einkaufswagen schob, in dem er sein ganzes Hab und Gut zu transportieren schien. Als er mein Kaninchen mit seinem im Wind wehenden Fell sah, blieb er stehen und bat mich, kurz zu warten. Ob er mein Kaninchen anschauen dürfte? Das passierte mir oft, wenn ich mit einem Kaninchen unterwegs war. Die Passanten wollten das Tier streicheln oder Fotos von uns machen. Grundsätzlich war das für mich kein Problem, außer wenn sie es ungefragt taten. Doch dieser Mann, der sich schwer auf seinen Wagen stützte, war ungewöhnlich höflich und behandelte mich mit höchstem Respekt, gar nicht wie ein Kind.

Trotzdem hätte ich fast abgelehnt, denn ich hatte eine weite Reise zurückgelegt, um an diesem Kongress teilzunehmen, und wollte nichts verpassen. Aber zum Glück entschied ich mich dann doch für diese Begegnung und gegen meine nächsten Pläne. Ich versuche immer, mich so gut es geht durchs Leben führen zu lassen – ein Lebensstil, der schwer in Worte zu fassen ist, aber oft funktioniert. Manche sprechen von Intuition oder auch von einem Glauben an die Vorhersehung. Das kann man nicht erklären, aber man kann es spüren. Jedenfalls wurde ich in den nächsten Minuten Zeuge einer ganz besonderen Begegnung. Der Mann bückte sich tief hinunter, bis er auf Augenhöhe mit Whatchamacallit war. Dann neigte er seinen Kopf zur Seite und wartete ganz ruhig, wie Whatchi auf ihn reagieren würde. Eine Weile sahen sich die beiden nur an. Vorsichtig fragte der Mann das Kaninchen dann, ob es mit seinem Besuch einverstanden wäre. Erst als Whatchi sich dem Mann zuwandte und zu der Seite seiner Kiste kam, vor der dieser Mann stand, streckte er die Hand aus, um das Kaninchen zu streicheln. Obwohl die Menschen um uns herum eilig in alle Richtungen strebten, schien für uns die Zeit stillzustehen.

Der Mann setzte sich auf eine Parkbank in der Nähe und ich zog Whatchis Wagen auch dorthin. Nun begannen sich die beiden in aller Ruhe zu unterhalten und ich entfernte mich etwas, um nicht zu stören.

Vielleicht ging es diesem Mann nicht um irgendein Kaninchen, sondern er fühlte sich ganz konkret zu Whatchamacallit hingezogen? Die beiden schienen wirklich die gleiche Wellenlänge zu haben. Whatchi hatte grundsätzlich immer eine Engelsgeduld, auch wenn jemand besonders lange sein Fell streicheln wollte. Aber auf diesen Fremden reagierte er besonders zutraulich und die Zuneigung schien auf Gegenseitigkeit zu beruhen. Ich hatte das Gefühl, meine Reise nach Philadelphia war nötig, damit diese beiden sich begegnen konnten. Sie verstanden sich auf eine besondere Weise.

Erst später, als ich wieder an diese Szene dachte, kam mir der Gedanke, dass beide in der Vergangenheit wohl traumatische Erfahrungen gemacht hatten. Whatchis Mutter und drei weitere Angorakaninchen lebten früher im Norden Minnesotas, wo eines Tages ihr Stall brannte. Als das Feuer schon wieder unter Kontrolle war, starben alle vier an den Folgen der Rauchvergiftung. Doch kurz vor seinem Tod brachte eines der vier Kaninchen noch Junge zur Welt, einen kleinen Wurf, zu dem auch Whatchi gehörte.

Whatchi war kleiner als seine Geschwister und unterschied sich sowohl im Aussehen als auch in seiner Persönlichkeit von den anderen. Ich hatte damals das Gefühl, dass er wirklich trauerte, als seine Mutter starb. Bis dahin hatte ich noch nie ein trauriges Kaninchen gesehen, aber in seinem Fall schien es wirklich so: Er aß wenig, verlor an Gewicht, starrte meist reglos vor sich hin und hatte kein Interesse daran, mit den anderen zu spielen. Erst nach einiger Zeit änderte sich das und er nahm allmählich Kontakt zu mir auf. Man sagt ja, dass Hunde und andere Haustiere Gefühle haben und viele Dinge spüren können. Ich glaube, dass das auch für Kaninchen gilt; auf jeden Fall aber für

Whatchi. Wer weiß, vielleicht hatte ihn diese Erfahrung am Anfang seines Lebens besonders einfühlsam gemacht.

Ich kann nicht genau sagen, wie lange der Mann und Whatchi ihre stumme Zwiesprache hielten, ich hatte absichtlich nicht auf die Zeit geachtet. Doch dann nickte der Mann mir zu und winkte mich zu sich. Als ich ihm gegenüberstand, erhob er sich, kramte in seiner Hosentasche und zog einen zerknitterten Dollarschein heraus, den er mir kommentarlos entgegenstreckte. Ich hatte auf seinem Wagen aber ein Schild gesehen, das er wohl aufstellte, wenn er zum Betteln auf der Straße saß, deshalb wollte ich kein Geld von ihm annehmen.

„Danke für Ihre Zeit", sagte ich, „das ist schon Geschenk genug."

Er schüttelte den Kopf und drückte mir den Schein fest in die Hand.

„Junger Mann, dieser Dollar ist nicht für dich", sagte er. „Er ist für meinen Freund hier, der in den fünfzehn Minuten gerade mehr für mich getan hat als irgendein Mensch in den letzten Jahren. Verstehst du das?"

Unsere Blicke trafen sich und ich nickte. Ja, das verstand ich.

Ich bin da-ha!

Nach dem Kongress ging mein Leben wie gewohnt weiter, es gab allerhand Kaninchen-Termine, geschäftliche Verpflichtungen, Aufgaben im Haushalt und natürlich den Abschluss meiner Grundschulzeit.

Ich kann das nicht wirklich beurteilen, aber ich glaube schon, dass ich relativ gute Bedingungen für eine glückliche Kindheit hatte. Meine Eltern stammten aus dem Mittleren Westen der USA, sind fleißige und bodenständige Leute, haben sich auf dem College ineinander verliebt und trainierten zehn Jahre lang unsere lokale Hockey-Jugendmannschaft. Es ist also nicht verwunderlich, dass ich ein großer Hockeyfan bin, auch wenn ich selbst nie gespielt habe. Aber ich war immer gern beim Training dabei und fand die Spiele spannend. Wenn meine Eltern auf der Suche nach neuen Spielern quer durchs Land und sogar bis nach Italien reisten, durfte ich mitkommen. 2010 nahmen wir mit unserer Mannschaft sogar als Friedensbotschafter an den Olympischen Spielen in Vancouver teil – und ich verlor dort meinen ersten Zahn.

Ich war noch so klein, dass die Mannschaft mich wie ihr Maskottchen behandelte, und für mich waren die Spieler wie große Brüder. Im Stadion verkaufte ich in den Pausen mit meiner Oma gemeinsam Produkte mit dem Aufdruck unseres Teams, und ich sang begeistert die Musik der Achtzigerjahre mit, die aus den Lautsprechern dröhnte. Wer einmal richtig mitreißende Musik hören will, dem kann ich ein Hockeyspiel nur empfehlen!

Noah Bachmann war schon immer mein allerbester Freund. Seine Familie wohnt in dem Haus auf der anderen Straßenseite, genau gegenüber von uns. Kurz nachdem er als Baby zum ersten Mal in dieses Haus getragen wurde, begannen wir, zusammen zu spielen. Ich bin zwar eineinhalb Jahre älter als er, aber er hatte kürzlich einen heftigen Wachstumsschub und hat mich tatsächlich überholt. (Ich fürchte, ich werde ihn auch nicht mehr einholen.) Ich liege vom Alter her zwischen Noah und seinem Bruder Markus, der fünf Jahre älter ist als ich. Markus kam mit gesundheitlichen Problemen zur Welt, sodass er von seiner Entwicklung her immer gut zu uns passte, und ich schätze ihn ebenfalls als einen meiner allerbesten Freunde. Und Heather gibt es auch noch, die große Schwester der beiden Jungs. Ich war so oft bei ihnen zum Essen, dass der Stuhl, den die Familie bei den Mahlzeiten immer für mich an den Tisch stellte, manchmal gar nicht mehr weggeräumt wurde.

Unsere Eltern haben sich im Gottesdienst zum ersten Mal gesehen, die Freundschaft zwischen ihnen entstand dann allerdings freitagabends beim Softball. Die Bachmanns waren vor uns in die Straße gezogen und hatten sich das Haus mit der frei stehenden Garage ausgesucht, auf deren Wand später das Längenwachstum aller Kinder aus der Nachbarschaft festgehalten wurde. Meine Eltern zogen kurz nach ihrer Hochzeit als zweite Familie in die Straße. Damals standen noch vier Häuser zum Verkauf und sie nahmen das blaue, weil meine Mutter die mächtige alte Ulme im Vorgarten so schön fand. Noahs Mutter sorgte dann dafür, dass auch die restlichen Häuser von netten jungen Familien bezogen wurden.

Meine Mutter und Noahs Mutter versprachen sich gegenseitig, nicht von hier wegzuziehen, bis alle Kinder die Highschool absolviert hatten – außer in einem Notfall und auch nur dann, wenn die eine Familie der anderen ausdrücklich den Umzug erlaubte oder wenn beide Familien gemeinsam an einen neuen Ort ziehen würden. Am Tag nachdem meine Eltern den Kaufvertrag für das Haus unterschrieben hatten, traf ein Blitz die Ulme im Vorgarten. Zum Glück wurde das Haus nicht beschädigt. Trotzdem war das natürlich ein Schreck und eine Enttäuschung, aber später sagten meine Eltern: „Man kann immer einen neuen Baum pflanzen, aber gute Freunde lassen sich nicht ersetzen."

Verschiedene andere Ulmen rechts und links der Straße wuchsen zu wertvollen Schattenspendern heran, ebenso wie der Ahornbaum, den meine Eltern genau an dem Tag in unseren Vorgarten pflanzten, als sie mich von der Entbindungsklinik nach Hause brachten. Deshalb nannten wir ihn unseren „Festtagsbaum". Bald waren die Häuser auf beiden Straßenseiten von Familien mit kleinen Kindern bewohnt, auffallend viele davon waren Jungs. So hatte ich eine große Auswahl an Freunden. Rechts von uns wohnten Alexander und Diego. Ihr Vater war Mexikaner und kämpfte mit den Formalitäten für seine Aufenthaltserlaubnis. Im nächsten Haus lebten ein paar Jahre lang Jamaal und sein Bruder Qiandre, links von uns wohnten Evangel und Bishop, die aber ein paar Jahre älter waren als ich. Neben Bachmanns gab es eine Familie mit drei Jungs, die mein Vater immer liebevoll „die Rabauken" nannte, weil sie mithilfe übereinandergestapelter Mülltonnen aufs Dach ihres Hauses geklettert waren, um Schwerkraft-Experimente zu machen.

Die Vorgärten unserer Häuserreihen waren grasbewachsen und es gab keine Abtrennungen zwischen den Grundstücken, aber die Gärten hinter den Häusern waren von Maschendrahtzaun eingefasst, der über einen Meter hoch war. Dort sah man ständig Kinder hin- und herklettern, wenn wieder ein Ball auf der anderen Seite des Zauns gelandet war.

Aber meistens spielten wir vor den Häusern, wo die Basketballkörbe in den Einfahrten standen. Viel Verkehr gab es dort zum Glück nicht. Fast immer, wenn ich aus dem Haus kam, wurde auf unserer Straße gerade irgendetwas gespielt.

Als ich die Straße noch nicht allein überqueren durfte, brauchte ich immer jemanden, der mich abholte und zu den anderen brachte, wenn die gerade auf der anderen Straßenseite spielten. Ich trug kleine blaue Turnschuhe, die bei jedem Schritt blinkten und auf die ich sehr stolz war. Wenn ich in unserer offenen Haustür stand, rief ich den anderen unüberhörbar zu: „Bin da-ha! Lasst ihr mich mitspielen?"

Wir umarmen uns und dann spielen wir weiter

Unsere Straße ist ein wunderbarer Ort, um Kind zu sein. Bis heute. Aber wie überall, wo Kinder zusammen spielen, gibt es auch manchmal Streit. Wir waren mal besser, mal schlechter gelaunt, genau wie die Erwachsenen auch. Ein Kind wurde wütend und schoss den Ball absichtlich in Nachbars Garten. Oder man wurde von der Schaukel geschubst oder grundlos geärgert. Wir waren Kinder, und manchmal waren wir gemein zu- oder richtig böse aufeinander. Als es einmal besonders schlimm war, erklärte ich den anderen, wie wir in meiner Familie mit Streit umgingen, und von da an galten diese Regeln auch unter uns Kindern.

Wenn jemand weinen musste oder wenn einem Kind wehgetan wurde, dann hörten alle auf zu spielen und redeten miteinander, bis irgendwann der entscheidende Satz fiel: „Es tut mir leid. Verzeihst du mir?" Danach umarmten sich alle Beteiligten und das Spiel konnte weitergehen. Während wir heranwuchsen, wurde dieses Ritual immer wieder angepasst, aber das Prinzip war klar und half uns, unsere Konflikte zu lösen und auch am Tag nach einem Streit wieder zusammen spielen zu können. Dieses kleine Ritual ging uns in Fleisch und Blut über: Wenn jemand schrie oder weinte, unterbrachen wir unser Spiel, redeten miteinander, entschuldigten und umarmten uns, und erst dann spielten alle wieder weiter. Ich weiß, das klingt fast ein bisschen zu schön, um wahr zu sein, aber wir hatten alle verstanden, dass es wichtiger war, zusammen spielen zu können, als bei einem Streit recht zu behalten. Entstand irgendwo ein Konflikt, dann dauerte es nicht lange, bis jemand rief: „Komm schon! Sag, dass es dir leidtut, dann umarmt ihr euch und dann können wir weiterspielen."

Snickers

Irgendwann fand ich heraus, dass unsere schöne Regel in der Tierwelt nicht funktionierte. Seit bei uns ein Kaninchen eingezogen war, beschwerte sich die Frau, die im Haus hinter uns wohnte, dass unser Kaninchen ihre Hunde ärgerte. Da sie das behauptete, nahm ich an, dass es auch so war. Andererseits konnte ich mir das kaum vorstellen. Die Hunde auf dem angrenzenden Grundstück wogen mindestens sieben oder acht Kilo, während unser Kaninchen nach dem Baden, wenn es nass war, allenfalls drei Kilo wog. Vielleicht hielt sich das Kaninchen für eine Katze und unterhielt eine entsprechend schlechte Beziehung zu den Hunden?

Das Erstaunlichste an dem Kaninchen war, dass es überhaupt zu uns gekommen war. Es war das erste Mal, dass ich ein ernst zu nehmendes Langzeit-Haustier besaß, und es gab viel zu lernen. Die Liebe zu den Tieren habe ich wohl von meinem Großvater mütterlicherseits übernommen, den ich Traktor-Opa nannte. Seine Vorfahren waren alle Farmer gewesen; nur er verließ die elterliche Landwirtschaft und arbeitete in der Großstadt. Doch als Rentner kaufte er von entfernten Verwandten einen Teil des Landes zurück. Wir besuchten Oma und ihn mehrmals im Jahr. Ich liebte es, wenn ich mit ihm auf dem riesigen Traktor fahren durfte. Manchmal ließ er mich auch auf seine Schultern klettern, um an die allergrößten Brombeeren zu kommen. Oder wir gingen zusammen in die alte Schmiede, die einst seinem Großvater gehört hatte.

Wenn Opa davon erzählte, wie unsere Vorfahren früher in der Landwirtschaft gearbeitet hatten, hörte ich mit glühenden Wangen zu. Ich konnte förmlich spüren, dass das die Geschichte meiner Familie war. Seine Anekdoten von den Tieren und Haustieren aus seiner Kindheit waren superlustig, vor allem seine feste Überzeugung, dass Kühe und Pferde in Ställe gehörten (ebenso wie Kaninchen!), während Katzen draußen leben und ihr Futter selbst fangen sollten. Hunde hielt er grundsätzlich für zu groß und zu dreckig, um sie ins Haus zu lassen. Nur bei extrem kaltem Wetter konnte er sich da eine Ausnahme vorstellen.

„Ein Haustier ist immer ein Luxus, vor allem, wenn man auch noch eine Familie satt kriegen muss", erklärte er. „Besonders wenn die Zeiten nicht so gut sind."

Meine Mutter stimmte ihm meistens zu, außer wenn es um die Haustiere ging. Das sah sie nicht so eng wie Opa. Aber sie hatte einen Mann geheiratet, der in vielerlei Hinsicht wie ihr Vater war. Das sagte sie oft und betonte, dass sie das positiv meine. Allerdings bezog sich das auch auf die feste Überzeugung, dass Tiere nicht ins Haus gehören. Mein Dad hatte nichts gegen Tiere – solange sie auf den Grundstücken anderer Leute lebten.

Nur Goldfische schienen da eine Ausnahme zu bilden. Ich war fünf Jahre alt, als mehrere Exemplare in mein Zimmer einzogen. Meine ersten drei Goldfische nannten wir Flaggada 1, Flaggada 2 und Flaggada 3. Der vierte Goldfisch kam am 14. Februar dazu und hatte rote Pünktchen. Ihn nannte ich Valentine. Die Fische waren nicht anspruchsvoll und machten auch den Nachbarn keine Mühe, die sich um unser Haus kümmerten, wenn wir mit dem Hockeyteam unterwegs waren. Das Aquarium hatten wir von Noahs Schwester Heather bekommen und es stand neben meiner Nachttischlampe. Die Fische drehten zufrieden ihre Kreise darin, und manchmal hatte ich das Gefühl, dass sie mich neugierig beobachteten, wenn ich etwas aus Lego baute oder mit meiner Schlumpf-Sammlung spielte. Die wurde übrigens immer größer, weil Opa mir von jeder seiner Geschäftsreisen eine neue Figur mitbrachte.

Aber nach ein paar Monaten verlor einer nach dem anderen die Lust am Schwimmen und ließ sich lieber an der Wasseroberfläche treiben.

Zunächst verstand ich nicht, was da passiert war.

Also sprachen meine Eltern mit mir über den Tod und das Leben danach. Wir beteten kurz, dankten den Goldfischen für alles und dann spülten wir die Verstorbenen die Toilette hinunter. Anschließend zog ich meine Sportschuhe an und ging raus zu Noah, der gerade mit Malkreide eine mehrspurige Straße anlegte, auf der alle unsere Matchbox-Autos direkt in seine Garage fahren konnten.

Ich war zwar nie einsam, aber da ich keine Geschwister habe, fehlte mir trotzdem ein Gefährte, der nur zu mir gehörte. Also beschloss ich mit sieben Jahren, dass ich ein Kaninchen in unserem Haus haben wollte. Ich hatte auch kurz über eine Katze oder einen Hund nachgedacht, aber die hätten irgendwie nicht zu uns gepasst. Andere typische Haustiere wie Hamster, Vögel oder Reptilien zog ich überhaupt nicht in Betracht. Ich wollte immer nur ein Kaninchen, und wenn ich aus heutiger Sicht darüber nachdenke, dann war das wohl einfach meine Bestimmung.

Irgendwie schaffte Mom es schließlich, meinen Vater zu überzeugen. Meistens gab Dad schneller nach, wenn ich etwas wollte, aber in diesem Fall hatte er Bedenken, dass mein Interesse an dem Tier schnell vorbei sein könnte. Dieser Einwand war natürlich berechtigt. Aber ich argumentierte damit, dass meine Mutter als Kind ein kleines weißes Kaninchen namens Clover besaß. An dieses Tierchen gab es nur gute Erinnerungen, und meine Mutter hatte viele niedliche Fotos von ihm. Das ließ mich hoffen, dass meine Eltern mir meinen Wunsch erfüllen würden.

Etliche Tage vergingen, ohne dass das Thema erwähnt wurde. Ich wollte auch nichts falsch machen und sie nicht mit Fragen nerven. Also wartete ich ab und hoffte insgeheim, dass meine vorbildliche Zurückhaltung ihnen positiv auffallen würde – so respektvoll und verantwortungsvoll, wie ich mich verhielt. Gleichzeitig überlegte ich die ganze Zeit, wie ich ihnen signalisieren könnte, dass dieses Kaninchen mein *allergrößter* Herzenswunsch war. Ob sie wussten, dass sie die besten Eltern auf der Welt wären, wenn sie mir erlauben würden, einen kuschligen kleinen Freund bei uns aufzunehmen?

Das Warten war schrecklich. Aber endlich gab es Grund zur Hoffnung, als meine Mutter sich an den Computer setzte, im Internet nach Kaninchen schaute und mich zu sich rief. Ich versuchte, mich noch nicht zu freuen, aber es war klar: Wenn wir jetzt ein passendes Tier finden würden, dann könnte es tatsächlich sein, dass ich es bekomme. Ich stand hinter ihrem Stuhl und schaute ihr über die Schulter. Wir sahen uns bei verschiedenen Tierheimen um und scrollten durch private Anzeigen. Eine halbe Stunde später entdeckten wir ein braun-weißes Kaninchen, das mit den Worten „älter, freundlich, gut erzogen" beschrieben wurde.

Wir grinsten, als hätten wir das große Los gezogen, strahlten einander an und sagten beide: „Das ist es."

Dann runzelte meine Mutter die Stirn.

„Was bedeutet es wohl, wenn ein Kaninchen gut erzogen ist?"

Ich zuckte mit den Schultern. „Keine Ahnung. Aber ein gut erzogenes Kaninchen wäre das coolste Haustier aller Zeiten."

Die Besitzer des Kaninchens wohnten fast eine Autostunde von uns entfernt. Also packte ich Snacks, Getränke und eine Beschäftigung ins Auto, wie ich es mir von den vielen Fahrten zu Sportveranstaltungen und Familienausflügen angewöhnt hatte. So hatte ich wenigstens etwas zu tun, während ich wartete, dass es endlich losging. Seit wir mit den Kaninchenbesitzern Kontakt aufgenommen hatten, konnte ich mich auf nichts anderes mehr konzentrieren. Endlich waren wir unterwegs. Ich hampelte nervös auf der Rückbank herum und sang zu Dads CDs von der Band *Tenth Avenue North*.

„Sag mal, Caleb, wie alt bist du jetzt?", fragte er plötzlich und klang so, als würde gleich eine Standpauke folgen.

„Das weißt du doch", erwiderte ich.

„Komm schon, wie alt bist du?", wiederholte er.

„Fast acht", sagte ich schließlich und verdrehte die Augen ein bisschen.

„Wenn Kaninchen älter als zehn Jahre werden können, weißt du, was das bedeutet? Es könnte sein, dass es immer noch bei uns ist, wenn du schon den Führerschein hast."

Unsere Blicke begegneten sich im Rückspiegel und ich schüttelte den Kopf.

„Fühlt sich an wie Lichtjahre entfernt."

Auch die Highschool gehörte für mein Gefühl eher noch zu einem anderen Sonnensystem. Das Einzige, was ich für diese ferne Zukunft schon geplant hatte, war, am Ende der Highschool bei den Pfadfindern zur Gruppe der *Eagle Scouts* zu gehören.

„Vielleicht wird das Kaninchen, das wir heute holen, mit uns zusammen deinen Führerschein feiern", grinste Mom.

Aber erst einmal mussten wir die Besitzer finden. Wir waren in der richtigen Gegend, aber da es schon ziemlich dunkel war und es keine Straßenbeleuchtung gab, waren die Hausnummern nicht zu erkennen. Dad fuhr eine ganze Weile die gleichen Straßen auf und ab und sagte immer wieder: „Das muss hier irgendwo sein."

Meine Mutter wollte bei den Leuten anrufen und sich den Weg erklären lassen, aber wir hatten die Telefonnummer zu Hause vergessen. Mittlerweile pochte mein Herz so laut, dass ich überzeugt war: Wir müssen gar nicht mehr klopfen, wenn wir erst einmal vor der Haustür stehen!

Endlich bogen wir in die richtige Einfahrt. Am Haus brannte ein Licht, aber die Fenster waren abgedunkelt, als ob niemand zu Hause wäre. Vielleicht hatten die Leute vergessen, dass wir kommen wollten, um das Kaninchen anzuschauen?

Meine Eltern flüsterten. Es war schon ein bisschen ungewöhnlich, nach Einbruch der Dunkelheit bei fremden Leuten in den Hof zu fahren, um ein Haustier zu besichtigen, das sie eigentlich gar nicht haben wollten. Mom meinte, so würde sie nicht einmal ein Sofa kaufen.

Da ging die Tür auf und ein älterer Herr bat uns herein. Im nächsten Moment begegnete ich Snickers, dem Kaninchen, das der Mann nach seinem Lieblings-Schokoriegel benannt hatte. Ich fand den Namen ziemlich lustig, versuchte aber, mir nichts anmerken zu lassen.

Snickers war ein braun-weißes Holländer-Kaninchen, eine weitverbreitete Rasse, die an ihrer typischen Zeichnung leicht zu erkennen ist (und deren Name übrigens nichts mit den Niederlanden zu tun hat). Vom Maul ausgehend, an den Augen vorbei bis zur Stirn sind diese Kaninchen weiß. Zwischen den Ohren endet der weiße Fleck. Auch der Schulterbereich, die Vorderläufe und die Pfoten der Hinterläufe sind weiß, während Löffel, Hinterkopf, die Umgebung der Augen und die Backen dunkel sind, ebenso wie der Rumpf und die Hinterläufe. Genau so sah auch dieses Kaninchen aus, zu dem meine Mutter und ich uns jetzt im Schneidersitz auf den Boden setzten. Mein Vater lehnte an der Wand und beobachtete uns. Im nächsten Moment stupste Snickers mit seiner Nase mein Bein an und machte es sich dann in meinem Schoß bequem. Mit seiner warmen, rauen Zunge leckte er in aller Ruhe meinen Handrücken ab. Dabei betrachtete er mit seinen großen Augen, die von langen Wimpern betont wurden, forschend mein Gesicht. Es sah so aus, als hätte Snickers mich schon erwählt, bevor ich mich für ihn entscheiden konnte.

Weitere Worte waren nicht mehr nötig. Ich stand auf, ging zur Tasche meiner Mutter, wo die fünfzehn Dollar waren, die wir als Kaufpreis vereinbart hatten. Damit ging ich zu dem Mann und schüttelte ihm freundlich die Hand.

„Danke, dass Sie sich bisher um mein Kaninchen gekümmert haben", strahlte ich. Von diesem Augenblick an waren Snickers und ich die weltbesten Freunde. Wir wurden unzertrennlich.

Die Leute, die uns Snickers verkauften, hatten auch Katzen und Hunde, wollten nun aber alle Tiere abgeben, bis auf die Katzen. Von allen anderen Tieren hätten sie jetzt einfach genug, erklärte der Mann. Der Tonfall, in dem er das sagte, klang so unwirsch, dass mir die Tiere leidtaten, die noch in dieser Familie leben mussten, aber nicht mehr gewollt waren. In der Anzeige hatten wir gelesen, dass den Käufern des Kaninchens alles überlassen würde, was für die erste Zeit nötig wäre. Deshalb hatte ich damit gerechnet, dass wir eine geeignete Transportbox und genug Futter für ein paar Tage bekommen würden. Aber alles, was der Vorbesitzer mir gab, war ein winziger Katzenkorb. Als er mir dann „alles Gute" wünschte, verstand ich, dass das alles war, was er „für die erste Zeit" für nötig hielt.

Deshalb erzähle ich manchmal, dass Snickers nichts mitbrachte außer seinem großen, offenen Herzen. Aber mehr war auch nicht notwendig.

Kaum standen wir wieder in unserer Einfahrt, nahm ich Snickers aus dem Katzenkorb. Auf der Schwelle setzte ich ihn ab und bat ihn herein. „Tritt ein, Kumpel!" Ich freute mich darauf, ihm unser Haus zu zeigen.

Zuerst gingen wir ins Wohnzimmer. Mit ausgebreiteten Armen drehte ich mich einmal um mich selbst. „Hier sind wir abends immer", erklärte ich. „Du kannst dann auch ein Stück von meiner Decke haben, wenn wir auf dem Sofa sitzen."

Dann ging ich in mein Zimmer. Neugierig hoppelte er hinter mir her. „Hier ist mein neues Hochbett. Daran kannst du immer erkennen, dass du in meinem Zimmer bist. Meine Eltern haben so etwas nicht. Du kannst mich hier immer besuchen, außer wenn ich schlafe. Aber zum Schlafen bekommst du eh deinen eigenen Bereich."

Wir gingen wieder in den Flur und von da vors Arbeitszimmer. „Dieser Raum ist für dich tabu. Meine Eltern haben ihn nicht kaninchensicher gemacht. Wenn du hier irgendetwas anknabberst, dann wird das richtig Stunk geben. Und wenn du Ärger kriegst, trifft das auch mich. Also lass es lieber! Geh einfach gar nicht rein, ok?"

Ich war überzeugt, er hatte mich verstanden. In der Tür des Arbeitszimmers hatten wir das Kindergitter befestigt, das mich früher draußen hielt. Snickers stellte sich auf die Hinterbeine und versuchte, so viel wie möglich von dem verbotenen Zimmer zu sehen.

„Junge, im Ernst, lass es einfach, ok?!"

Ich schloss die Tür und er entdeckte sich in einem langen Spiegel. Er dachte wohl, ein zweites Kaninchen gesehen zu haben. Dann drehte er sich um, hoppelte los und durchquerte den Flur bis zur nächsten offenen Tür. Neugierig streckte er seinen Kopf hinein.

„Das ist unser Bad", erklärte ich. „Ja, manchmal rennen wir auch so wie du gerade, wenn wir hier reinmüssen, weil wir ..." Wie sollte ich das einem Kaninchen erklären? Da fiel mir wieder ein, dass seine vorigen Besitzer sagten, er sei mit Katzen zusammen aufgewachsen und hätte gelernt, das Katzenklo zu benutzen. Ich konnte mir das nicht vorstellen. Kann das sein, bei einem Kaninchen?

„Na ja, also auf jeden Fall haben wir hier diese Kiste für dich hingestellt ... ich denke, du weißt, wofür die ist?"

Schon bald stellte sich heraus, dass Snickers tatsächlich sehr genau wusste, wofür die Kiste war.

Er war absolut stubenrein. Deshalb erlaubten mir meine Eltern auch, in meinem Zimmer mit ihm zu spielen. Wir konnten uns auf ihn verlassen, dass er nicht auf meinen Teppich oder in mein Bett machte. Bald war es ganz normal, dass er sich tagsüber frei im Haus bewegte. Er war sehr gesellig, was er wohl kaum von den Katzen gelernt haben konnte. Wäre er ein Mensch gewesen, hätte man ihn als „personenorientiert" beschreiben können. Er liebte es, im Mittelpunkt zu stehen und mit allen Anwesenden Kontakt aufzunehmen. Wenn ich spielte, saß er neben mir und beobachtete mich. Las ich ein Buch, schob er sich unter meine Beine. Dachte ich mir eine Szene mit meinen Schlümpfen oder anderen Figuren aus, dann setzte er sich mitten hinein und war Teil der Geschichte.

Er war auch voller Interesse an den anderen Kindern in unserer Straße.

„Willkommen in deinem neuen Zuhause, Snickers", strahlte Noah. Wir saßen unter unserem Festtagsbaum und ich machte mein Kaninchen mit meinen Freunden bekannt.

„Was für ein cooler Name für ein Kaninchen", freute sich Qiandre. So begeistert hatte ich ihn schon lange nicht mehr gesehen. Seit er in die Mittelschule ging, war er irgendwie nicht mehr so emotional wie wir anderen. Aber jetzt rannten alle Jungs los und überboten sich darin, Löwenzahn, Grasbüschel und Klee zu pflücken. Snickers ging es wirklich gut! Er war das erste Kaninchen, mit dem meine Freunde in Berührung kamen, und alle versuchten herauszufinden, was er mochte und was man mit ihm machen konnte. Mir fiel auf, dass sie die gleichen Fragen hatten wie ich. Es war ein bisschen so, als würden wir ein naturwissenschaftliches Projekt durchführen und dabei jede Menge Beobachtungen und Entdeckungen machen und Erfahrungen sammeln.

Aber Snickers war ein cleveres Kerlchen. Er schien uns zeigen zu wollen, dass auch er uns erforschte; er war ebenso neugierig auf uns wie wir auf ihn. Wenn wir im Garten hinter dem Haus spielten, setzte er sich seitlich neben die Schaukel, damit er nicht getroffen wurde, wenn ein Kind von der Schaukel absprang. Bald wusste er auch, wo er am besten sitzen konnte, wenn wir im Garten Kickball spielten, die beliebte Kinder-Variante von Baseball. Gab es eine Spielunterbrechung, weil der Ball wieder einmal von einem Nachbargrundstück geholt werden musste, dann nutzte ich die Zeit, um Snickers Rücken zu kraulen. Wenn wir zwischendurch mal ein Eis-Sandwich aßen, gab ich ihm etwas davon ab. Schließlich war er mein Freund.

Bald darauf erlaubten meine Eltern mir, für Snickers einen Spielplatz im Garten hinter dem Haus anzulegen. Während meine Freunde und ich draußen herumtobten, sollte er auch einen schönen Bereich für sich haben, wo er sich entspannen oder beschäftigen konnte. Mit dem für ihn so typischen Interesse beobachtete er jeden meiner Griffe, er sah jedem Nagel hinterher, den ich in das Sperrholz schlug. Mein Plan war, ihm in dem lilafarbenen Fliederstrauch eine kleine Burg zu bauen. Als die Wände standen, spannte ich eine Decke darüber und zack: Snickers sprang hinein und liebte es. Ich durfte mit meinen Spielzeugautos um ihn herumfahren und ihn mit meinen Spielfiguren umzingeln, seine Burg angreifen und erobern. Er war für alles zu haben.

Abends, wenn die anderen Kinder wieder zu Hause waren, malte ich Bilder von Snickers. Er war meine Muse und mein Model. Wenn die

Nächte warm waren, schliefen wir zusammen im Garten in einem kleinen Zelt, das ich ein Jahr davor gewonnen hatte – als zweiten Preis beim Bingo-Spiel zum Schuljahresanfang. Jedes Mal, wenn Snickers und ich es uns in diesem Zelt gemütlich machten, fragte ich mich, wieso damals das Kind, das den ersten Preis gewonnen und damit freie Auswahl hatte, nicht das Zelt, sondern eine gelbe Sponge-Bob-Figur genommen hatte. Das Zelt war so unendlich viel besser!

Snickers war in allerkürzester Zeit zu einem festen Mitglied unserer Familie geworden. Ob ich zum Spielen rausgehen wollte, morgens aufstand oder mich nach einem Nickerchen unter dem Fliederbusch aufrichtete – ich musste nur sagen: „Komm, wir gehen" – und schon war er auf den Beinen, oft sogar auf den Hinterbeinen. Erwartungsvoll sah er mich mit seinen strahlenden Augen an, bereit, überall mit mir hinzugehen. Dieses Kaninchen war nicht nur gut erzogen. Es war unglaublich.

Doch später in diesem Sommer bemerkte ich, wie Snickers sich veränderte, er war langsamer, wirkte weniger begeistert. Wenn ich jetzt sagte: „Komm, wir gehen", dann zögerte er, als müsste er erst einmal darüber nachdenken. Er sah mich immer noch mit diesen großen Augen an, aber das Leuchten war matter geworden. Was wollte er mir sagen?

Eine letzte Umarmung

Das Schuljahr war schon seit ein paar Wochen zu Ende, als wir zum Sommerhaus meiner Großeltern fuhren. Natürlich war Snickers dabei. Er verhielt sich ganz normal, war neugierig und verspielt, als ich ihn Traktor-Opa und Hirsch-Oma vorstellte. Meiner Oma hatte ich diesen Namen gegeben, nachdem ich ein Foto von ihr mit einem Hirsch gesehen hatte. Oma und der Hirsch standen auf einem Felsen und schauten über die sechzehn Hektar Land, die meinen Großeltern gehörten. Mein Opa hatte seit seinem achtzehnten Lebensjahr in derselben Firma gearbeitet. Nachdem er in den Ruhestand gekommen war, erfüllten er und Oma sich ihren Lebenstraum: Sie bauten sich ein Holzhaus fernab der Zivilisation, auf einem Stück Land, das seit Generationen mit der Geschichte unserer Familie verbunden war.

Als sie dieses Haus bezogen, war das für meine Großeltern, als wären sie endlich zu Hause angekommen. Den Straßen rund um ihr Haus gaben sie die Namen der Leute, die ich von unserem Familienstammbaum her kannte. Von der Terrasse auf der Vorderseite des Hauses konnte man die Hügelkette sehen, auf der Opas Großvater einst Angoraziegen gezüchtet hatte. Ein paar Hügelkämme weiter war die Schmiede meines Ururopas. Und mitten im Wald befand sich eine Kirche, die aus nur einem Raum bestand und neben deren Kirchturm ein Bach plätscherte. In dieser Kirche hatten sich meine Urgroßeltern ineinander verliebt und meine Großeltern gingen dort jeden Sonntag zum Gottesdienst. Wenn ich bei ihnen war, kam ich natürlich mit.

Der Besuch bei den Großeltern lag ein paar Wochen zurück, als ich bemerkte, wie Snickers sich zunehmend veränderte. Schon bald war es nicht mehr zu übersehen, dass er abbaute. Ein paar Mal schien es, als würde er sich wieder erholen, und nach Phasen, in denen es ihm nicht gut ging, war er wieder ganz der Alte. Vielleicht war er wetterfühlig; das hoffte ich jedenfalls. Aber eines Abends verschlechterte sich sein Gesundheitszustand plötzlich rapide und es war offensichtlich, dass er sich elend fühlte. Er gab keinen Laut mehr von sich, aber sein Blick verriet mir alles. Der Gedanke, er könnte leiden, war unerträglich. Und wie mein Leben ohne ihn weitergehen sollte, daran wollte ich überhaupt nicht denken.

Wir wussten nicht, wie alt Snickers war, aber da er zusammen mit den Katzen der Familie aufgewachsen war, die uns ziemlich alt vorkamen, konnte er auch nicht mehr jung sein. Meine Mutter meinte, vielleicht hatten die Leute Snickers verkauft, weil sie die Tierarztkosten und den Abschied scheuten. Das würden wir nie erfahren, es spielte für mich aber auch keine Rolle. Ich küsste seine Öhrchen und dachte über das nach, was ich durch mein kleines Kaninchen gelernt hatte: Wenn man sich zu viele Sorgen über die Dinge macht, die in der Zukunft passieren könnten, dann verpasst man, was in der Gegenwart geschieht.

Während die Sonne hinter Bachmanns Haus unterging, kuschelten Snickers und ich noch einmal ganz bewusst. Meine Eltern hatten beschlossen, am nächsten Morgen mit ihm zum Tierarzt zu fahren, weil wir nicht wollten, dass er Schmerzen aushalten müsste. Ehe ich an diesem Abend schlafen ging, saß ich in meinem Zimmer auf dem Teppich, lehnte mich gegen mein Bett und las ein Buch. Snickers hoppelte herein und schob sich unter meine Beine, wie er es vom ersten Tag an getan hatte. Es war Zeit, sich zu verabschieden, am nächsten Tag in der Tierarztpraxis würde das zu schwierig werden, das spürte ich.

So legte ich mein Buch zur Seite, setzte mich im Schneidersitz hin und nahm Snickers auf den Schoß. Ich streichelte seinen Rücken und kraulte ihn hinter den Ohren, wie er es am liebsten mochte. Fast alle Kaninchen mögen das, Snickers war da keine Ausnahme. Und in dieser Situation tat es ihm besonders gut.

Später legte ich mich dann in mein Bett, sagte Snickers Gute Nacht und schlief schnell ein. Snickers brachte ich heute nicht zu seinem Schlafplatz am anderen Ende des Flurs. Wenn das seine letzte Nacht war, dann sollte er gerne bei mir bleiben dürfen. Ohne dass ich es bemerkte, verließ Snickers dann mein Zimmer, hoppelte den Flur entlang und fand meine Mutter, die im Wohnzimmer im Sessel saß. Sie nahm ihn hoch und hielt ihn im Arm, wo er ein paar Minuten später starb. Mom sagte, es war, als hätte Snickers gewusst, dass sein Leben zu Ende geht, und deshalb wollte er von jemandem gehalten werden.

Sie weinte so, wie ich sie noch nie habe weinen sehen. Mein Vater meinte, für sie sei diese Situation besonders hart, weil sie immer darauf bedacht war, dass es allen gut ging. Aber hier konnte sie nichts tun – weder für Snickers noch für mich.

Ich weiß nicht, warum, aber kurz nachdem Snickers gestorben war, wachte ich auf. Vielleicht hörte ich das Weinen meiner Mutter oder ich hörte meinen Vater, der sie tröstete, zumal das Wohnzimmer nicht weit von meinem Zimmer entfernt ist. Als ich ins Wohnzimmer kam, hatte Mom das Kaninchen immer noch im Arm. Ihre Augen waren rot und ihr Gesicht war tränennass, als sie mich von der anderen Seite des Raumes ansah. Sie hatte Snickers so eng umschlungen, dass man kaum etwas von ihm sehen konnte. Ich ging zu den beiden und streichelte Snickers' Fell, das sich warm und weich anfühlte. Es sah aus, als würde er schlafen.

Es dauerte, bis ich verstand, was geschehen war. Doch dann traf mich der Schmerz mit voller Wucht. Snickers würde nie wieder aufwachen! Plötzlich fiel ich ins Bodenlose, ein Gefühl von Verlust und Leere riss mich in die Tiefe. Ich würde ihn unendlich vermissen.

Lange Zeit weinte ich leise.

Meine Eltern hatten mit mir zum ersten Mal über das Sterben geredet, als Flaggada 1 auf der Wasseroberfläche meines Aquariums trieb. Doch bei keiner der Fisch-Gedenkfeiern, die wir abhielten, verstand ich die Dimension des Todes. Erst jetzt, als ich das tote Kaninchen in Moms Armen sah, ahnte ich, dass der Körper nach dem Tod zwar noch da, aber der Funken, der das Leben ausmacht, erloschen ist.

Schließlich nahm ich Snickers aus Moms Armen und drückte ihn an mich. Mit geschlossenen Augen erinnerte ich mich an unsere gemeinsame Zeit. Nun hielt ich ihn zum letzten Mal. Meine Eltern hatten mir einmal gesagt, dass die Liebe zu einem Menschen oder einem Tier mit dessen Tod nicht verschwindet. Mir war völlig klar, dass mir das bei Snickers auch so gehen würde.

Wir hatten Snickers alles gegeben und uns bestens um ihn gekümmert, von daher musste ich mir keine Vorwürfe machen. Jeden unserer gemeinsamen Tage hatten wir fröhlich ausgekostet, und wir hatten viel Zeit zusammen verbracht, bis zu seiner letzten Stunde. Mit meinem kindlichen Glauben stellte ich mir vor, dass Tiere nach dem Tod in den Himmel kämen, wo ihre Familien sie erwarteten.

„Morgen halten wir die Beerdigung", teilte ich meinen Eltern mit.

„Wie willst du das den anderen sagen?", fragte meine Mutter.

„Das weiß ich noch nicht. Es wird bestimmt schwer werden."

Irgendwann löste ich mich dann von Snickers, legte ihn in seinen Käfig und ging zurück in mein Bett. Erschöpft vom vielen Weinen schlief ich bald ein. Im nächsten Augenblick war es schon wieder Morgen, so kurz erschien mir die Nacht. Auf dem Weg zur Küche sah ich zuerst nach Snickers. Er war tot, unverändert, aber er sah aus, als würde er tief und fest schlafen. Hunger hatte ich an diesem Morgen keinen.

Aber die Vorstellung, den anderen Kindern von unserem Verlust erzählen zu müssen, ließ mich zögern, nach draußen zu gehen. Dadurch würde alles so real werden.

Hilflos starrte ich auf die Haustür. Dann besprach ich den Plan mit meinen Eltern. Es war mir sehr wichtig, für Snickers eine würdige Abschiedsfeier zu gestalten. Dafür mussten alle Nachbarskinder eingeladen werden – mit ihren Familien natürlich, soweit diese dazukommen wollten.

Schwere Gedanken lasteten auf mir. Manche Leute halten mich für sensibel und nachdenklich, einige sagten auch schon, ich sei tiefgründig. Das stimmt wahrscheinlich, ich denke viel nach und will immer alles ganz genau wissen. Deshalb mag ich auch die Pfadfinder, die Naturwissenschaften und die Kirche – weil es dort vieles gibt, worüber man nachdenken kann.

Meine Eltern kommen beide aus christlichen Familien. Sie sind mit der Vorstellung aufgewachsen, dass Gott alles geschaffen hat, sich in unseren Alltag einmischt und sich auch um scheinbar belanglose Dinge kümmert. Wenn ich Fragen hatte, nahmen sie sich immer Zeit, um darauf einzugehen. Sie ließen mir aber auch den Freiraum, mir eine eigene Meinung über Gott zu bilden und meinen Platz in der Welt selbst zu suchen. Einmal waren wir auf einer langen Autofahrt und plauderten so vor uns hin, als meine Mutter einen berühmten Satz zitierte, über den ich seither oft nachgedacht habe: „Irgendwann musst du deine eigene Entscheidung für oder gegen Gott treffen, denn Gott hat nur Kinder, keine Enkelkinder."

Ich war damals schon überzeugt, dass es einen Gott gab und dass ich nicht Gott war. Beides war gut. Ungefähr in dieser Zeit musste ich für die Schule ein Poster gestalten, das den Titel tragen sollte: „Alles über mich". Damals begann ich zu überlegen, wo ich dazugehören wollte und was mich von anderen unterschied, wodurch ich anders oder sogar besonders war. Ich hatte wirklich Mühe, dieses Poster zu gestalten. Da war so viel mehr, was mich ausmachte, als nur meine Lieblingsfarbe und mein Lieblingslied.

Wie sollte ich erklären, dass ich in meinem Kopf bei allem, was ich tue, Musik höre, als hätte mein Leben einen eigenen Soundtrack? Ist es etwas Besonderes, dass ich jeden kleinen Schritt in der Vorbereitung auf ein Baseballspiel ebenso liebe wie das Spiel selbst? Welches Lieblingsessen sollte ich angeben, wenn ich grundsätzlich einfach gern esse? Nach der Schule mache ich mir oft einfach Tortillas mit Käse und Salsa-Soße in der Mikrowelle. Aber meine Lieblingsmahlzeit ist das Mitbring-Buffet in unserer Kirchengemeinde, weil man da so viele verschiedene Sachen in beliebiger Reihenfolge essen kann. Ein ideales Essen fängt für mich mit Hähnchen-Enchilada an, gefolgt von irgendeinem scharfen, mit Käse überbackenen Auflauf und dazu noch eiskalte Limo – Momente, in denen ich spüre, dass Gott gut ist.

Wie sollte ich das auf einem Poster darstellen? Inzwischen war ich schon alt genug, um zu verstehen, dass ich nicht Torwart, Astronaut und Reporter gleichzeitig werden konnte. Aber in vielem war ich noch unsicher, nur in einem nicht: in meiner Liebe zu Snickers.

Nach Ansicht meiner Eltern ist es die Aufgabe des Menschen, sich gut um Gottes Schöpfung zu kümmern. Diese Vorstellung half mir, den Verlust von Snickers zu verarbeiten. Nach diesem Konzept ist Gott der Besitzer der ganzen Welt. Alles, was wir haben, wurde uns von Gott anvertraut. Wir sind Gottes Verwalter. Von daher sehe ich mich auch eher als Tierpfleger, nicht als Tierbesitzer. Ich bin Gottes Haushalter. Wenn die Kinder aus der Nachbarschaft zum Spielen auf unser Grundstück kommen, dann sind sie gar nicht auf *unserem* Hof. Wenn ich etwas zu essen habe, ist es natürlich, es mit anderen zu teilen, denn es ist nicht mein Eigentum. Ebenso war Snickers das Kaninchen unserer Familie, aber er gehörte eigentlich Gott – und der ganzen Nachbarschaft.

„Ich mache mir Sorgen um Noah, wenn ich ihm von Snickers erzähle", sagte ich zu meiner Mutter, während ich am Küchentisch saß und Einladungen bastelte. „Das wird nicht leicht für Noah. Und ich hoffe, Markus fühlt sich gut genug, um auch kommen zu können. Ich hätte ihn gerne dabei, aber natürlich nur, wenn es für ihn auch gut ist. Wenn nicht, wird Snickers das sicher verstehen."

„Geh doch rüber und sprich mit Ms. Deb," schlug Mom vor. So wird Noahs Mutter von den Nachbarskindern genannt. Als ich alle Einladungen fertig hatte, schnürte ich meine Schuhe und ging zu Bachmanns. Meine Mutter blieb in unserer Haustür stehen. So überbrachte ich die traurige Nachricht samt der Einladung zuerst an Noah und Markus, die beide kommen und bei der Abschiedsfeier mithelfen wollten. Dann ging ich zu allen anderen Häusern in unserer Straße. Überraschenderweise waren alle zu Hause, was bei den häufig ziemlich vollen Terminkalendern der Kinder wirklich ungewöhnlich war. Meine Mutter winkte den Eltern zu, die an den Türen erschienen, und nickte bestätigend zu meinen Worten.

Dann blieben uns noch zwei Stunden, um alles vorzubereiten. Noah und Markus kamen früher, um Snickers noch einmal zu sehen, bevor ich ihn in eine Decke wickelte und in den Karton legte, den wir dafür vorbereitet hatten. Meine beiden Freunde saßen mit mir bei dem toten Kaninchen und die Wolken zogen über uns hinweg – aber alles andere schien stillzustehen. Noah wusste nicht, was er tun sollte, aber Markus gab mir Tipps, als ich das Grab für Snickers aushob. Wir wählten den Platz unter dem lila Fliederbusch, an dem er immer so gerne schnupperte und knabberte.

Bis dahin war ich auf zwei Beerdigungen gewesen, einmal bei einer älteren Frau aus unserer Gemeinde, die immer Gebäck für den Kindergottesdienst mitgebracht hatte, das andere Mal bei der sehr traurigen Beerdigung eines Babys, dessen Mutter unter Tränen ein Abschiedslied sang. Beide Trauerfeiern fanden unter einem wolkenverhangenen, kalt-grauen Himmel statt, passend zu der bedrückten Stimmung dieser Tage. Doch heute schien die Sonne warm und hell auf mich und die Kinder, die sich in unserem Garten eingefunden hatten. Es war, als hätten wir uns einfach nur zum gemeinsamen Spielen getroffen. Aber alles war ganz anders als sonst.

Meine Eltern begrüßten alle, sprachen ein kurzes Gebet und zogen sich dann zurück, um mir die Leitung zu überlassen. Ich stellte den Karton, in dem Snickers lag, in das Loch und warf eine Schaufel Erde darauf, bevor ich mich verabschiedete. Für den dann folgenden Teil hatte ich mir keine Notizen gemacht, und ich konnte im Vorfeld auch nicht einschätzen, ob ich überhaupt ein Wort herausbringen könnte. Aber dann spürte ich, dass es richtig war, etwas zu sagen. Meine Mutter filmte diesen besonderen Moment. Das hatte ich mir so gewünscht, aber ich hatte sie gebeten, die Kamera nach unten zu halten. Sie sollte nur die Stimmen aufnehmen, die Bilder wollte ich so in Erinnerung behalten, wie ich sie mit meinen eigenen Augen gesehen hatte.

„Ich bin dankbar, dass ich einen Freund wie Snickers haben durfte. Er war etwas ganz Besonderes. Ich kann mir nicht vorstellen, jemals wieder so einen Freund zu finden." Damit warf ich noch eine Schaufel Erde in das kleine Grab.

Ein anderer Junge nahm mir die Schaufel ab und sagte ebenfalls etwas. Dann der nächste. Es ging immer weiter, bis jeder etwas gesagt hatte.

„Du wirst mir fehlen, kleiner Hoppelhase. Hoffentlich hat das Sterben nicht wehgetan. Das ist echt Mist alles."

„Gestern haben wir uns noch gesehen. Tut mir leid, dass ich dir nicht Tschüss gesagt habe, als ich gegangen bin. Also dann, Tschüss, mach's gut."

„Ich weiß nicht, was ich sagen soll. Tut mir leid, kleines Kaninchen, dass du jetzt tot bist. Schön, dass du mich gekannt hast. Wir hatten viel Spaß zusammen, stimmt's?"

„Snickers, du hast die goldene Karotte verdient. Hoffentlich hast du im Himmel auch Zähne. Du warst das coolste Kaninchen, das ich kenne."

Snickers war nicht einmal ein ganzes Jahr bei uns gewesen. Wenn ich daran denke, wie wir ihn im Internet gesucht und ausgewählt haben, wirkt das alles doch wie reiner Zufall. Aber ganz sicher bin ich mir da nicht. Sind die Sterne am Abendhimmel zufällig dort? Ist das Leben auf unserem Planeten Zufall? Es hängt davon ab, woran man glaubt. Auf jeden Fall kam er von einer Familie, die ihn gerne abgeben wollte, und für uns war er das perfekte Haustier, solange er noch lebte. Als Dank für meine Liebe hat dieses Kaninchen mein restliches Leben verändert.

KAPITEL ZWEI

Der Kuchen von Hirsch-Oma

Wir machten, was man im Sommer so macht – Baseball spielen, Kickball-Turniere in der Nachbarschaft und Zelten im Hinterhof –, aber die ganze Zeit spürte ich dieses Loch in meinem Herzen, das Snickers hinterlassen hatte. Manchmal, wenn mich etwas zum Lachen brachte, dann hatte ich ein schlechtes Gewissen. Als ob es falsch wäre, Spaß zu haben – jetzt, wo Snickers nicht mehr da war. Aber unser Pastor meinte, es wäre gut und richtig, auch wieder zu lachen. Immerhin sind Kaninchen sehr selbstlose Tiere und Snickers hätte bestimmt gewollt, dass ich weiterhin fröhlich bin.

Meine Eltern fragten regelmäßig, ob ich nicht wieder ein Haustier haben wollte. Aber das war für mich zu diesem Zeitpunkt unvorstellbar. Ich wollte nicht einmal ich den Zoo gehen. Unser Haus gehörte Snickers und kein anderes Tier sollte jemals dort leben.

Ich durchlebte eine große Bandbreite an Gefühlen und meine Eltern gaben mir den Raum dafür. Sie waren immer bereit, auf meine Fragen einzugehen, die sich oft darum drehten, was mit dem Körper eines Toten passiert. Meistens lenkten meine Eltern dann aber das Gespräch darauf, dass es wichtig war, wie jemand gelebt hat, bevor er starb. Eines Tages erklärten sie mir, dass sie gut verstehen konnten, durch welche Phasen und Prozesse ich ging, seit ich diesen Verlust erlitten hatte. Ich hörte zum ersten Mal, dass es einen Namen gibt für das, was ich erlebte: *Trauer.*

„Du musst nicht darüber hinwegkommen, Snickers verloren zu haben, aber du kannst durch die Trauer hindurchgehen", meinte Mom eines Tages.

„Er war einfach das perfekte Kaninchen", seufzte ich.

„Das war er wirklich."

„Warum soll ich dann ein neues Tier haben?", fragte ich. „Niemand kann den Platz von Snickers einnehmen. Man kann ihn nicht ersetzen."

„Es geht auch gar nicht darum, Snickers zu ersetzen", sagte sie.

„Ich will das auf keinen Fall", wehrte ich mich. „Snickers hat eine leere Stelle in meinem Herzen hinterlassen, und kein anderes Tier soll die ausfüllen, selbst wenn das möglich wäre. Ich hatte bereits das beste Haustier, das man überhaupt haben kann."

In den folgenden Wochen sammelte ich in meinem Tagebuch die Ratschläge, die ich von den unterschiedlichsten Seiten erhielt. Alle wollten mich trösten.

„Nach so einer Erfahrung muss jeder seinen eigenen Weg finden, wie er damit umgeht", sagte Noahs Papa, Mr. Mike. „Du wirst irgendwann herausfinden, wie du ohne Snickers leben kannst, auch wenn das eine Weile dauern wird."

Meine beiden Opas sagten so etwas wie: „Gott hat die Kontrolle, er macht keinen Fehler" oder „Kümmere dich nur um Dinge, an denen du auch etwas ändern kannst." Manchmal sagten sie aber auch sehr profane Sachen: „Mach dein Bett ordentlich!"

Jemand anderes riet mir: „Achte darauf, dein offenes Herz zu behalten." Und ich glaube, es war Mom, die mir den Rat gab: „Bewahre alles in deiner Erinnerung."

Doch je länger die Beerdigung zurücklag, desto schwerer wurde es, mich an alles zu erinnern, was Snickers und ich zusammen erlebt hatten. Aber das Gefühl, das er mir gegeben hatte, das vergaß ich nicht. Durch ihn hatte ich mich innerlich weit geöffnet. Einerseits wollte ich diese Liebe und Offenheit bewahren. Gleichzeitig hätte sich mein verwundetes Herz auch gerne verschlossen und geschützt.

Dad fand genau die richtigen Worte: „Erinnere dich mal daran, wie es immer war, wenn Hirsch-Oma einen Kuchen gebacken hat. Wenn wir beim letzten Stück angekommen waren, war der Geschmack immer noch ganz wunderbar, aber andererseits wussten wir auch, dass der Kuchen gleich nicht mehr da sein würde."

Ich nickte.

Nur zu gut erinnerte ich mich an ihre selbst gemachten Zimt-Apfel-Kuchen. Der Duft erfüllte nicht nur die Küche, sondern jeden Quadratzentimeter des Hauses. Beim Gedanken daran spürte ich förmlich die Zuckerkruste, die auf meiner Zunge zerschmolz.

„Während du das letzte Stück isst, hättest du den köstlichen Geschmack am liebsten für immer", fuhr Dad fort. „Aber dann sagt Oma, dass sie gegen Ende der Woche noch einmal einen Apfel- oder Käsekuchen machen wird, und von da an freust du dich darauf."

Ich verstand, was er damit sagen wollte: Snickers war so einzigartig wie ein Stück von Omas Kuchen. Ich würde ihn immer als etwas ganz Besonderes in Erinnerung haben und ihn immer vermissen. Aber ich konnte mich trotzdem auf andere Tiere in der Zukunft freuen.

Du kannst auf mich zählen, Chef

Der Sommer machte dem Herbst Platz und das Wetter wurde kühler. Wir hörten von einem alten Ehepaar, das für ein paar Monate seine Katzen weggeben musste. Die Leute waren in Not, und ich war bereit, ihnen zu helfen. Immerhin beteten wir als Familie regelmäßig: „Herr, hilf uns, die Menschen mit deinen Augen zu sehen. Zeig uns, wo und wie wir anderen helfen können, und gib uns den Mut, es dann auch zu tun." Nun sah ich eine Not und wollte und konnte helfen.

So kamen eines Tages zwei Katzen zu uns. Die beiden waren unzertrennlich und führten ein eigenes, selbstbestimmtes Leben in unserem Haus.

Dabei stellte sich heraus, dass Noah auf Katzenhaare allergisch reagierte und dass ich im tiefsten Inneren einfach doch eher der Kaninchen-Typ bin. Ende November konnten die alten Leute ihre Katzen dann wieder bei sich aufnehmen und der Abschied von den beiden fiel mir schwerer, als ich gedacht hätte, obwohl zwischen uns keine tiefere Freundschaft entstanden war. Mein Vater stellte am Ende dieser Katzen-Episode wieder einmal fest, dass er auch sehr gut ohne Haustiere auskommen kann.

Ich hatte mich gerne um die Katzen gekümmert, weil ich den Leuten damit wirklich helfen konnte, aber ich war immer noch der Meinung, dass Snickers mein Freund fürs Leben war und ich keinen Ersatz für ihn wollte.

Die nächste Gelegenheit, sich um ein Tier zu kümmern, ließ nicht lange auf sich warten. Ein Welpe brauchte dringend übergangsweise eine Unterkunft, weil seine Familie ins Ausland ging. So kam ein kleiner schwarzer Hund mit weißer Nase und weißen Pfoten zu uns, der nicht stubenrein war und immer versuchte, von unserem Grundstück zu entkommen. Er war süß, aber anstrengend. Kurz nachdem er zum ersten Mal an der Tür scharrte und nach draußen wollte, statt sein Geschäft ins Haus zu machen, fand sich eine Familie, die ihn für immer nehmen wollte. Wir waren alle erleichtert, besonders mein Vater, der die Erfahrung mit den vertrauten Worten zusammenfasste: „Ich habe grundsätzlich nichts gegen Hunde, aber ich kann auch sehr gut ohne Haustiere leben."

Ich trauerte immer noch um Snickers und versuchte, mich mit Baseballspielen abzulenken, als mein Vater eines Tages eine Liste von Bedingungen präsentierte, die erfüllt werden müssten, bevor wir ein neues Haustier anschaffen könnten. Mom und ich unterbrachen, was wir gerade taten, und starrten ihn überrascht an. Hatte er nicht bei jeder Gelegenheit erklärt, dass er keine Haustiere mehr wollte? Was war denn jetzt in ihn gefahren?

„Ich möchte nichts mit den Hinterlassenschaften des Tieres zu tun haben", war sein erster Punkt.

Meine Mutter unterdrückte ein Lachen und nickte: „Wer will das schon?"

Ich war immer noch sprachlos, während mein Vater unbeirrt fortfuhr, dass er auch mit einer Kuh oder einem Pferd nicht einverstanden wäre. *Meinte er das im Ernst?* Wir lebten in einem Wohngebiet, das aus vielen kleinen Häusern bestand. Undenkbar, hier eine Kuh oder ein Pferd zu halten. Alle Hunde und Katzen der Gegend wären durchgedreht. Aber er fuhr unbeirrt fort.

„Ich will keinen Käfig reinigen müssen."

Wir nickten zustimmend.

„Und nie wieder soll ein Tier irgendwo im Haus auf einen Teppich machen."

„Nie wieder", pflichtete ich aus tiefstem Herzen bei.

„Damit sind wir schon beim nächsten Punkt: Was kommt nicht mehr ins Haus?"

„Welpen?", schlugen Mom und ich gleichzeitig vor.

„Genau!", nickte er mit entschlossenem Ausdruck. „Ich wollte das nur einmal klar und deutlich ausgesprochen haben, auch wenn im Moment sowieso keiner an ein neues Haustier denkt, stimmt's?"

„Stimmt", bestätigten wir beide.

Irgendwie war klar, dass das Thema damit nicht erledigt war. Als es auf Ostern zuging und Dads Erklärungen zur Haustierhaltung schon fast wieder in Vergessenheit geraten waren, stellte ich mich eines Tages im Wohnzimmer zwischen Sofa und Fernseher auf, um die Aufmerksamkeit meiner Eltern auf mich zu richten. Ich hatte etwas mitzuteilen. Etwas sehr Wichtiges.

„Ich möchte einen Familienrat einberufen, um über die Möglichkeit zu sprechen, langfristig wieder ein Haustier bei uns aufzunehmen."

Dad sah zu Mom und hob eine Augenbraue. *Hab ich es nicht gesagt?!*

„Schön", meinte mein Vater entschlossen, „dann reden wir mal mit Markus, der würde sich bestimmt freuen, wenn du ihm hilfst, dich um seinen Hund Champagne und um sein Meerschweinchen zu kümmern – wie heißt das noch?"

„Es heißt Boo", ergänzte ich, „aber das meine ich nicht."

„Wir könnten dem Kater Simon Milchschälchen hinstellen", schlug Mom vor und meinte die Katze eines älteren Ehepaares am Ende der Straße. „Er ist oft bei uns im Garten und sucht immer nach einer Maus zum Spielen und zum Fressen. Mit dem könntest du bestimmt auch gut spielen. Und die alten Leute, denen er gehört, könnten vielleicht auch ein bisschen Unterstützung und Gesellschaft brauchen."

Ich schüttelte verneinend den Kopf. Um das alles ging es mir nicht. Ich wollte kein Teilzeit-Haustier. Es fiel mir schwer, das in Worte zu fassen, was ich fühlte, aber ich brauchte ein Tier für den frühen Abend, wenn alle Kinder zum Abendessen nach Hause gingen und ihre Schulaufgaben machten. Ich wollte ein Tier, das an den Nachmittagen bei mir war, wenn meine Kumpels keine Zeit zum Spielen hatten. Außerdem wollte ich der beste Freund von jemandem sein, der immer da war und genauso dauerhaft in unserem Haus lebte wie ich. Als meine Mutter mit Hirsch-Oma telefonierte, schnappte ich das Wort „Einsamkeit" auf. Ich konnte mich damit nicht identifizieren, schließlich hatte ich meine Eltern und zahlreiche Freunde und Verwandte, dazu meine Jungs von den Pfadfindern, die Schulkameraden und das Baseball-Team. Wie konnte ich da einsam sein? Außerdem spielte ich auch gerne allein, besonders wenn ich etwas baute oder konstruierte.

Aber wahrscheinlich hatte sie recht und ich war wirklich ein bisschen einsam. Jedenfalls passte das Wort zu den Samstagen, an denen ich schon früh wach war und startklar auf der Straße wartete (oft über eine Stunde!), bis endlich ein anderes Kind auftauchte, mit dem ich spielen konnte. Einsamkeit beschrieb das Gefühl, das ich hatte, als draußen ein eisiger Wind ums Haus fegte und ich trotzdem diese vielen warmen Sachen anzog – mit Schneeanzug, Schal, Handschuhen und warmen Stiefeln –, um rauszugehen und jemanden zu finden, der mit mir zusammen sein wollte. Ich erinnerte mich auch noch an diese lange Woche, in der Noahs Familie im Urlaub war. Schon ab Tag vier wusste ich nicht mehr, wie ich das noch länger ohne meinen besten Freund aushalten sollte. Dazu diese schmerzliche Sehnsucht nach Snickers, mit dem ich so gerne wieder gekuschelt hätte.

„Mir ist schon klar, dass dir der ganze Ärger fehlt, den man mit Geschwistern immer hat", witzelte Mom. „Sollen wir einen deiner Onkels einladen?"

„Ja, das wäre schön", meinte ich. „Onkel Paul hat eine Anleitung zum Bau eines Kartoffelwerfers geschickt, die wir ausprobieren könnten. Oder Onkel Kris könnte mir helfen, dieses mittelalterliche Belagerungskatapult im Garten zu bauen, was wir schon lange mal vorhatten."

„Oder wir machen uns auf die Suche nach einem anderen Haustier?", fragte Mom.

Ich legte mein Gesicht in möglichst viele Falten, um nachdenklich zu wirken.

„Onkels oder Haustier? Verstehe ich dich richtig?", fragte ich in gespielter Unentschlossenheit.

„An was für ein Tier denkst du eigentlich?", fragte meine Mutter nun direkt.

Ich versuchte, zögernd zu klingen. „Ich dachte, vielleicht wieder ein Kaninchen?"

Bis dahin hatte ich kein einziges Mal davon gesprochen, noch einmal ein Kaninchen haben zu wollen. Trotzdem waren meine Eltern jetzt nicht überrascht. Manchmal konnten sie meine Gedanken lesen.

Später, als ich im Bett war, hörte ich, wie die beiden sich im Wohnzimmer unterhielten, gerade laut genug, um Dad zu verstehen. Er machte sich Sorgen, dass sich alles wiederholen könnte, wenn ich mich jetzt wieder an ein Tier binden würde, dem dann etwas zustoßen könnte. Dann wäre ich am Ende wieder so traurig wie zuletzt. Meine Mutter meinte, man sollte es trotzdem wagen.

„Er ist im letzten Jahr sehr gereift und möchte sein Herz wieder öffnen", meinte sie. „Natürlich, wenn man liebt, kann man immer enttäuscht und verletzt werden. Aber das ist kein Grund, ihm seinen Wunsch abzuschlagen, oder?"

Ich überlegte, ob ich aus dem Bett springen und zu ihnen rennen sollte. Darüber musste ich wohl eingeschlafen sein …

Wie sucht man einen Freund aus?

Obwohl es inzwischen Frühling geworden war, herrschten immer noch recht kühle Temperaturen. Ostern war nur noch wenige Wochen entfernt – die Zeit, in der sich viele Menschen ein Kaninchen anschaffen. Also würden wir warten, bis Ostern vorbei war. Wir wollten nicht aus Versehen auch diesem fragwürdigen Trend zum Opfer fallen und unüberlegt ein Tier kaufen. Außerdem wollten wir vorher noch für eine Woche zu meinen Großeltern fahren. Aber je mehr ich versuchte, den Gedanken an ein Kaninchen auf später zu verschieben, desto mehr beschäftigte ich mich damit.

Meine Eltern änderten meine Nutzungs-Regeln fürs Internet und erlaubten mir, eine Auswahl von Internetseiten zu besuchen und mir Kaninchenheime, Kaninchen-Auffangstationen und Kaninchen-Pensionen anzuschauen. Auch Plattformen mit privaten Anzeigen durfte ich anklicken und in den vielen Angeboten stöbern. Das allein war schon mehr, als ich zu hoffen gewagt hatte. Immer mal wieder schauten meine Eltern im Arbeitszimmer vorbei und erkundigten sich nach meinen Fortschritten. Ich war überwältigt von der Größe meiner Aufgabe. Zum einen gab es unendlich viele Kaninchen, die ein neues Zuhause suchten. Zum anderen fragte ich mich aber auch, nach welchen Kriterien man einen Freund aussuchen sollte? Es war schwieriger als gedacht.

Da Snickers für mich das perfekte Kaninchen gewesen war, machte ich mir eine Liste seiner besonderen Eigenschaften, um die Beschreibungen der angebotenen Kaninchen damit abzugleichen. War es möglich, wieder so ein Kaninchen zu finden wie Snickers? Was machte ein *perfektes* Kaninchen aus? Was für den einen Menschen perfekt ist, konnte für einen anderen auch gar nicht passen. Oder andersrum. Auch ich hatte eine Menge Eigenschaften, die mich nicht zum idealen Nachbarsjungen machten. Trotzdem mochte Noah mich. Manchmal trieben wir uns gegenseitig in den Wahnsinn, aber wir hatten auch viele schöne Zeiten zusammen. Wer mit mir befreundet ist, hat auf jeden Fall den Vorteil, von uns beiden der Normalere zu sein.

Es gab so viele verschiedene Haustiere, für die ein neues Zuhause gesucht wurde. Während ich die Anzeigen durchsah, fiel mir auf, dass die gleichen Dinge, die von manchen Anbietern als Nachteil erwähnt wurden, von anderen als vorteilhaft dargestellt wurden. Mir wurde klar, dass jeder Mensch seine ganz persönlichen Vorstellungen davon hat, was niedlich ist und was zu ihm passt. Die gleichen Personen, die zuerst viele Gründe sahen, sich ein bestimmtes Tier anzuschaffen, hatten später ebenso viele Gründe, das gleiche Tier wieder loszuwerden.

War ich anders? Nun investierte ich zwar unendlich viel Zeit in die Suche nach dem besonderen Seelenverwandten, aber davor, als ich mein erstes Kaninchen suchte, hatten mir drei Stichworte gereicht: *älter, freundlich, gut erzogen*. So leichtfertig hatte ich mich damals für Snickers entschieden und trotzdem harmonierten wir wunderbar zusammen. Aber nun wollte ich nichts dem Zufall überlassen. Ich machte mir die Entscheidung nicht leicht. Es machte mir aber auch Spaß, nach meinem Kaninchen zu suchen. Meine Eltern halfen mir nicht wirklich, als sie mir sagten: „Wir beide sind der lebende Beweis dafür, dass man manchmal noch etwas Besseres finden kann als das, was man auf seiner Liste stehen hat."

„Reden wir gerade über die Geschichte, wie ihr euch auf dem College kennengelernt habt?", fragte ich.

Mom drehte sich zu Dad um und warf ihm diesen *gewissen* Blick zu, der meine Frage beantwortete.

Ich seufzte. „Dankeschön für den hilfreichen Hinweis, ich werde trotzdem weiter an meiner Liste arbeiten."

Die privaten Anzeigen wurden jetzt, nach Ostern, täglich mehr. Warum wollten so viele Leute ihre Kaninchen loswerden? Was war falsch mit den Kaninchen? Oder war etwas falsch mit den Menschen? Nach welchen Eigenschaften sollte ich suchen? Woran würde ich *mein Kaninchen* erkennen?

Dad setzte sich zu mir und half mir, mich zu sortieren, indem er mir gute Fragen stellte. „Wonach suchst du? Woran wirst du das erkennen, was du suchst?"

„Kaninchen leben normalerweise lange, deshalb will ich ein gutes aussuchen."

„Wann ist ein Kaninchen gut?", fragte Dad nach.

„Na ja, gesund muss es sein. Aber die Persönlichkeit ist mindestens genauso wichtig", überlegte ich. „Das Aussehen ist mir eigentlich egal. Süß finde ich sie alle. Aber es wird vor allem darauf ankommen, wie das Kaninchen auf mich eingeht und was für ein Gefühl ich dabei habe. Das kann man anhand der Fotos überhaupt nicht einschätzen."

„Vielleicht musst du einfach zu den Leuten hinfahren und etwas Zeit mit den Tieren verbringen", schlug mein Vater vor.

Meine Mutter war in einem anderen Zimmer, hatte uns aber zugehört und mischte sich ein: „Ja genau, so macht man das, wenn man einen Freund sucht."

Aber so viel Zeit hatte ich nicht. Angesichts der großen Menge an angebotenen Kaninchen schlug meine Mutter dann vor, eine Tabelle anzulegen. Sie zeigte mir, wie das am Computer geht, und ich entwickelte ein ziemlich komplexes System von Spalten und Reihen, Merkmalen und Details: Farbe, Geschlecht, Alter, Rasse, Standort; dazu auch den Grund, warum die Familie das Kaninchen nicht mehr wollte, und das Foto des Tieres. Ich arbeitete langsam und methodisch und kopierte die relevanten Informationen in meine Tabelle. Jeden Abend studierte ich meine Liste. Es war wie eine Schatzsuche. Irgendwo im Großraum Minneapolis-Saint Paul, den *Twin Cities* mit ihren drei Millionen Einwohnern, lebte das für mich perfekte Kaninchen, und ich würde es finden.

Ich gab mir Mühe, eine wirklich fundierte Entscheidung zu treffen. Auf keinen Fall wollte ich impulsiv reagieren. Diesen Vorwurf konnte mir keiner mehr machen, nachdem ich meine Internet-Recherche über einen Monat lang betrieben hatte.

Im Mai sprach mich das Bild eines kleinen Kaninchens besonders an, und ich hatte auch keine Lust mehr, noch länger zu suchen. Also wollte ich meine Tabelle ausdrucken und endlich mein Kaninchen auswählen. Ich legte einen Packen Blätter in den Drucker, klickte auf „drucken" und ging zu meiner Mutter ins Wohnzimmer, um ein bisschen zu lesen. Als von dem Drucker keine Geräusche mehr kamen, schlurfte ich zurück ins Arbeitszimmer, um meine Tabelle zu holen. Aber das Papier war ausgegangen. Ich musste auch noch ein zweites Mal Papier nachlegen.

Dann war die Tabelle fertig. Ich schob die vielen Blätter zu einem ordentlichen Stapel zusammen und wollte damit ins Wohnzimmer gehen. Doch mitten im Flur versagten meine Beine mir den Dienst. Ich hatte eineinhalb Kilogramm Papier in der Hand, eine Tabelle, die sich wie hundertfünfzig Kilo anfühlte. Die Blätter rutschten mir aus der Hand und flogen in alle Richtungen. Ich schlug die Hände vors Gesicht und begann zu schluchzen. Erst nach einer Weile verstand ich selbst, was mit mir los war: Meine Tabelle bestand aus so vielen Einträgen – jede Zeile stand für ein echtes, lebendiges Kaninchen, das die Menschen nicht mehr haben wollten. Das war so traurig!

Man konnte davon ausgehen, dass jeder dieser Kaninchenbesitzer sein Projekt mit den besten Absichten gestartet hatte. Jemand hatte ein Tier ins Herz geschlossen und es mit nach Hause genommen. Aber dann hatte sich etwas verändert. Der Alltag nahm seinen Lauf. Vielleicht hatten manche es sich schön *vorgestellt*, ein Haustier zu haben, aber in der Realität passte es dann doch nicht. Ich war in den letzten Wochen so in meine Schatzsuche vertieft gewesen, dass ich gar nicht darauf geachtet hatte, wie viele Kaninchen ich in meiner Tabelle aufgelistet hatte. Erst jetzt sah ich: Es waren 362! Und das bezog sich nur auf unsere Region, auf die beiden Städte Minneapolis und Saint Paul, und es waren auch nur private Anzeigen. Um die offiziellen Kaninchen-Auffangstationen hatte ich mich gar nicht mehr weiter gekümmert.

Ich sammelte meine Blätter wieder ein und ging zu meiner Mutter, in deren Umarmung ich wieder weinen musste. Mom strich mir übers Haar und spürte, dass ich jetzt keine tröstlichen Worte brauchte. Zuerst musste mein Schmerz seinen Ausdruck finden. Unter Tränen sprach ich meine Fragen aus, auf die ich zunächst keine Antworten wollte.

Warum sind die Menschen so? Wie können sie ein Tier an einem Tag lieben und am anderen Tag loswerden wollen? Ist das die Welt, in der wir leben? Warum ist sie so?

Ich wollte mich damit nicht abfinden. Menschen mussten nicht so sein. Damals war mir nicht bewusst, dass ich mich in diesem Moment entschieden hatte, anders zu sein.

Ich möchte Kaninchen retten

Mit der Traurigkeit, die ich an diesem Tag erlebte, verlor ich eine weitere meiner kindlichen rosaroten Brillen. Wieder sah ich die Welt ein Stückchen realistischer. Ich gab mein Ziel, ein Haustier zu suchen, aber nicht auf. Die aufgebrochenen Gefühle verlangsamten nur den Prozess. Meine Eltern warteten ab, bis ich selbst das Gespräch suchte, ohne mich zu drängen. Es gab keinen Grund zur Eile, weder für sie noch für mich.

Etwa eine Woche später war ich so weit. Ich präsentierte meinen Eltern das Foto eines eher großen Kaninchens mit vornehm bläulich schimmerndem Fell, das reinrassig war und dessen Bild mich irgendwie berührte. Ich hatte herausgefunden, dass seine Rasse in den USA selten und sogar vom Aussterben bedroht war. Aus heutiger Sicht denke ich manchmal: War das vielleicht damals schon ein Hinweis in die Richtung, in die ich mich in Zukunft bewegen würde?

„Ich glaube, dieses Kaninchen wird gut in unsere Familie passen."

„Wie kommst du darauf?", fragte Mom.

„Das kann ich dir nicht genau sagen", zögerte ich, „ich weiß es einfach."

Es gab noch ein paar weitere Tiere in meiner engeren Auswahl, aber keines reichte an dieses heran. Aus allen 361 anderen Angeboten stach für mich dieses Kaninchen heraus. Ich war mir sicher, meinen Freund gefunden zu haben.

Sein Aussehen verdankte dieses Kaninchen seiner besonderen Rasse, die *American Blue* heißt. Vor dem Ersten Weltkrieg war sie in den USA unter dem Namen „Blaue Wienerkaninchen" oder „Blauer Wiener" bekannt. Ich wollte unbedingt mehr darüber erfahren und wurde auf der

Website der amerikanischen Kaninchenzüchter, der *American Rabbit Breeders Association*, fündig. Dort las ich, dass es auch eine Albino-Variante mit weißem Fell und roten Augen gibt, die *American White*. Auf der Internetseite der gemeinnützigen Organisation *Livestock Conservancy*, die sich für die Erhaltung und Förderung seltener Nutztiere einsetzt, las ich, dass *American Blue* eine von neun Kaninchenrassen ist, die in den USA als gefährdet gelten. Das bedeutet, es gibt weniger als zweitausend registrierte Tiere in den Vereinigten Staaten. Ursprünglich wurden diese Kaninchen wegen ihres Fleisches und ihres Fells gezüchtet, aber als die Nachfrage nach Kaninchenfleisch und -pelz zurückging, gerieten diese größeren Rassen in Vergessenheit. Niemand hatte beschlossen, ab sofort keine *American Blue* mehr zu züchten, aber man verlor die Rasse einfach aus dem Blick. Stattdessen wuchs Mitte des 20. Jahrhunderts in den USA die Nachfrage nach zierlichen, niedlichen Kaninchen, die sich Familien mit kleinen Kindern gut als Haustiere halten konnten. Als dann vor einigen Jahren der Bestand ermittelt wurde, stellte sich heraus, dass die Rassen *American Blue* und *American White* in absehbarer Zeit aussterben würden.

Nie hätte ich damit gerechnet, dass mich meine Suche nach einem Haustier mit den schwierigen Aspekten unerwünschter Tiere und vom Aussterben bedrohter Rassen konfrontieren würde. Meine Eltern bemerkten, wie sehr mich diese Themen bedrückten, und halfen mir, indem sie mit mir über manch harte Lebensrealität sprachen. Sie ermutigten mich auch, Wege zu suchen, wie ich dazu beitragen könnte, die Welt ein bisschen besser zu machen. Es brauchte nicht viel, um mich dazu zu motivieren.

„Ich möchte herausfinden, wie man den Kaninchen helfen kann", erklärte ich schon bald.

„Schatz, wenn dir etwas Gutes einfällt, helfen wir dir auch dabei", versicherte meine Mutter.

Auch Dad versprach mir das. Ein paar Jahre später lachten meine Eltern oft, wenn sie daran zurückdachten, und warnten ihre Bekannten davor, ihren Kindern leichtfertig etwas zu versprechen. „Pass auf, was du Caleb versprichst!" wurde zu einem Insider-Spruch in unserer Familie. Aber tatsächlich zögerten sie kein einziges Mal, wenn ich ihre Unterstützung brauchte, um meinen Traum umzusetzen. Sie spürten die Last, die sich auf mein Herz gelegt hatte, und nahmen mich ernst.

Ein paar Wochen später hatte ich das Thema für mich geklärt und vereinbarte mit meinen Eltern einen Termin für eine Familienkonferenz. Ich erschien dazu in dem Anzug, den ich normalerweise sonntags in der Kirche trug. Das fand ich angemessen für meine Geschäftsidee eines Start-ups, die ich ihnen präsentieren wollte. Manchmal sah ich mir eine Gründershow im Fernsehen an, die potenziellen Investoren, Erfindern und Entwicklern die Gelegenheit bot, ihre Ideen zu präsentieren und sich bei der (Weiter-)Entwicklung finanziell und unternehmerisch zu beteiligen. Dort wurde immer betont, wie wichtig es war, eine gute Präsentation zu halten und sofort auf den Punkt zu kommen. Das versuchte ich jetzt.

„Guten Abend! Ich möchte verhindern, dass Menschen sich Haustiere anschaffen, die sie später nicht mehr haben wollen – vor allem in Bezug auf Kaninchen. Ich will klein anfangen, Tier um Tier, in der Erwartung, dass sich die Haltung der Gesellschaft zu Haustieren insgesamt verändert.

Da Kaninchen niedlich aussehen, sind sie als Haustiere sehr beliebt, und viele Leute entscheiden sich spontan, ein Kaninchen zu kaufen – besonders im Frühling. Später haben sie dann keine Zeit mehr, sich um das Tier zu kümmern, reagieren vielleicht allergisch, die Kinder wollen den Käfig nicht putzen, ein Baby wird geboren oder die Familie zieht um. Dann stört das Kaninchen und man versucht, es wieder loszuwerden. Gut, dass es Auffangstationen gibt – diese sind allerdings überfüllt. Sie sind voller Kaninchen, die darauf warten, dass Menschen sie adoptieren. Darüber hinaus gibt es noch die Kaninchen, die über private Anzeigen angeboten werden. Von ihnen habe ich eine Liste erstellt, die sich nur auf unsere Gegend in der Zeit nach Ostern bezieht – es sind 362 Tiere!

Was können wir tun?

Ich habe ein Programm entwickelt, das sich um Aufklärung und Prävention bemüht, statt weitere Heime für unerwünschte Tiere zu gründen. Ein Ziel wird sein, spontane Tierkäufe zu verhindern, indem wir den Personen, die an einem Haustier interessiert sind, grundlegende Kenntnisse über die Tiere und ihre Haltung vermitteln und ihnen Tiere ausleihen, die sie zur Probe mit nach Hause nehmen können. So können sie unverbindlich herausfinden, was es bedeutet, sich ein Haustier anzuschaffen.

Wie soll das gehen?

1. Wir werden seltene Rassen wie *American Blue* aufnehmen, dabei den einzelnen Tieren ein neues Zuhause geben und gleichzeitig die Nachfrage nach diesen Rassen steigern. Zu Beginn nehmen wir ein Tier in unser Haus auf.

2. Wir werden mit den Kaninchen zu verschiedenen Veranstaltungen gehen, wie zum Beispiel Ostereiersuchen, Pfadfindertreffen und Stadtfeste. Damit geben wir den Menschen die Möglichkeit, Zeit mit Kaninchen zu verbringen, mehr über sie zu erfahren und eine realistische Einschätzung davon zu bekommen, was Tierhaltung bedeutet. Auch über das Thema der Ausscheidungen, das nun einmal zu jedem Tier dazugehört, werden wir informieren. Fast ein Viertel der Kaninchen, die ich aufgelistet habe, sollten nämlich wegen genau diesem Thema weggegeben werden. Beim Besuch von Veranstaltungen werden wir Spenden sammeln und damit das Futter für die Kaninchen bezahlen. Und wenn genug Geld zusammenkommt, nehmen wir weitere Kaninchen auf.

3. Wir werden ein Pflege-Programm starten, um es Patenfamilien zu ermöglichen, ein Kaninchen zu borgen. Wenn die Familie nach einer gewissen Zeit sicher ist, dass sie mit dem Haustier langfristig zurechtkommt und niemand allergisch reagiert, dann kann das Tier auch gekauft werden. Wir werden den

Patenfamilien einen Käfig und sonstiges Zubehör zur Verfügung stellen, dazu auch schriftliches Informationsmaterial und Anleitungen zum richtigen Umgang mit dem Tier. So tragen wir dazu bei, dass das Haustier gut in die neue Familie integriert wird. Wir bieten aber auch die Möglichkeit, wieder aus dem Patenprogramm auszusteigen. Das Kaninchen kann jederzeit an uns zurückgegeben werden. Jedes Kaninchen, das wir aufnehmen, hat für immer ein Zuhause, entweder in der Patenfamilie oder bei uns.

4. Mit dem Geld, das wir durch Spenden erhalten, erweitern wir das Programm und kaufen Futter, Heu und Zubehör, um mehr ungeliebten Kaninchen ein Zuhause zu geben und sie in geeignete Familien zu bringen. Vielleicht bekommen wir außer Geldspenden auch Käfige und weiteres Zubehör als Spende.

Wie werden wir das alles bezahlen?

Viele Eltern bezahlen gerne für alles, was zur Förderung ihrer Kinder dient. Das Patenprogramm hat unter anderem das Ziel, den Kindern mathematisch-naturwissenschaftliche Erfahrungen nahezubringen. Dazu entwickeln wir ein Lernprogramm, das wir als *STEM-bunnies* bezeichnen werden. (STEM bedeutet *science-technics-engineering-mathematics*, was ungefähr der deutschen Abkürzung MINT entspricht, die für Mathematik-Informatik-Naturwissenschaften-Technik steht, Anm. d. Übers.) Wir machen den Fächerverbund STEM anschaulich, indem die Kinder angeleitet werden, Verantwortung für Kaninchen zu übernehmen. Die Familien müssen für den *STEM-bunnies*-Unterricht und die Arbeitsblätter bezahlen, ebenso für die Patenschaft, wobei wir für jedes verliehene Kaninchen zehn Dollar pro Woche erheben werden. Damit wird sich das Programm selbst finanzieren. Dabei soll es für uns nicht darum gehen, die Kaninchen als Einkommensquelle zu nutzen, sondern darum, den teilnehmenden Kindern ein Bewusstsein für den Wert ihres Patenkaninchens zu vermitteln.

Wir werden das Programm mit ehrenamtlichen Mitarbeitern durchführen, die weitere Kinder zur Mitarbeit anleiten. Die Eltern der mitarbeitenden Kinder werden nur gebraucht, um Fahrdienste zu übernehmen und sich untereinander abzustimmen. Auch Lehrer werden wir einbeziehen, die für uns den Kontakt zu geeigneten Kindern herstellen, die eine Patenschaft übernehmen oder mitarbeiten wollen. So werden wir gemeinsam den Kaninchen helfen. Was sagt ihr dazu? Werdet ihr das Programm unterstützen?"

Meine Eltern sagten gar nichts. Reglos saßen sie auf dem Sofa. Konnte es sein, dass Dad ein paar Tränen wegblinzelte? Sie hatten mir gesagt, dass ich mir Gedanken machen soll, wie man den Kaninchen helfen könnte. Aber mit der Präsentation eines Start-ups hatten sie wohl nicht gerechnet.

Um meine Geschäftsidee erfolgreich zu verkaufen, musste ich einen guten Schlusspunkt setzen. Also hielt ich kurz inne und nahm Blickkontakt mit meinen Eltern auf. Ich sah zuerst Mom an, dann Dad. „Am besten, wir fangen sofort damit an und ihr werdet meine ersten Teammitglieder. Wir werden viele interessante Dinge zusammen erleben. Also – möchtet ihr euch meinem Kaninchen-Team anschließen?"

„Ich bin superstolz auf dich, Caleb", sagte Dad, stand auf, kam zu mir und strich mir über die Haare. Dann stoppte er seine väterliche Bewegung und schüttelte mir stattdessen wie ein Geschäftspartner die Hand. „Das hast du dir wirklich gut überlegt. Mit welchem Kaninchen fangen wir an?"

3,6 Kilo zum Kuscheln

Ein paar Tage später fuhren wir eine halbe Stunde Richtung Süden – zu der Familie, deren Kaninchen meine Nummer eins geworden war. Die ungefähr zwanzigjährige Tochter der Familie ging mit uns in den

Garten hinter dem Haus, wo mehrere Kaninchen in einem Gehege herumhoppelten. Ich fragte mich, welches der Tiere wohl mein Kaninchen wäre. Das Mädchen verstand meinen suchenden Blick: „Komm näher und schau genau hin."

An der seitlichen Mauer des Geheges, im Schatten eines Baumes, saß das Kaninchen, das ich von dem Foto kannte. Es war noch schöner, als ich es mir vorgestellt hatte. Sein Fell schimmerte in einem intensiven Blau und die Krümmung seines Rückens ließ es schlank und dynamisch wie einen Sportwagen erscheinen. Ich strich ihm über den Rücken und hatte den Eindruck, unter seinem Fell etwas Weiches – vielleicht noch Babyspeck? – zu ertasten, als ob seine Muskeln noch nicht vollständig entwickelt wären. Da zeigte das Mädchen mir den Stammbaum und ich sah, dass das Kaninchen tatsächlich erst vier Monate alt und damit noch nicht ganz ausgewachsen war. In zwei Monaten würde er seine volle Größe erreicht haben und geschlechtsreif sein. Aber er war auch jetzt schon an den Häsinnen interessiert, wie mir die junge Frau erzählte.

„Wie viel wiegt es?", fragte ich.

„Etwa 3,6 Kilo", antwortete sie.

Meine Mutter begann zu strahlen, legte ihre Hand auf meine Schulter und beugte sich zu mir. „Dieses Kaninchen wiegt genauso viel wie du, als wir dich nach der Geburt nach Hause gebracht haben."

„Echt?" Eine verrückte Vorstellung, dass ich am Anfang nicht größer war als dieses Kaninchen. „Das wird ein respektables Kaninchen, falls es auch so groß wird wie ich!"

Während ich den Kleinen genauer betrachtete, fiel mir auf, dass er genauso aussah wie ein preisgekrönter Vertreter seiner Rasse, dessen Bild ich im Buch der *American Rabbit Breeders Association*, der sogenannten *ARBA*, gesehen hatte. Diese amerikanische Kaninchenzüchter-Vereinigung bringt unter dem Titel *Standard of Perfection* immer wieder aktualisierte Bücher mit den genauen Beschreibungen der aktuellen und veränderten Rassen heraus. Dort hatte ich gelesen, dass die Rasse der *American Blue* einen charakteristischen Rückenbogen besitzt, der an den Schultern beginnt und sich bis zur Schwanzbasis erstreckt, was dem Tier eine Mandolinen-Form verleiht. Das konnte ich an diesem Kaninchen hier tatsächlich erkennen.

„Er hatte noch keinen Fellwechsel", sagte die Besitzerin, „das sind immer noch die ersten Haare und sie sind viel zu weich, falls du mit ihm zu Züchter-Wettbewerben gehen willst."

„Ich bin gespannt, wie er in ein paar Jahren aussehen wird", überlegte ich, während ich ihn weiter streichelte und zu meinen Eltern aufsah: „Ich werde viele Fotos machen."

Wie würde sich das erwachsene Kaninchen anfühlen? Vielleicht so rau wie die Stoppeln an Dads Kinn? Kaninchen wuchsen schnell und ich wollte bei der weiteren Entwicklung dieses Kerlchens nichts mehr verpassen, nachdem er ohne mich schon so groß geworden war.

Wir saßen ein paar Minuten zusammen im Gras. Der Kleine schien sich für mich nicht weniger zu interessieren als ich mich für ihn. Schließlich ließ er sich auf meinem Schoß nieder und ich spürte dieses gewisse Etwas, nach dem ich so intensiv gesucht hatte. So etwas kann man nicht genau beschreiben, aber ich wusste, dass dieses Kaninchen der Freund war, nach dem ich Ausschau gehalten hatte.

„Das ist er", erklärte ich schon bald, „total verschmust. 3,6 Kilo zum Kuscheln."

Dann geschah etwas, das niemand vorhergesehen hatte. Zwei weiße Kaninchen ließen mich nicht aus den Augen. Sie saßen etwas weiter entfernt in dem Gehege, beides Weibchen und reinrassige *American White*.

„Das gibt's doch nicht", platzte es aus mir heraus, „zwei Albinos! Die sind ja wunderschön!"

Ich stellte mich den beiden Schönheiten vor, die genauso interessiert an mir waren wie ihr dunkler Kollege. Die eine Häsin war etwas größer und wirkte ziemlich selbstbewusst. Die andere war etwas zierlicher und zurückhaltender, mit einem besonders feinen, hübschen Gesicht. Mit warmen, lebhaften Augen, betont durch lange Wimpern, betrachteten die beiden mich. Es war fast ein bisschen unheimlich, so intensiv fixiert zu werden. Ich hatte das Gefühl, sie wollten mir etwas sagen, und ich wusste auch, was.

Meinen Eltern fiel das auch auf. Sie winkten mich zu sich, um kurz zu dritt zu reden.

„Ich ahne, was du denkst", meinte Mom.

„Können wir alle drei nehmen?", fragte ich. „Von Snickers haben wir doch noch alles, was wir brauchen."

Indem ich seinen Namen aussprach, wurde mir bewusst, dass wir es meinem ehemals besten Freund zu verdanken hatten, dass wir heute hier waren. Snickers hatte mich gelehrt, wie man sein Herz öffnen und Liebe fließen lassen kann. Deshalb waren wir auf der Suche nach einem neuen kleinen Freund für mich gewesen – und fuhren nun mit drei Kaninchen nach Hause. In Snickers Transportbox saß ein blaues Kaninchen und ich war mir sicher, heute das große Los gezogen zu haben.

Paxton Peacebunny

Das blaue Kaninchen war nicht nur gleich schwer wie ich, als ich zum ersten Mal in das blaue Haus der Familie Smith in Bloomington getragen wurde – wir hatten noch eine weitere Gemeinsamkeit: Die Menschen, die uns liebten, nahmen sich viel Zeit, um den passenden Namen für uns zu finden. Snickers hatte seinen Namen schon, als er zu uns kam, genau wie die beiden Katzen und der kleine Welpe. Nun war ich zum ersten Mal selbst gefragt und ich überlegte, wie Menschen, Orte und Dinge zu ihren Namen kamen. Wenn man bedenkt, wie viel ein Name zur Identität einer Person beiträgt, dann ist es schon erstaunlich, wie beliebig und zufällig die Wahl oft getroffen wird – und häufig dennoch genau passt.

Meine Eltern wollten mein Geschlecht vor meiner Geburt nicht wissen, sehr zum Leidwesen meiner Omas, die ihre Geschenke damit weder in Rosa noch in Hellblau kaufen konnten. Für sie war meine Geburt wie Weihnachten, erklärten meine Eltern. Da wisse man ja vorher auch nicht, was in den Päckchen steckt.

Da meine Mutter insgesamt kaum achtundvierzig Stunden im Krankenhaus war, stand auf dem Bändchen an meinem Handgelenk nur „Smith, männlich". Meine Eltern hatten von der Klinik die Formulare mitbekommen, um mich anzumelden, doch sie hatten noch keinen Namen für mich.

Monate vergingen, in denen die Leute wissen wollten, wie das Kind denn heiße. Doch meine Eltern hatten sich geeinigt, keinen Namen auszuwählen, den schon jemand hatte, den sie kannten. Da sie aber jahrelang Eishockeymannschaften aus aller Welt trainiert hatten, kannten sie zu fast jedem existierenden Jungennamen schon einen Spieler.

Dazu kam, dass der Name zu Smith passen und zusätzlich noch ein bisschen originell sein sollte. Es gab schon Zehntausende von John Smiths, Michael Smiths und Bob Smiths – auch in unserer eigenen Verwandtschaft kamen einige vor.

Mein Vater machte sich dann einen Spaß daraus, unsere Verwandten mit kuriosen Namensideen zu erschrecken. Seine Mutter fiel immer wieder darauf herein und nahm seine Vorschläge ernst, da sie unbedingt helfen und den langwierigen Prozess beschleunigen wollte.

Endlich hatten sie den Namen Caleb gefunden, der auch eine schöne Bedeutung hat: „der Gott Hingegebene". Die Verwandten auf beiden Seiten der Familie waren zufrieden. Dann kam der Gottesdienst, bei dem ich Gott geweiht und gesegnet wurde. Meine Familie versprach, selbst Jesus nachzufolgen und mich mit der Bibel vertraut zu machen. Sie sollten mir ein Vorbild darin sein, wie man im Gebet mit Gott verbunden leben und ihm dienen kann. So wollten sie mich darin unterstützen, mich später selbst für ein Leben mit Gott zu entscheiden. Damit war der Name Caleb sowohl ein Wunsch als auch eine Vorhersage.

Auch ich überlegte lange, ehe ich für meine Kaninchen Namen auswählte. Zunächst wollte ich die Tiere kennenlernen. Die erste Eigenschaft, die mir bei allen auffiel, war ihre ruhige, friedliche Ausstrahlung.

Wenn ich über sie sprach, nannte ich sie oft „meine friedlichen Häschen", meine *Peacebunnys*. Sie wirkten so, als wären sie in völliger Harmonie mit sich selbst, und strahlten diese friedliche Ruhe in jeder Umgebung aus – egal, wo wir hinkamen.

Sie waren echte *Peacebunnys* – Friedenskaninchen.

Bis dahin war die Namensgebung einfach gewesen, die drei waren der Inbegriff der Friedlichkeit – so wie der Himmel blau, das Gras grün und ein Käsekuchen lecker ist.

Schwieriger wurde es mit den Vornamen. Welcher Name passte zu meinem kleinen blauen Rammler? Und was harmonierte mit dessen Familiennamen Peacebunny? Ich ging zur Bücherei und sah mir Vornamen-Bücher durch, die eigentlich für werdende Eltern geschrieben wurden. Dort entdeckte ich Paxton, einen alten englischen Namen, der „Frieden" bedeutet. Paxton Peacebunny. Als ich die beiden Namen zum ersten Mal aussprach, wusste ich sofort, dass ich die richtigen gefunden hatte. Für mich klang das wie Musik. Noah war der erste Freund, der unseren Familienzuwachs besuchen kam. Er sprach den Namen aus und fragte: „Hast du dir das selbst ausgedacht?"

„Ja."

„Paxton auch?"

„Ja, und Peacebunny ist der Nachname für alle Familienmitglieder."

„Das gefällt mir", nickte er anerkennend.

Mir gefiel es auch.

Aber vor allem hatte ich das Gefühl, Paxton mochte seinen Namen ebenfalls.

Wie war das nun mit der Namensgebung? Gab man den Namen entsprechend dem Aussehen und Verhalten des Tieres, oder drückte man mit dem Namen einen Wunsch oder eine Hoffnung für die Zukunft des Tieres aus?

Für Paxton Peacebunny traf beides zu.

Wir machen Party

Die Kaninchen lebten mit uns im Haus, aber ich ging auch jeden Tag mit ihnen in den Garten, wo sie im Gras spielen und die frische Luft genießen konnten. Am Ende der ersten Woche hatte ich auch für die beiden weißen Kaninchen-Damen passende Namen gefunden: Star (Stern) und Creampuff (Sahnehäubchen).

Alle Nachbarskinder und viele ihrer Eltern kamen vorbei und wollten selbst sehen, was es denn so Aufregendes bei uns gab. Auch manche der älteren Kinder, die schon in der *Middleschool* waren und sich normalerweise nicht mehr mit uns Kleinen abgaben, kamen und begrüßten die Kaninchen freundlich.

Von den dreien war Paxton der Ruhigste und Friedlichste, trotzdem aber auch ziemlich lebhaft. Star wirkte selbstbewusst und stark; sie wollte beachtet werden, wenn sie in den Raum gehoppelt kam, bestimmte aber auch selbst, ob sie mit uns Kontakt haben oder für sich sein wollte. Sie achtete immer genau auf alles, was um sie herum geschah, besonders bei den Mahlzeiten – *unseren* Mahlzeiten, nicht ihren, wohlgemerkt. Sie hätte schrecklich gern von meinem Essen probiert und war immer verärgert, wenn ich ihr nichts gab. Creampuff war, wie ihr Name schon sagt, sanft und weich. Das war wohl auch der Grund, warum Paxton sich gut mit ihr verstand, als wir den beiden später einmal ein kurzes Zusammensein erlaubten, um eine eigene Familie zu gründen.

Als das mit der Katzentoilette zuverlässig funktionierte, durften Pax und die beiden Mädchen sich im ganzen Haus frei bewegen, aber wir achteten immer darauf, dass es zwischen ihnen gesittet und ordentlich zuging. Besonders gern waren sie unter meinem Bett. Genau wie Snickers folgte auch Paxton mir auf Schritt und Tritt. Ich hatte den Eindruck, er wollte nichts verpassen. So was kommt sowohl bei Menschen als auch bei Kaninchen vor.

In den Sommerferien veranstaltete eine Kirchengemeinde in unserer Gegend eine Bibelwoche – wie jedes Jahr zu dieser Zeit. Diese eine Woche hielten wir uns alle immer frei. Nach fünf Tagen Bibelunterricht endete die Veranstaltungsreihe mit einem großen Abschlussfest für die ganze Familie. Da gab es Kunsthandwerk, Livemusik und Grillstände. Es kamen sogar viele Leute, die sonst keinen Bezug zu dieser Gemeinde hatten. Auch meine Familie war immer nur einmal im Jahr zu diesem Fest dort, weil wir eigentlich zu einer anderen Kirche gehörten. Aber für mich war diese Woche immer sehr schön. Jedes Jahr dekorierten die Gemeindeglieder ihr ganzes Kirchengebäude passend zu dem jeweiligen Motto der Woche, was ich sehr bewunderte.

Am ersten Tag dieser Bibelwoche sprach ich mit dem Leiter und fragte, ob ich zum Abschlussfest meine Kaninchen mitbringen könnte, um den Leuten damit eine Freude zu machen. Er fand die Idee gut, und meine Eltern versprachen, mir dabei zu helfen. Ich war begeistert. Die Kaninchen saßen auf kleinen Tischen, welche von der Kirche dafür bereitgestellt wurden, und jeder konnte zu ihnen kommen und sie streicheln. Die Kaninchen schienen die Freundlichkeit und Aufmerksamkeit, die ihnen entgegengebracht wurde, zu genießen – und die Menschen hatten auch ihre Freude an den Tierchen.

Eine Stunde lang beantwortete ich immer wieder die gleichen fünf oder sechs Fragen über Kaninchen, während Eltern und Kinder in einer endlosen Schlange geduldig warteten, bis sie an der Reihe waren. Ich nahm mir vor, nächstes Mal einen kleinen Flyer zu drucken, auf dem alles Wichtige stand, falls wir so etwas noch einmal machen sollten. Jede Familie fragte nach den Namen der Kaninchen, nach ihrem Charakter, ihrer Rasse, ihrem Alter, ihrem Gewicht und welches Futter sie bekamen. Manche Kinder erzählten auch von ihren Lieblingshasen in Kinderfilmen und einige Eltern gaben uralte Häschen-Witze zum Besten, wie zum Beispiel: „Welche Musik mögen Häschen am liebsten? Hip-Hop." Richtig unlustige Witze, aber alle lachten und waren glücklich, also lachte ich mit.

Gegen Ende des Tages ging ein Mann auf meine Eltern zu und fragte, ob wir nicht auch auf Kindergeburtstage gehen wollten. Seine Tochter war ein paar Jahre jünger als ich und in einer Woche würde sie ihren Geburtstag feiern. An so etwas hatten wir bis dahin noch nicht gedacht, also notierte Mom seine Telefonnummer, bedanke sich bei ihm und versprach, ihn anzurufen, nachdem wir als Familie darüber gesprochen hätten. Auf der Heimfahrt überlegten wir, was gegen diesen Einsatz sprechen könnte. Wir hatten die Transportboxen, das Gehege, ein paar Decken und natürlich die Kaninchen. Die Feier würde im Garten der Familie stattfinden, der von einem Zaun umgeben war. Einen Hund gab es nicht.

„Wir könnten es versuchen", meinte ich. „Was könnte denn schlimmstenfalls schiefgehen?"

„Das ist keine gute Herangehensweise", protestierte meine Mutter.

„Gut, noch einmal von vorn", grinste ich. „Mom, ich denke, wir sollten das machen. Es klingt nach einem Abenteuer."

„Ein Abenteuer?", lachte sie. „Da bin ich dabei."

Einen Tag vor dem Kindergeburtstag informierte ich mich, was es kostet, wenn man ein Pony oder andere Tiere aus einem Streichelzoo mietet. Die Gebühren lagen bei ungefähr 250 Dollar. Damit hätte ich nicht gerechnet! Selbst wenn ich keinen festen Betrag verlangen würde und jede Familie nur das gab, was sie für angemessen hielt, tat sich hier doch eine neue Einkommensquelle auf, mit deren Hilfe wir die Unterhaltskosten für die Kaninchen decken konnten.

„Wenn wir öfters solche Geburtstagspartys, Schulfeste oder ähnliches besuchen, können wir uns vielleicht noch mehr seltene Kaninchen leisten", rechnete ich meiner Mutter vor. „Vielleicht werde ich eines Tages sogar so viel verdienen, dass ich davon leben kann."

Doch mit dieser Familie, deren Kindergeburtstag wir nun besuchen würden, hatten wir von vornherein nicht über Geld geredet, deshalb wollte ich jetzt auch nicht weiter darüber nachdenken. Es sollte darum gehen, mein Wissen über Kaninchen mit den Kindern dort zu teilen und mit meinen kleinen Freunden das Fest zu bereichern.

Ich brauchte eine Viertelstunde, um alles Notwendige zusammenzupacken, wir hatten fünf Minuten Fahrzeit, dann noch zehn Minuten, um alles aufzubauen. Dabei hüpften acht begeisterte Kinder um uns herum.

Nächstes Mal würde ich alle Kinder zum Händewaschen schicken und ganz in Ruhe alles aufbauen, beschloss ich. Auf jeden Fall war dieser Geburtstag eine super Erfahrung für uns alle. Die Mädchen saßen im Gehege, mit Decken auf dem Schoß, und spielten mit den Kaninchen und miteinander. Die Eltern schauten glücklich zu, kamen immer näher und spielten schließlich auch mit. Die Fragen waren einfach. Wieder ging es um Namen, Alter, Lieblingsfutter und was die Kaninchen schon alles angestellt hätten. Die Stimmung war ausgesprochen freundlich und liebevoll, aber es wurde auch deutlich, dass die Kinder noch nie mit Kaninchen in Berührung gekommen waren und nicht wussten, wie sie sich verhalten sollten, wenn die Tiere auf die Decke machten. Sollte ich mit den Kaninchen wieder einmal eine Veranstaltung besuchen, würde ich am Anfang ein paar Erklärungen abgeben und ein paar Regeln aufstellen. Ich würde versuchen, das Ganze nicht wie einen Streichelzoo zu präsentieren, sondern wie eine lehrreiche, spielerische Erfahrung, bei der die Kaninchen über uns genauso viel lernen wie wir über sie.

Als wir alles wieder zusammengepackt hatten, nahm der Vater des Geburtstagskindes mich zur Seite, dankte mir und erklärte, ich habe die Feier seines Mädchens zu einem unvergesslichen Tag gemacht. Dann gab er mir einen ganzen Stapel Geldscheine, insgesamt 100 Dollar. So viel Geld hatte ich bis dahin noch nie in der Hand gehabt. Aber da wir nicht über eine Bezahlung geredet hatten, lehnte ich höflich ab und wollte ihm das Geld zurückgeben, immerhin war das mein erster Versuch dieser Art, und ich hatte noch gar keine Erfahrung damit. Außerdem bestand die Familie darauf, dass wir noch zum Abendessen blieben – und vom Geburtstagskuchen hatten wir auch gegessen, einer rosa überzogenen Torte, die mit Marzipan-Häschen dekoriert war.

„Bitte nimm das Geld", beharrte der Mann, „ich habe das mit deinen Kaninchen vereinbart, und wenn das für dich nicht okay ist, dann musst du das mit ihnen klären."

Das war lustig, trotzdem lehnte ich höflich ab. Der Betrag war einfach zu hoch. Aber er gab nicht nach und am Ende erhielt ich das Geld dann doch.

„Ich betrachte es als Spende für die Kaninchen", sagte ich schließlich und dankte ihm im Namen meiner vierbeinigen Geschäftspartner.

Auf der Heimfahrt begann ich zu rechnen. Mit diesem Geld konnte ich einen ganzen Jahresvorrat an Futter für ein Kaninchen kaufen.

KAPITEL DREI

Geschenke für Kaninchen

„So viele Häschen! Ich glaube, ich platze gleich vor Freude", jubelte ein kleines Mädchen mit goldblonden Zöpfen, als sie die Kaninchen sah, die wir zu ihrem Geburtstag brachten. Es war das zweite Mal, dass wir einen Kindergeburtstag besuchten, und es bestätigte sich: Kaninchen können einen schönen Tag noch schöner zu machen. Auch diese Familie hatte uns auf dem Abschlussfest der Kinderbibelwoche angesprochen und eingeladen.

Während wir bei ihnen ankamen und alles auspackten, erzählten sie uns von ihrer Idee: Das Geburtstagskind hatte sich von seinen Gästen keine Geschenke für sich selbst gewünscht, sondern Geschenke für die Kaninchen. Und so brachten die Kinder Petersilie, Koriander, Bananen und natürlich Karotten, dazu jede Menge leckeres Grünzeug aus ihren Gärten. Ein kleines Mädchen brachte einen Sechserpack Wasserflaschen mit einer Schleife.

„Für den Fall, dass die Kaninchen Durst bekommen", lächelte sie.

Auch dieser zweite Kindergeburtstag war ein fröhliches, liebevolles Fest, aber die Familie machte aus der Aktion eher eine lustige Biologiestunde. Die Mädchen wollten herausfinden, ob die Kaninchen lieber Koriander oder Petersilie mochten. Was war leckerer: Karotte, Sellerieblätter oder Bananen? Zu welchem Duft oder Geschmack zog es Paxton besonders hin? War er auch bereit, sich ein bisschen anzustrengen, um an sein Lieblingsfutter zu kommen? Hatten die Kaninchen unterschiedliche Vorlieben oder mochten alle das Gleiche? Mit diesen Fragen verging die Zeit wie im Flug.

Das war auch für mich interessant und wurde zu einer Idee, die ich später wieder aufgriff. Am beeindruckendsten war für mich aber die Beobachtung, wie schön es für Menschen ist, zu lieben und geliebt zu werden, wenn die Umstände dies erlauben. Ein Mädchen, das Creampuff auf dem Schoß hatte, rief laut und aufgeregt nach seiner Mutter.

„Komm schnell, Mama, schau mal! Hast du das gesehen? Das Kaninchen ist gerade auf meinen Schoß gehüpft und hat gesagt, dass es mich liebhat. Zu *mir* hat es das gesagt!"

Siehe Punkt zwei

In diesem Sommer machten wir als Familie viele Ausflüge in das *Wood Lake Nature Center* in unserer Nähe, ein großes Naturschutzgebiet aus Seen, Wäldern und Grasland, in dem viele Wildtiere leben und man herrlich wandern kann. Eigentlich gehen meine Eltern das ganze Jahr über dort spazieren. Auch mir tut diese Zeit in der Natur immer gut, egal, in welcher Stimmung ich gerade bin. Ich kenne die Mitarbeiter des Parks namentlich und alle Wege in- und auswendig. Nicht nur das – ich weiß auch, wo die Schildkröten schlafen und wo sich die Enten paaren. In diesem Naturpark erleben wir die Jahreszeiten ganz bewusst: Im Herbst schnitzen wir Kürbisgesichter, im Winter machen wir Mondscheinwanderungen und im beginnenden Frühling zapfen wir die Ahornbäume an, um Sirup zu gewinnen. Eimerweise transportieren wir den gewonnenen Saft dann auf schwarzen Schlitten zum Besucherzentrum des Parks, wo wir stundenlang dem Feuer zusehen, das die wässrige Flüssigkeit langsam in Sirup verwandelt.

Als wir wieder einmal dort waren, wurde gerade ein einwöchiges Camp für Vorschulkinder durchgeführt, bei dem es besonders um die wilden Hasen ging, von denen es im Park viele gibt. Das Angebot lief unter dem Namen „Häschen, Bienen und Schmetterlinge". Der Leiter kannte uns und wusste, dass ich Kaninchen habe. Er fragte mich, ob ich Lust hätte, mit einem oder mehreren Kaninchen vorbeizukommen, damit die Kinder sie sehen, streicheln und den Unterschied zwischen Wildtieren und Haustieren begreifen könnten. Die Entscheidung fiel mir nicht schwer und die Freude der Kinder war überwältigend.

Ein paar Tage später bat mich der Leiter des Naturschutzgebietes um ein Gespräch. Er schlug vor, gemeinsam Kindergeburtstage im Besucherzentrum anzubieten. Der Park würde in seinen Broschüren dafür Werbung machen und alles zur Verfügung stellen, was ich für meine Kaninchen bräuchte. Schön wäre es, wenn ich auch noch einen einführenden theoretischen Teil anbieten könnte. Ich griff nach der Hand des Mannes und schüttelte sie kräftig – schneller, als ich „Einverstanden" sagen konnte.

Damit veränderte sich alles. Bei einem der ersten Geburtstage im *Wood Lake*-Nationalpark wurden meine Kaninchen zur Eiersuche im Rahmen eines Stadtfestes der Ortschaft Richfield eingeladen. Daraus ergaben sich weitere Einladungen. Eines der Geburtstagskinder hatte eine große Schwester, die bei den Pfadfindern in der Altersgruppe der *Girl Scouts* war. Über sie kamen die Kaninchen zu einem Pfadfindertreffen. Dort wurden wir von einer Grundschule gebeten, bei einer Naturwissenschafts-Messe der Schule einen Stand zu übernehmen. Auf der Messe wurden wir zu weiteren Kindergeburtstagen und zur Kinder-Messe der Stadt Eagan eingeladen. In Eagan sprach mich ein leitender Mitarbeiter eines Kinderbetreuungs-Netzwerkes an und buchte über die nächsten vier Jahre dreißig Besuche von uns. Die Lehrerin einer Vorschule lud uns zum Geburtstag ihres Sohnes ein, wo wir die Einladung zu einem Treffen der *Cub Scouts* erhielten. Dort wurde uns der Besuch eines Seniorenheims nahegelegt, woraus die Teilnahme an einem Fest im Nationalpark entstand. Das alles entwickelte sich spontan und dynamisch, bevor wir auch nur darüber nachdenken konnten, ob wir Werbung machen sollten. Es gab lediglich eine Website, die ich selbst entworfen hatte. Ich verstand: Wenn einmal etwas ins Rollen gekommen ist, dann kann das ganz schön weite Kreise ziehen.

In dieser Zeit schrieb ich in meinem Tagebuch eine Reihe von Werten auf, die mir helfen sollten, wenn ich nicht wusste, wie ich auf eine Einladung regieren sollte. Diese Liste wurde für mich zu einer Art Messlatte. Es war ein Sammelsurium von Problemlösungsstrategien, nach denen ich meine Entscheidungen traf. Ich hatte einmal auf einer Veranstaltung des *Rotary Clubs* einen Vortrag zu diesem Thema gehört. Seither versuchte ich, das umzusetzen, und bis heute helfen mir diese zehn Punkte:

1. Kümmere dich so gut wie möglich um die Kaninchen. Sie sind Geschöpfe Gottes und gehören ihm.

2. Du entscheidest, in welcher Stimmung du sein willst. Entscheide dich immer zur Freundlichkeit.

3. Die Kaninchen sollen wie Kaninchen leben dürfen – ohne Hunger, Durst, Unbehagen, Schmerz, Verletzungen, Krankheit, Angst oder jede Form von Stress.

4. Behandle jeden, der an dich herantritt, als ganz besonders wichtige Person, egal ob jemand bereit und in der Lage ist, etwas zu bezahlen oder nicht. Es geht nicht ums Geld.

5. Sieh jede Person mit Gottes Augen. Vielleicht hast du die Kaninchen nur um dieser einen Person willen.

6. Sei wie die Schweiz. Auch wenn die Menschen sehr unterschiedliche Ansichten über Kaninchenhaltung haben, kannst du von allen etwas lernen. Wenn sie unfreundlich sind → siehe Punkt zwei.

7. Entscheide dich zu vergeben und dein Herz zu bewahren, und gehe immer wieder zurück zu Punkt zwei.

8. Zu spät kommen oder gar nicht kommen ist keine Option. Halte deine Zusagen um jeden Preis ein, auch wenn du müde bist oder wenn etwas anderes Lustiges oder Spontanes zur gleichen Zeit stattfindet. Eine Kaninchen-Veranstaltung ohne Kaninchen – das geht schließlich nicht!

9. Gebrauche deinen Verstand und lerne aus Fehlern und Beinahe-Katastrophen – ebenso aus den Dingen, die gut geklappt haben. Nimm dir Zeit, deine Erfahrungen auszuwerten.

10. Ist es gut gelaufen? War der Einsatz in den Augen der anderen ein Erfolg? Hast du an die Punkte eins bis neun gedacht? Hast du das ursprüngliche Ziel erreicht und den Menschen etwas über Kaninchen beigebracht? Konntest du unsere Welt dadurch ein kleines bisschen besser machen?

Der Sommer verging wie im Flug. Wir bekamen per E-Mail und auf anderen Wegen mehr Einladungen, als wir annehmen konnten. So beschloss ich, nur noch Einladungen für bestimmte Tage anzunehmen und für diese Tage immer denen zuzusagen, die sich als Erstes gemeldet hatten. Vom angebotenen Geld wollte ich mich dabei nicht beeinflussen lassen. Wir hatten auch keine Preisliste erstellt, sondern gingen davon aus, dass die Leute uns das gaben, was für sie angemessen und möglich war. Ich konnte mir nicht vorstellen, nach einer Veranstaltung eine Rechnung auszustellen oder eine Gebühr zu erheben. Das war auch nicht nötig.

Doch wenn ich mit Erwachsenen über die Grundlagen meines Startups sprach, dann erntete ich immer Kritik. So könne man kein Unternehmen führen, zumal ich auch Bildungsangebote machte – dafür müsse man immer einen Preis verlangen. Ich müsse damit rechnen, dass die Leute mich ausnutzen würden. Tatsächlich ist das ein paar Mal passiert. Aber ich war acht Jahre alt und mein Ziel war, gerade so viel Geld einzunehmen, dass die Ausgaben gedeckt waren, ohne dass ich zu viele Veranstaltungen besuchen oder mir über die Kosten den Kopf zerbrechen musste. Das Ganze sollte mir, den anderen Kindern und den Kaninchen Spaß machen. Die Kaninchen sollten im Mittelpunkt stehen, sie sollten keine Verpflichtungen erfüllen. In der Tat entwickelte es sich so, wie ich es mir gewünscht hatte: Das Geld trat in den Hintergrund und es ging darum, gemeinsam Zeit zu verbringen.

Letztlich war alles eine Einstellungssache. Siehe Punkt zwei!

Von der Weisheit anderer profitieren

Manche Erwachsenen sprachen darüber, wie sehr ich mich doch von anderen Kindern unterschied. Ich empfand das nicht so, freute mich auf mein zweites Schuljahr und ging davon aus, dass alle Zweitklässler ihre Zeit mit irgendwelchen Projekten verbrachten. Ich war gespannt darauf, von den anderen etwas über deren Hobbys zu erfahren.

Ich konnte es kaum erwarten, bis es an meiner Grundschule auch einen Projekttag in den naturwissenschaftlichen Fächern geben würde, und meldete mich voller Begeisterung für das nächste Jahr als *Cub Scout* bei den Pfadfindern an. Bewegung machte mir Spaß und so freute ich mich jede Woche auf die Zeit mit den Pfadfindern in der Sporthalle, bevor wir in die Gruppenzeit gingen und alles lernten, was wir für die nächste Prüfung wissen mussten.

In der Schule beschäftigten wir uns zu dieser Zeit mit unseren Familien-Stammbäumen. Von meinem Vater erfuhr ich, dass seine Vorfahren aus Frankreich und von der *Isle of Wight* in Südengland stammten. Die Geschichte der Familie meiner Mutter ließ sich auch weit zurückverfolgen – vom neunzehnten Jahrhundert und der Zeit des amerikanischen Bürgerkriegs über den amerikanischen Unabhängigkeitskrieg in der Mitte des achtzehnten Jahrhunderts bis nach Europa im sechzehnten Jahrhundert. Ein Uropa von mir hatte vor sehr langer Zeit eine Zedernholzkiste angefertigt, in der die Schätze der Familie aufbewahrt wurden. Darin lag eine große Familienbibel, in der alle Taufen, Hochzeiten, Geburten, Lieblingslieder und -bibelstellen der damaligen Familienmitglieder notiert waren. Im Beisein meiner Eltern sah ich mir den Inhalt der Kiste genau an.

„Und?", fragte meine Mutter.

„Es ist wie bei Paxton, Creampuff und Star", erklärte ich und war stolz auf meine Erkenntnis, „die haben auch ihre Abstammungspapiere."

Einige Schulkameraden von mir, die von den Dakota und Ojibwa abstammten, ließen sich von dem Thema besonders begeistern. Meine Eltern hatten deren Familien bei städtischen Veranstaltungen kennengelernt und wir hatten schon an manchen ihrer traditionellen Feste teilnehmen dürfen. Jedes Mal saß ich zwischen den Kindern meines Alters und hörte aufmerksam zu, wenn die Älteren ihre Geschichten erzählten. In ihrer Kultur spielt der Respekt vor denen, die schon mehr Lebenserfahrung haben, eine große Rolle. Es ist eine Kultur der Wertschätzung und der Güte, die mir bei diesen Freunden begegnete. Ich konnte mich darin gut einfügen, da meine Eltern mich ähnlich erzogen hatten. Auch wir waren uns der Weisheit unserer Großeltern und Vorfahren bewusst.

Auch im Umgang mit der Zeit nahm ich mir die amerikanischen Ureinwohner zum Vorbild. Veranstaltungen begannen, wenn alle da waren, und hörten auf, wenn man fertig war. Die Uhrzeit war nicht wichtig. Es war auch egal, ob ein Treffen eine halbe Stunde oder drei Stunden dauerte, solange nur alles in einer herzlichen Atmosphäre stattfand. Genau so führte ich auch meine Kaninchen-Veranstaltungen durch, zumindest was die Dauer und das Ende der Einsätze betraf. Meine Freunde von den Dakota und Ojibwa halfen mir, diese Einstellung umzusetzen und zu erklären. Wurden meine Kaninchen und ich irgendwo eingeladen, dann vereinbarten wir eine feste Ankunftszeit, ließen dem Ereignis dann aber freien Lauf und brachen nicht zu einer bestimmten Zeit wieder auf. Oft fanden die besten Gespräche erst nach dem offiziellen Ende einer Veranstaltung statt.

Weitere wertvolle Hinweise bekam ich von Geschäftsleuten, denen ich mein Konzept vorlegte. Freitagmorgens begleitete ich meine Mutter manchmal zum Treffen des *Rotary Clubs*. Dort hörte ich den Vorträgen der Verantwortlichen von gemeinnützigen Organisationen, Regierungsbehörden und Unternehmen zu. Es gab immer Muffins; das war auf jeden Fall ein wichtiger Grund, warum ich Mom gern dorthin begleitete. Aber ich ließ mich auch von den Rednern inspirieren und suchte oft das Gespräch mit diesen Leuten, die ich sehr respektierte. Meine Mutter hatte mich von klein auf zum *Rotary Club* mitgenommen und die Leute hatten mich aufwachsen sehen. Einmal erkundigte sich ein Mann im Alter meines Opas nach meinem Kaninchen-Unternehmen. Er hatte in leitender Position in einem Versicherungsunternehmen gearbeitet und hieß Victor. Ich erzählte davon, dass ich gefährdete Rassen züchten und mich um unerwünschte Tiere kümmern wollte. Er hörte mir zu und gab mir dann Tipps, wie ich diese Ziele verwirklichen könnte.

In den folgenden Jahren sprachen Victor und ich immer wieder miteinander. Es ging dann zum Beispiel darum, wie man einen Geschäftsplan strukturiert, Widerstände überwindet oder wie man einem anderen richtig die Hand schüttelt. Er forderte mich auf, die Themen, die ich im *Rotary Club* hörte, nach ihrer Bedeutung für mich zu ordnen, auf die vermittelten Werte zu achten und sie anhand von vier Fragen zu prüfen: *Ist das wahr? Ist das allen Beteiligten gegenüber fair? Entstehen dadurch gute Beziehungen? Haben alle Beteiligten etwas davon?* Einmal hatte ich Paxton Peacebunny dabei, weil ich anschließend in der Schule etwas über ihn erzählen wollte. Ich machte Victor und Paxton miteinander bekannt und sprach davon, dass ich mit meinen Kaninchen nächstes Jahr an unserer regionalen Messe teilnehmen wollte.

„Was zeichnet ihn aus?", fragte Victor.

„Er und meine anderen Kaninchen sorgen dafür, dass sich die Leute wohlfühlen."

„Wie gelingt ihnen das?"

„Indem sie gute Kaninchen sind", antwortete ich. „Sie bringen die besten Seiten der Menschen zum Vorschein."

„Sieht so aus, als könnten wir alle viel von ihnen lernen."

Heiliger Boden

Es war noch nicht ganz Mitte Dezember, aber wir zählten schon die Tage bis Weihnachten. Die ganze Nachbarschaft erstrahlte abends in buntem Lichterschmuck. Seit Oktober lag Schnee, alles sah festlich und schön aus. Es war auch kalt, aber in Minnesota war es im Moment etwas milder als in den angrenzenden Staaten.

Es war an einem Samstag im Advent und ich freute mich darauf, mit Noah zusammen weiter an unserer Schneeburg in Bachmanns Garten zu bauen. Jedes Mal, wenn ich kurz nach Hause lief, um mich aufzuwärmen, telefonierte meine Mutter so intensiv, dass sie gar nicht daran dachte, mich zu fragen, wie wir vorankamen. Das war sonst gar nicht ihre Art. Etwas stimmte nicht – es war kein normaler Samstag, das spürte ich. Auch der Sonntag war seltsam. Als ich fragte, was los war, schimmerten Tränen in ihren Augen.

Ich trat auf sie zu und sie schloss mich in ihre Arme. „Jetzt gerade brauchen viele Leute unser Gebet", sagte sie. „Warte noch ein bisschen, Dad und ich werden dir so bald wie möglich alles erklären, aber jetzt geht es noch nicht."

Am Montag ging ich wie gewohnt zur Schule, aber am Ende des Tages stand auf dem Parkplatz vor der Schule das Auto meiner Eltern. Ich stieg ein und sah meinen blauen Rollkoffer – ein klarer Hinweis darauf, dass eine Flugreise anstand. Bevor sie den Motor anließen, erklärten sie mir endlich, was los war. Wir würden nach Newtown in Connecticut fliegen, einen kleinen Ort nördlich von New York. Dort waren viele Menschen tief erschüttert, denn es hatte am Freitag an einer Grundschule in der Ortschaft Sandy Hook einen Amoklauf gegeben.

„Am Freitagabend blieb dort bei vielen Familien ein Stuhl am Esstisch leer, weil ihr Kind in der Schule verletzt worden ist", sagte Mom und wählte ihre Worte sehr vorsichtig.

Ich rutschte auf die vordere Kante der Rückbank, um die Gesichter meiner Eltern sehen zu können. „Kennen wir die Leute?", fragte ich. „Nein", antwortete mein Vater, „wir kennen dort niemanden." Ich wusste genau, wo Connecticut lag, weil ich ein Puzzle mit der Karte der Vereinigten Staaten besaß, mit dem ich mich viel beschäftigt hatte. Die Staaten im Osten waren so klein, dass mehrere auf ein hölzernes Puzzleteil passten. Auf dem lilafarbenen Teil, das Connecticut darstellte, war ein Rotkehlchen abgebildet – das Wahrzeichen des Staates. Das war mein einziger Bezug zu Connecticut.

Aber was dort in Sandy Hook, einem Ortsteil der Stadt Newtown, passiert war, konnte ich nicht begreifen. Mit einer Tragödie dieses Ausmaßes konnte ich nichts anfangen, und ich verstand auch nicht, was meine Eltern mir zu sagen versuchten – noch nicht.

Es fällt mir schwer, diesen Teil meiner Geschichte aufzuschreiben, da ich angesichts dessen, was die Menschen dort erlebten, vor allem respektvoll sein möchte. Für mich selbst wurde die Stadt Newtown zu einem ganz besonderen Ort – nicht nur, weil dort so viele Kinder und Erwachsene ihr Leben verloren. Ich will versuchen, Worte zu finden, um das auszudrücken, was ich selbst dort erlebt habe. Diese Reise im Dezember trug wesentlich dazu bei, dass es heute eine *Peacebunny*-Insel gibt, und ich möchte aus meiner Perspektive erzählen, was mir damals dort begegnet ist.

Früher waren meine Eltern freiwillige Mitarbeiter in der Katastrophenhilfe, doch kurz nach meiner Geburt stiegen sie dort aus. Von daher kenne ich diesen Teil ihres Lebens nur von Erzählungen, aber ich weiß, dass diese Einsätze sie als Menschen geformt und ihre Weltanschauung geprägt haben. Vieles davon hat auch mich geprägt, weil sie ihre Werte an mich weitergegeben haben.

Als ich die erste Klasse besuchte, erzählte uns ein Lehrer von dem Attentat am 11. September 2001 und den Flugzeugabstürzen in New York, Shanksville und auf das Pentagon. Ich bin mir ziemlich sicher, dass meine Klassenkameraden damals zum ersten Mal davon hörten. In meiner Familie war das anders. Wir aßen jedes Jahr am 11. September Würstchen und Paprika, weil das den freiwilligen Helfern am *Ground Zero* in New York immer wieder gebracht wurde, unter denen damals auch meine Eltern waren.

Ihre Erfahrung im Katastrophenschutz war der Grund, warum sie landesweit jede Sturmwarnung genau verfolgten und wir immer zusammen beteten, wenn ein Tornado auf Land traf oder an der Küste entlang zog. Deshalb kannten sie auch so viele Ortsnamen kleiner Städte im Mittleren Westen. Dort hatten sie Sandsäcke gefüllt und beim Aufräumen nach Überschwemmungen geholfen, wenn der Mississippi oder

der Missouri über die Ufer getreten waren. Als ehemalige Katastrophenhelfer achteten sie auch immer darauf, wie viel es gegen Ende des Winters schneite und ob dann im Frühling die Temperaturen schnell anstiegen, was eine starke Schneeschmelze verursachen und zu Hochwasser führen könnte. Auch wenn sie in den letzten Jahren nicht mehr an den Hilfseinsätzen teilgenommen hatten – das Bewusstsein für diese Gefahren war ihnen erhalten geblieben.

Dann ereignete sich das Massaker an der Grundschule in Sandy Hook, bei dem sechs Erwachsene und zwanzig Kinder im Alter von sechs und sieben Jahren starben – und unser Telefon stand nicht mehr still. Freunde meiner Eltern berichteten, dass aus dem Red-Lake-Reservat im nördlichen Minnesota eine Gruppe freiwilliger Helfer nach Newtown fahren wollte, um bei den Beerdigungen teilzunehmen. An ihrer Highschool in Red Lake hatte ein ehemaliger Schüler im Jahr 2005 sieben Personen erschossen. Die Menschen aus Red Lake wollten den betroffenen Familien in Newton zur Seite stehen, so wie damals vor fast acht Jahren auch sie Unterstützung durch Fremde erlebt hatten. Sie kannten diese Gefühle von Schock und Trauer, die die Bewohner von Newtown jetzt durchlebten, und wollten ihnen durch ihre Anwesenheit Unterstützung und Hoffnung bringen.

Ein Ältester aus Red Lake hatte bei meinen Eltern angerufen und gefragt, ob sie den Kontakt nach Newtown herstellen und bei der Planung der Reise helfen könnten. Einige der Kinder aus Red Lake, die an der Reise teilnehmen sollten, kannten mich und man hatte überlegt, ob es eine gute Idee wäre, wenn ich auch mitkäme. Darüber hatten meine Eltern am Wochenende nachgedacht. War es den Trauernden gegenüber richtig, mit Kindern zu kommen? Was würde diese Erfahrung bei mir auslösen?

Es ist eine Sache, eine schreckliche Nachricht im Fernsehen zu sehen, aber etwas ganz anderes, an den Ort des Geschehens zu fahren.

Ich war begeistert über die unerwartete Flugreise und freute mich auf meine Freunde aus Little River, die alle in meinem Alter waren und einen Tag nach uns in Newtown ankommen würden. Wir mussten einmal umsteigen, und während des zweiten Fluges schlief ich ein. So ging die Reise schnell vorbei. Aber als wir in Newtown ankamen, blieb für mich die Zeit stehen. Die Stadt war auffallend still. Trauer und Fragen, auf die es keine Antworten gab, lagen schwer in der Luft. Ich saß hinter meinen Eltern im Auto und dachte an einen Satz, den meine Mutter zu meinem Vater gesagt hatte: „Wie kann man mit einem Zweitklässler über so etwas reden?"

Die Antwort: in kleinen Häppchen. Im Verlauf der kommenden zehn Tage, die wir in Newtown verbrachten, ließen meine Eltern mir Zeit, die Dinge in meinem Tempo aufzunehmen und zu verarbeiten. Wenn ich Fragen stellte, antworteten sie mir.

Die Realität war unfassbar und doch mussten sich die Leute in dieser Stadt damit auseinandersetzen. Als wir ankamen, stellte ich mir die Familien vor, an deren Esstisch ein Stuhl leer blieb. Leere Betten, leere Kinderzimmer. Eltern, die an diesen leeren Zimmern vorbeigingen und nicht glauben konnten, was geschehen war. Geschwister, die wie betäubt weiterlebten. Haustiere, die vergeblich auf ihre Besitzer warteten.

Bevor wir aus dem Auto stiegen, fragte Mom, ob ich wüsste, warum wir hierhergekommen waren.

Ich nickte schweigend.

„Weil die Menschen hier Trost brauchen", sagte sie, „und wir wollen die Leute aus Red Lake unterstützen, die gekommen sind, um Trost zu bringen."

Ich überlegte, was das für mich bedeutete. Ich war hier, um meinen Freunden aus dem Reservat beizustehen, während die Erwachsenen aus Red Lake das taten, was ihre Aufgabe war. Aber vielleicht könnte ich auch eine Möglichkeit finden, irgendwo im Hintergrund selbst etwas Hilfreiches zu tun. Ich wollte Gott darum bitten, meine Augen zu öffnen, damit ich die Menschen so sehen konnte, wie er sie sah. Wer weiß, vielleicht gab es auch kleine Dinge, die ein Kind wie ich tun konnte.

Wir waren bei *Rotary Club*-Mitgliedern zu Gast, die uns schon bald wie gute Freunde behandelten. Die restlichen Leute aus Red Lake, die mit dem Auto kamen, waren dreißig Stunden unterwegs und erreichten Newtown einen Tag später als wir. Sie wollten lieber in Hotels wohnen, als bei Privatleuten untergebracht zu werden, weil sie sich in den kommenden Tagen vielen belastenden Gefühlen aussetzen mussten. Der frische Schmerz hier in der Stadt würde auch wieder an ihren älteren Wunden rühren.

Über jedem Schritt, jedem Wort und jedem Augenblick lag eine dunkle Feierlichkeit. Man war behutsam, auch wenn nichts gesagt wurde. Zu viele Gefühle brodelten unter der Oberfläche. Alle, die angereist waren, hatten eine innere Notwendigkeit gespürt, diese Reise zu unternehmen. Später hörte ich, wie jemand sagte, man hätte nicht *nicht* kommen können. Es würde den Menschen in Newtown viel bedeuten, dass sie gekommen waren, aber auch für die Leute aus Red Lake selbst war es ein weiterer Schritt auf dem Weg ihrer eigenen Heilung.

Kein Mensch kann erzwingen, dass ein anderer innerlich heil wird. Aber ich habe auch herausgefunden, dass Menschen in der Regel nicht allein über etwas hinwegkommen können; sie brauchen einander dafür. Wenn die richtige Person zur richtigen Zeit auftaucht, kann das eine ganze Gemeinschaft voranbringen. Wir lernten einen Mann kennen, auf den genau das zutraf: den Lehrer Dr. Anthony Salvatore, Dr. Tony, wie alle ihn nannten. Meine Mutter hatte am Montagmorgen versucht, jemand in Newtown zu erreichen, um von den jungen Leuten aus Red Lake zu erzählen, die sich auf den Weg gemacht hatten, um an den Beerdigungen teilzunehmen. Mom hatte Dr. Salvatore auf der *Rotary*-Website gefunden und dann in seiner Schule angerufen, um ihm das ausrichten zu lassen. Die Schulsekretärin hatte das wohl umgehend getan, denn kurz darauf rief Dr. Tony zurück. Er weinte am Telefon. Aber seine Tränen hatten einen Grund, der über die Trauer hinausging.

Wenige Monate vor der Schießerei war Dr. Tony noch der stellvertretende Rektor der Sandy Hook-Grundschule. Aufgrund von Budgetkürzungen wurde die Stelle des erfahrenen Pädagogen gestrichen, und er wurde auf eine ähnliche Stelle an die nahe gelegene Mittelschule versetzt. Seine enge Freundin und Mentorin, Dawn Hochsprung, die Rektorin der Grundschule in Sandy Hook, war eine der Ersten, die getötet wurden.

Am Dienstagmorgen trafen wir und die Leute aus Red Lake diesen Mann zum ersten Mal persönlich in seiner Mittelschule. Dazu mussten wir verschiedene Sicherheitskontrollen passieren. Er erwartete uns im Inneren der Schule, weit genug entfernt von Polizei und Medienvertretern. Ich werde nie vergessen, wie Dr. Tony uns willkommen hieß. Als die Delegation aus Red Lake auf ihn zuging, stand er mit weit ausgebreiteten Armen da, um alle in seiner Schule, seinem Leben und seiner Stadt willkommen zu heißen. Der ganze Raum war in Liebe getaucht. Ich hatte den Eindruck, dass Gott selbst jeden von uns fest umarmte und jedem zusicherte, dass er keinen in seiner Traurigkeit untergehen lassen würde.

Dann gingen wir gemeinsam zu den ersten zwei Beerdigungen. Dr. Tony stellte uns vor und half anschließend jedem von uns, seinen Platz zu finden. Einige aus unserer Gruppe gingen zum *Honan Funeral Home*, dem Bestattungsinstitut, wo die Leute sich von den Toten verabschieden konnten, andere gingen zum Gemeindesaal, wo alles koordiniert wurde, wieder andere waren bereit, alle zu stützen, die Halt brauchten. Entscheidend war, einfach da zu sein.

Dr. Tony erzählte, dass er noch unter Schock stehe und nicht fassen könne, was geschehen war. Er versuche, mit dem Trauma angemessen umzugehen, aber es wäre einfach unfassbar, wie eine Schule, die ein Ort der Sicherheit und Fürsorge für Kinder sein sollte, zu einem Ort des Grauens werden konnte. Ich beobachtete, wie er in jeder Situation gerade noch genug Stärke und Mitgefühl für die Menschen aufbrachte, denen er begegnete. Dazu zählten Eltern, Polizisten, Bundesbeamte, Lehrer und Schüler. Er machte einfach weiter und diente anderen, versuchte, das zu tun, was nötig war, und trotzdem nicht im Schmerz unterzugehen. Gleichzeitig musste er sich der quälenden Frage stellen, warum es nicht ihn anstelle seiner Kollegin getroffen hatte. Er war noch da, während eine seiner besten Freundinnen tot war.

Dr. Tony kannte jedes der Opfer persönlich, auch die einundfünfzig Schüler, die den Horror in ihren Klassenzimmern miterlebt hatten. Er kannte ihre Eltern und auch die älteren Geschwister, die die Mittelschule besuchten, an der er jetzt unterrichtete. Er war der Verantwortliche für die Sicherheit an den Schulen in seinem Bezirk und es gehörte zu seinen Aufgaben, die Menschen auf eine Krise vorzubereiten. Aber welches Lehrbuch oder welcher Workshop konnte jemanden auch nur ansatzweise auf eine solche Erfahrung vorbereiten?

Wir konnten beobachten, wie überall in der Stadt der Toten gedacht wurde: an den Zäunen der Anwohner und bis in die Nebenstraßen hinein wurden große Mengen an Grüßen und Beileidsbezeugungen abgelegt. Neben einem Feuerwehrauto mit einer Amerikaflagge war ein großes weißes Zelt aufgebaut worden, um die Trauernden vor dem kalten Nieselregen zu schützen. Viele Leute gingen in das Zelt und hinterließen Bilder, Blumen, Kerzen, Gedichte, Plüschtiere, schriftliche Grüße und Fotos. Das Zelt war mit Flutlicht ausgestattet und bis spät in die Nacht hinein geöffnet. Gegenüber war ein 24-Stunden-Schnellrestaurant, wo wir uns immer wieder mit heißen Getränken aufwärmten.

In dem Zelt stand eine kleine Engelsfigur für jeden Toten, daneben jeweils ein Foto der Person. Ich sah mir die Bilder lange an. Die meisten, die in das Zelt kamen, kannten mindestens eines der Opfer. Viele wollten erzählen, wie sie das Unglück erlebt hatten. Aber die Menschen sprachen nicht nur in diesem Gedenk-Zelt miteinander. Überall, wohin wir auch gingen – im Supermarkt, im Versammlungshaus der Ortschaft, in der Stadtbücherei und dem angrenzenden Park –, überall standen Menschen zusammen und redeten miteinander, umarmten sich, weinten und erlebten sich als Trauergemeinschaft.

Ich beobachtete, wie gerne die Menschen von ihren kleinen, besonderen, alltäglichen, manchmal auch sehr persönlichen Erinnerungen an die Toten erzählten. Es machte ihnen nichts aus, sich auch vollkommen fremden Menschen anzuvertrauen. So lernte ich, dass viele Trauernden die Gemeinschaft mit anderen suchten, um ihren Schmerz verarbeiten zu können. Ich verstand, dass es wirklich helfen kann, einfach da zu sein und einander in den Arm zu nehmen.

„Wir können ihnen die Lieben, die sie verloren haben, nicht zurückgeben", erklärte Mom, „aber wir können da sein und ihnen zeigen, dass es uns nicht egal ist, was sie durchmachen. Wir können das tun, was geht, soweit wir darum gebeten werden."

Langsam verstand ich den Beweggrund meiner Eltern und der Leute aus Red Lake, hierherzufahren. „Wir haben das Gleiche erlebt, deshalb sind wir hier – wir wollen unser Mitgefühl zeigen und die Hoffnung bringen, dass man auch dieses Trauma überwinden kann."

Einer der Männer aus unserem Team legte seinen Arm um meine Schultern und drückte mich. Ich wollte glauben, dass sie recht hatten und dass es Grund zur Hoffnung gab.

Trost

Die Erwachsenen im Team hatten klar umrissene, wichtige Aufgaben, die nur sie selbst übernehmen konnten. Für die Kinder gab es eigene Programmpunkte, bei denen ich sie begleitete. Wir besuchten zum Beispiel die Mittelschule, wo der Unterricht ganz normal fortgesetzt wurde, um die vertraute Routine aufrechtzuerhalten. Doch von allem, was in Newtown an Unterstützung lief, interessierten mich die Therapiehunde am meisten.

Mir war klar, dass Psychologen, Seelsorger, Geistliche, Lehrer und Eltern in dieser Krisenzeit zur Hilfe gerufen wurden, aber dass auch Hunde zum Einsatz kamen, war mir neu. Doch sie waren genauso sichtbar im Einsatz wie alle zweibeinigen Krisenhelfer. Aus der Stadt Addison im Bundesstaat Illinois war ein Team mit neun speziell für solche Einsätze ausgebildeten Therapiehunden angereist. Sie waren Teil des *Lutheran Church Charities K-9 Comfort Dog Ministry Team*, einem im Jahr 2008 unter dem Dach der lutherischen Kirche entstandenen Barmherzigkeitsdienst. Mit ungefähr 130 Golden Retriever-Hunden, die an besonderen Trainingszentren ausgebildet werden, sind diese Teams inzwischen in mehr als zwanzig amerikanischen Bundesstaaten stationiert und auch im Ausland im Einsatz, um überall dort zu helfen, wo Not und Armut herrschen. In Newtown waren sie im Rathaus, in der Mittelschule und vor dem Gedenkzelt stationiert.

Die Gruppe vor dem Zelt konnte ich genau beobachten. Direkt an den Zeltausgängen waren die Seelsorger und halfen den Besuchern, ihre Gedanken und Gefühle zu verarbeiten. Bei ihnen standen die Hunde – bereit, Erwachsene und Kinder zu unterstützen, die nicht über ihre Gefühle sprechen konnten. Meine Mutter erklärte mir später, dass Kinder oft nicht über solche traumatischen Erfahrungen reden können, aber dass es ihnen hilft, mit den freundlichen Hunden zu spielen.

Am nächsten Tag verbrachte ich die Mittagspause in der Mittelschule, wo ich die Hunde wiedersah – ebenso wie auf unserem Rückweg vom Park zum Stadtzentrum. Die Hunde verhielten sich unauffällig und blieben im Hintergrund, und dabei trösteten sie immer wieder einzelne Personen. So wollte ich mich auch verhalten.

An einem Tag setzte sich beim Mittagessen ein älteres Kind aus Newtown zu mir und meinen Freunden aus Red Lake und meinte: „Es ist schön, dass ihr aus Michigan oder Montana oder Minnesota oder woher auch immer hierher zu uns gekommen seid."

An der Mittelschule gab es einen All-you-can-eat-Eisstand. Als ich zum zweiten oder dritten Mal dort in der Schlange stand, sagte der Junge hinter mir, der auch nicht zum ersten Mal anstand: „Du haust ja ganz schön rein, dafür dass du so klein bist!" Alle lachten und ich staunte, dass es auch in dieser Situation möglich war, zusammen zu lachen.

Ich verstand, dass es eigentlich egal war, ob wir uns kannten oder nicht. Wir lebten gemeinsam auf diesem Planeten. Besonders deutlich empfand ich das am Freitagvormittag, als es genau zur Zeit des

Amoklaufs eine Schweigeminute gab. Der ganze Ort wurde ruhig, Autos und Fußgänger blieben stehen, alle Gespräche und jegliche Tätigkeit wurden unterbrochen. Dann läutete die Glocke der Mittelschule – einen Schlag für jeden Getöteten. Wir waren in der Aula der Mittelschule, und ich werde nie vergessen, wie ich dem Klang jedes einzelnen Glockenschlags nachlauschte, der sich langsam in der Ferne verlor.

Als die Glocken verstummten, war es totenstill. Eine schreckliche Leere breitete sich aus. Ich schloss meine Augen und sah die Bilder aus dem Zelt vor mir: Gesichter von Menschen, die mir inzwischen bekannt waren und die ich doch nie kennenlernen könnte. In den letzten Momenten des Schweigens dachte ich an alles, was nicht da war und nie da sein würde.

Niemand rührte sich und nur ganz allmählich nahm jeder seine Tätigkeit wieder auf. Am Nachmittag besuchten wir einen Park, den uns ein Journalist empfohlen hatte. Der Weg durch den Park führte uns zu einem besonderen Bereich, der als *Bunny Garden*, als Häschengarten, bezeichnet wurde. Dort hatte man ein kleines Häuschen gebaut, vor dem die Statue einer Hasenmama stand. Drinnen gab es ein winziges Bett, eine Feuerstelle, winzige Bücher, die aufgeschlagen auf dem Stuhl lagen, und Gemüse in einem Korb. Nicht weit von diesem Häuschen entfernt standen die Statuen von Peter Hase und dem Gärtner Mr. McGregor. Es war die Darstellung der Geschichte des berühmten alten Kinderbuches, das von dem neugierigen und ungezogenen Häschen Peter erzählt, das immer wieder in den Garten von Mr. McGregor eindringt. Dieser jagt und vertreibt es so lange, bis es schließlich zu seiner Mutter zurückkehrt und von dieser mit Kamillentee ins Bett gesteckt wird. Als wir uns diesen Häschengarten ansahen, lag Schnee, aber ich konnte mir gut vorstellen, wie hübsch das im Frühling aussehen würde. Mir kam ein Gedanke.

„Das könnte ich zu Hause auch machen", erklärte ich unvermittelt, „mit richtigen Kaninchen."

„Mit richtigen Kaninchen, echt jetzt?" Meine Mutter war nicht überzeugt. „Die würdest du dann auf einen Denkmal-Sockel setzen?"

„Das nicht, aber so einen Häschengarten könnten wir auch anlegen", freute ich mich und holte mir Moms Handy aus ihrer Manteltasche. „Ich muss Fotos machen, damit ich mich später an alles erinnern kann."

Auf dem Weg zurück in die Stadt begegneten wir wieder den Therapiehunden. Ich bat Mom, stehen zu bleiben. Mir dämmerte etwas. Wie ich es auch von meinen Kaninchen kannte, stellten sich diese Hunde einfach nur zur Verfügung. Auch wenn sie dazu extra ausgebildet waren, schien es doch auch ihr ganz natürliches Bedürfnis zu sein, umarmt, gestreichelt und gekrault zu werden. Immer wieder beobachtete ich Kinder, die sich im Schneidersitz hinsetzten und einen der Hunde streichelten, bis der Kopf des Hundes sanft in ihrem Schoß ruhte. Das war der Moment, an dem die Kinder nicht mehr cool und stark sein wollten, sondern ihren Tränen freien Lauf ließen.

„Man muss nicht erwachsen sein, um zu helfen", stellte ich fest, „man muss ja noch nicht einmal ein Mensch sein – auch ein Hund kann das tun."

Oder ein Kaninchen.

Mir war eine neue Idee gekommen. Ich sah meine Mutter an.

„In meinem Häschengarten werden die Kaninchen so wie diese Therapiehunde sein", sagte ich. „Sie werden lebendig sein, keine Statuen. Zu einsamen, traurigen Menschen werden sie lieb und freundlich sein. Und auch den Besuchern, die nicht traurig oder einsam sind, wird es Freude machen, mit den Kaninchen zu spielen."

Mom strich mir über den Kopf und verwuschelte meine Haare, was sie manchmal tat, wenn sie es eilig hatte. Es war die Kurzform einer Umarmung. Während wir zusammen aus dem Park gingen, telefonierte sie mit Dad und erzählte ihm von meiner neuen Idee. Dann lächelte sie mich an.

„So kann ich andere damit beschenken, für sie da zu sein", sagte ich.

Am nächsten Abend ging ich auf einen der Hundeführer zu. Er war etwa so alt wie mein Vater und trug das gleiche rote Halstuch wie sein Hund. Zuerst stellte ich die üblichen Fragen über den Hund und wie man sich die Ausbildung eines Therapiehundes vorstellen musste. Der

Mann sagte, das Wichtigste sei, dass die Hunde sanft und ruhig seien und zuhören könnten.

An der Stelle wollte ich ihm unbedingt von meinen *Peacebunnys* erzählen, von Paxton, Creampuff und Star. Ich hätte ihn gerne gefragt, ob man Kaninchen auch als Therapietiere einsetzen könnte. Er war zunächst höflich und hörte mir geduldig zu, aber dann sprach ihn ein anderer Erwachsener an und ich zog mich wieder zurück. Doch je mehr ich über meine Idee nachdachte, desto einleuchtender erschien sie mir. Auch ohne besondere Ausbildung konnten meine Kaninchen sanft und ruhig sein und sehr gut zuhören.

Ich hatte den Kaninchen schon viel erzählt und sie hatten immer stillgehalten und zugehört. Auch andere Kinder aus unserer Nachbarschaft konnten das bestätigen. Creampuff kannte viele unserer Geheimnisse und würde sie alle für sich behalten. Das Gleiche galt für Paxton und Star. Sie waren die perfekten Therapietiere.

Auf dem Rückflug sprach ich mit meiner Mutter darüber. Die Kaninchen waren so sanft und freundlich – jeder, der traurig oder traumatisiert war, würde ihnen sein Herz ausschütten können. Große Tiere wie Paxton waren robust und man würde sie auch gut mit einem Leiterwagen umherziehen können.

„Bestimmt würden andere Kinder mir gern dabei helfen", überlegte ich weiter. „Kinder mögen es immer, wenn man sie helfen lässt. All diese Briefe und Zeichnungen und Plüschtiere im Zelt, das war doch alles von Kindern. Und Kinder mögen Kaninchen!"

„Und die anderen Ideen, was du mit den Kaninchen sonst noch alles tun wolltest?", fragte meine Mutter.

„Ich will auf jeden Fall mit den Sachen weitermachen, die schon laufen, und das Schulprogramm will ich auch noch weiter voranbringen", erwiderte ich. „Aber die Idee, die Kaninchen als Therapie-Tiere einzusetzen, kommt zusätzlich noch dazu. Schau, das passt alles prima zusammen. Ich lasse zu, dass sie Junge kriegen. Das ist gut für den Erhalt der seltenen Rassen. Die Kinder können mir dann helfen, ihnen das Fahren im Leiterwagen beizubringen. Und alle Kaninchen, die sich dafür eignen, werden dann als Therapietiere zum Einsatz kommen. Daraus wird dann die Nachfrage nach mehr Tieren dieser Rassen entstehen, und die Kaninchen helfen Menschen, die traurig oder einsam sind. Wie findest du das?"

Mom sah aus dem Flugzeugfenster und streichelte leise mein Bein. Ich sah, dass ihr Tränen übers Gesicht liefen. Dann legte sie ihren Arm um meine Schultern und ließ mich den restlichen Flug nicht mehr los.

Hallo, ich bin's, Caleb

Nach den Winterferien fiel es mir schwer, wieder in den normalen Schulalltag zurückzukehren. Zwischen mir und meinen Altersgenossen war eine emotionale Kluft entstanden. Ich hatte mit niemandem außer unseren Verwandten über den Aufenthalt in Sandy Hook geredet, während ich gleichzeitig versuchte, alles zu verarbeiten. Zugleich wollte ich für die Leute in unserer Gegend irgendetwas Gutes tun. Die Passivität und das Schweigen taten mir nicht gut.

Wie wohl die Familien in Newtown mit der Tragödie umgingen? Sprachen sie in den Familien darüber? Wie gingen die Menschen überall sonst im Land damit um? Waren diese schrecklichen Ereignisse in anderen Familien überhaupt ein Gesprächsthema? Mir schien es wichtig, darüber zu reden. Auch Umarmungen würden helfen. Man musste nicht extra nach Newtown fliegen, um mit den Menschen mitzufühlen, die ihre Kinder morgens verabschiedet und sie dann nicht mehr lebendig wiedergesehen hatten; oder um verstehen zu können, wie kostbar es ist, abends am Bett der Kinder zu sitzen.

Die Weihnachtsferien, die wir mit Verwandten verbrachten, halfen mir. Da konnte ich offen über meine Gedanken und Gefühle reden. Zuerst waren wir im Holzhaus von Traktor-Opa und Hirsch-Oma. Ich machte sie mit meinen drei neuen Kaninchen bekannt und erzählte ihnen von der Reise nach Connecticut. Jeden Abend versammelten wir uns am Klavier und sangen zusammen – ein wunderbares Mittel gegen die Traurigkeit, die so schwer zu begreifen war. Wir machen immer gerne den Witz, dass keiner essen darf, der nicht zuerst etwas vorgetragen hat. Ich nahm das ernst und hatte für die Tage bei meinen Großeltern immer ausreichend viele Gedichte, Lieder und Geschichten vorbereitet. Das Essen in der Weihnachtszeit war nämlich immer sehr lecker und ich wollte nicht riskieren, nichts davon abzubekommen.

Ich war mir nicht sicher, ob das für Pax und die Mädchen auch galt, und erzählte ihnen für alle Fälle von dieser Regel. Immerhin waren sie jetzt Teil unserer Familie. Aber ich versprach ihnen auch, immer die Karottenreste für sie zu sichern. Später saßen sie neben dem Herd und knabberten genüsslich Apfelstückchen, während Hirsch-Oma die Weihnachtsgeschichte auswendig wiedergab. Uroma hatte das auch gekonnt und eines Tages werde ich das vermutlich auch tun.

Am Heiligen Abend gingen wir in die alte Holzkirche im Wald, in der meine Ururgroßeltern sich kennengelernt hatten. Der einzige Raum der Kirche war warm und gemütlich. Jedes Mal, wenn wir dort waren, empfand ich das wie eine Zeitreise zurück in die Vergangenheit zu meinen Vorfahren. Nach der Predigt standen die Leute nacheinander auf und berichteten von dem Guten, mit dem Gott sie im vergangenen Jahr gesegnet hatte. Manche sangen auch ein Lied vor, das sie besonders berührt hatte. Für diesen Gottesdienst gab es kein Konzept und keinen festgelegten Ablaufplan; alles kam aus tiefstem Herzen.

Ich saß am Ende einer Bank, direkt am Ofen, und hatte das Gefühl, bald meinen Siedepunkt zu erreichen. Aber als meine Oma sich ans Klavier setzte und Opa mit seinem vollen Tenor ein Lied anstimmte, war die Hitze vergessen. Dad und ich schauten gemeinsam in ein abgegriffenes Liederbuch und versuchten, den Bass zu singen, ich allerdings eine Oktave höher. Die leise knisternden Zedernholzscheite im Feuer erfüllten mit ihrem zimtartigen Duft den ganzen Raum. Von meinem Platz aus konnte ich auch das Weihnachtsgebäck sehen, das jemand in den hinteren Teil der Kirche gestellt hatte. Wie gerne hätte ich diesen Geruch und diesen Moment für immer festgehalten und konserviert.

Der Gottesdienst ging dem Ende entgegen, es wurden Kerzen verteilt und jemand schaltete die antiken Kronleuchter aus. Während wir a cappella „Stille Nacht" sangen, wurde eine Kerze nach der anderen entzündet. Die Akustik und die Atmosphäre waren vollkommen, auch wenn nicht alle Sänger den perfekten Ton trafen. So stelle ich mir den Himmel vor: Man sieht nur die Umrisse der Menschen, spürt aber ihre Nähe und nimmt einander mehr mit dem Herzen als mit den Augen wahr. Ich fühlte Opas Blick, der lächelnd auf mir ruhte.

Den zweiten Teil der Weihnachtsferien verbrachten wir in Minnesota bei Dads Familie. Das bedeutete, mit neunzehn Personen eine Woche lang in einem Doppelhaus zu leben. Es war laut, es wurde viel gespielt und jede Mahlzeit war ein Ereignis für sich. Das Kochen und Aufräumen der Küche hörte scheinbar nie auf. Mit meinen Cousins spielte ich Videospiele, aber wir hatten immer zu wenig Controller – und zu wenig Schlaf. Alle wollten so viel wie möglich aus jedem der gemeinsamen Tage herausholen und so spät wie möglich ins Bett gehen. Die gemeinsame Zeit war so kostbar. Vor diesem schönen Hintergrund war der Gedanke an die Ereignisse in Sandy Hook allerdings besonders traurig.

Den festlichen Abschluss unserer gemeinsamen Zeit bildete unser traditionelles Silvesterfest. Das war ein ohrenbetäubendes Ereignis, bei dem wir alle mit Kochlöffeln, Töpfen und Pfannen bewaffnet durchs Haus stapften, treppauf und treppab, dazu tröteten und grölten, Unmengen von Konfetti in die Luft warfen und im Vorbeigehen bereitwillig die Familien-Paparazzi angrinsten, die ihre Handykameras auf uns richteten. Zum Schluss versammelten wir uns für das traditionelle Familienfoto für Omas neuen Kalender. Pax, Creampuff und Star posierten bereitwillig zwischen einer Vielzahl von Cousins und Cousinen.

Als danach die Schule wieder anfing, machte ich mir eine Menge Gedanken, von denen manche Erwachsene wieder sagen würden, dass ich zu jung dafür war. Aber es waren meine Gedanken. Wie konnte man Weihnachten feiern, wenn man innerlich vollkommen zerbrochen war? Wahrscheinlich hatte ich in dieser Zeit gelernt, mich in andere hineinzuversetzen.

Mitte Januar fuhren wir wieder für ein paar Tage nach Newtown. Dort hörte ich das Lied „We Won't Be Shaken" von der christlichen Rockband *Building 429*. Von da an kam mir das Lied immer in den Sinn, wenn ich an Newtown dachte, und es wurde zu einem Ohrwurm für mich, als wir später wieder hinfuhren.

Ich wollte so gerne dazu beitragen, dass die Menschen dort wieder Trost und Frieden finden konnten. In der Weihnachtszeit, während ich über das alles nachdachte und mich fragte, wie andere Familien mit solchen Ereignissen umgingen, schrieb ich ein Gebet in mein Tagebuch. Als wir dann wieder in Newtown waren, erzählte ich dort dem Pastor der *New Hope Community Church* davon. Ich konnte ihm erklären, dass dies mein Versuch war, etwas gegen das Schweigen zu tun und die Trauernden, die sich mit so vielen Fragen auseinandersetzen mussten, zu erreichen.

Er bat mich, es am Sonntag im Gottesdienst vorzulesen.

Lieber Gott,
hallo, ich bin's, Caleb.
Als Erstes will ich dir sagen, dass ich dich liebhabe.
Danke, dass du mich auch liebhast, auch wenn ich Sachen falsch mache.
Danke, dass ich so mit dir reden kann wie mit meinem Papa.
Ich will dich heute Morgen um Hilfe bitten.
Du bist doch der Gott, der Wunder tun kann. Ich bitte dich um ein Wunder für die Vereinigten Staaten.
Bitte erinnere uns an das, was wirklich wichtig ist.
Hilf uns, die Menschen so zu sehen, wie du sie siehst. Hilf uns, die Menschen so zu lieben, wie du uns liebst.
Hilf uns, den Menschen zu dienen, die jetzt gerade besonders viel Liebe brauchen, vor allem meine Freunde in Newtown.
Hilft uns, aufeinander achtzugeben und uns nicht gegenseitig wehzutun.
Gib uns deine Sicht auf die Welt, nur für einen Augenblick.

Danke, dass du dich um die Kinder und Erwachsenen kümmerst, die vor Kurzem im Himmel angekommen sind.

Danke, dass du für sie einen schönen Ort hast, genau wie für mein Kaninchen Snickers, das ich sehr vermisse.

Bitte umarme heute alle Familien, an deren Tisch ein Platz leer bleibt, mit einer himmlischen Umarmung. Hilf allen, die traurig, verletzt, krank oder allein sind. Danke für die Tränen, die uns manchmal helfen.

Bitte lass die Erwachsenen von uns Kindern lernen, dass wir alle Nachbarn sind und aufeinander aufpassen müssen. Hilf den Verantwortlichen, weise Entscheidungen zu treffen und gut für alle zu sorgen. Hilf ihnen, sich zu vertragen und gute Dinge zu tun, über die du dich freust.

Bitte hilf den Erwachsenen, ihren Teil besser zu machen und nicht darüber zu streiten, wer den besten Plan hat. Hilf ihnen, dass sie nicht nach den Schuldigen suchen, sondern sich um Lösungen bemühen.

Hilf uns Kindern, dass wir herausfinden, wie auch wir dazu beitragen können, dass unsere Welt ein bisschen besser wird. Hilf uns, nicht immer wieder die gleichen Fehler zu machen, sondern herauszufinden, wie es besser geht.

Erinnere uns immer daran, dass du da bist.

Hilf uns, deine Liebe zu spüren, wenn wir uns allein fühlen. Beschütze die Kinder überall und hilf, dass es ihnen gut geht.

Bitte segne Newtown, segne unser Land und lass uns wieder vereint sein.

Danke, dass du dich um die kleinen und die großen Dinge kümmerst und dass du uns hörst, wenn wir beten.

Amen.

KAPITEL VIER

Ein bisschen Privatsphäre, bitte!

Ich erzählte meinen Freunden, dass ich den *Peacebunnys* erlauben würde, Babys zu bekommen. Eigentlich hätte ich mir denken können, dass das Gespräch so verlaufen wird; ich kam vor lauter Gelächter und dummen Kommentaren kaum zu Wort. Fortpflanzung ist für viele ein peinliches Thema und schon die Erwähnung der Geschlechtsorgane bringt sie in Verlegenheit. Bei mir war das anders. Meine Eltern haben im Gespräch mit mir immer die offiziellen anatomischen Bezeichnungen verwendet und ich fand das nie komisch. Sie haben mir ganz selbstverständlich erklärt, was ich wissen wollte – manchmal auch schon, bevor ich danach fragte.

Es war mitten im Frühling, und ich bereitete mich auf meinen ersten Zuchtversuch vor. Um die anatomischen Bezeichnungen zu lernen, die bei Kaninchen verwendet werden, hatten meine Eltern mir Blätter ausgedruckt, auf denen alle Knochen und Organe abgebildet und beschriftet waren, und ich hatte mich voller Interesse mit der Anatomie meiner Tiere beschäftigt. Die meisten Begriffe unterschieden sich gar nicht von denen beim Menschen. Nun wollte ich diese Blätter meinen Freunden zeigen, aber ihre Fragen drehten sich vor allem um die Entstehung der Kaninchenbabys. Dabei gab es doch so viele andere interessante Dinge, die ich ihnen zeigen wollte – zum Beispiel, dass der gebogene Rücken des Kaninchens Sattel genannt wird, der pelzige Hautlappen unter dem Maul des Weibchens eine Wamme ist und der Bereich über dem Schwanz Steiß heißt.

„Was ist mit den Männchen?", unterbrach mich ein Freund (ich lasse seinen Namen jetzt weg, um ihn nicht zu blamieren). „Wie nennt man ihr Teil?"

„Wie bei uns – Penis", sagte ich.

Mein Freund brach in brüllendes Gelächter aus, die beiden anderen stimmten ein.

„Und wie heißt das bei den Weibchen?", fragte ein anderer. „Etwa Va-va-va-"

„Vagina", half ich ihm.

Sie bogen sich vor Lachen und konnten gar nicht mehr aufhören. Die drei Jungs ließen sich lachend zu Boden fallen. Natürlich kenne ich die Sprüche von der Vermehrung der Karnickel. Die sind inhaltlich auch gar nicht so unbegründet. Trotzdem, allein wegen der Bezeichnung der Kaninchen-Körperteile hätten meine Freunde jetzt eigentlich nicht so ausrasten müssen.

Die weiblichen Kaninchen verfügen über einen erstaunlichen Körper, der es ihnen ermöglicht, viele Jungen in kurzen Abständen zur Welt zu bringen. Sie sind einen Monat lang trächtig. Dabei wachsen meist sechs bis acht Babys gleichzeitig in der Gebärmutter heran. Das sind also ziemlich große Würfe. Schon einen Tag nach der Geburt kann das Weibchen wieder schwanger werden, denn ihr Eisprung findet nicht spontan und regelmäßig, sondern immer direkt nach dem Deckakt statt. Außerdem kann ein Kaninchen-Weibchen auch gedeckt werden, während es trächtig ist. In dem Fall wandern die Samenzellen des Rammlers einfach an dem bereits heranwachsenden Wurf in der Gebärmutter vorbei und befruchten die neuen Eizellen. Diese Embryonen entwickeln sich zunächst im Eileiter weiter, wandern direkt nach der Geburt in die Gebärmutter und nisten sich dann dort ein. So kann ein Kaninchen ein oder zwei Würfe gleichzeitig tragen und alle zwei Wochen Junge bekommen. Beeindruckend – aber für die Kaninchendamen sicher auch anstrengend.

Aus diesem Grund instruierte ich Paxton: „Kein Anbaggern, keine Küsschen und keinerlei Zärtlichkeiten", und achtete anfangs sorgfältig darauf, dass er nicht in die Nähe von Creampuff und Star kam.

Paxton und Creampuff waren sanfter und ruhiger als Star. *Sie werden von ihrer Persönlichkeit her gut zusammenpassen*, dachte ich. Für Star würde ich einen weißen Partner suchen. Also ließ ich Paxton und Creampuff zusammen ins Gehege und die beiden schienen auf Anhieb zu harmonieren. Es dauerte nur wenige Minuten, schon tanzten sie miteinander (so nannte ich damals den Geschlechtsverkehr). Dann ging alles sehr schnell – schon nach etwa fünfzehn Sekunden fiel Paxton erschöpft auf die Seite, was ich als gutes Zeichen deutete.

„Na, dann sind wir ja mal gespannt", lobte ich ihn und holte ihn wieder aus dem Gehege.

Ich ließ ihn kein zweites Mal zu Creampuff, denn ich wollte nicht riskieren, dass sie zwei Schwangerschaften gleichzeitig austragen musste. Zweimal sechs bis acht Junge innerhalb von vier Wochen, das wollte ich dem Mädchen nicht zumuten. Immerhin waren wir alle noch neu und unerfahren in dem Bereich; da war es doch besser, es langsam angehen zu lassen.

Nun würde es vier Wochen dauern, bis die Babys kämen. Ich beobachtete Creampuff genau und war gespannt, wie sie sich körperlich und vom Verhalten her verändern würde. Gegen Ende der Zeit wurde Creampuff deutlich langsamer und verzog sich gerne in die engsten, hintersten Ecken, die sie finden konnte. Am fünfundzwanzigsten Tag fiel mir auf, dass sie die Flanken ihres Körpers ausgiebig an der Wand ihres Stalles rieb und so viel Heu in den Mund nahm, wie sie nur konnte. Was sie dann tat, sah ziemlich komisch aus. Überall verteilte sie mit ihren Duftdrüsen, die unten am Unterkiefer sitzen, ihren Geruch, indem sie ihren Hals ungewöhnlich streckte und ihr Kinn an den Wänden des Käfigs und am Wurfkasten rieb.

Sie machte alles richtig – es war das klassische Nestbauverhalten.

Die angehende Mama bereitete einen gemütlichen, warmen und sicheren Landeplatz für ihre Babys vor. Als ich sie dabei beobachtete, hielt sie plötzlich inne und sah mich an, ganz anders als sonst. Sie schien fast ärgerlich über mein aufdringliches Verhalten zu sein, als wollte sie sagen: *Kann ich vielleicht bitte mal ein bisschen Privatsphäre haben?* Meine

Mutter beobachtete diese Szene und fragte: „Caleb, gibst du Creampuff eigentlich genug Freiraum?"

„Na ja, ich weiß nicht. Ich will doch sehen, wie es ihr geht, und ich will auf keinen Fall verpassen, wenn die Babys kommen."

„Wenn sie dir ihre Babys vorstellen will, dann wird sie sie dir zeigen", bremste Mom meine Neugier.

Ich sah ein, dass meine Mutter recht hatte. Ein paar Tage vor dem voraussichtlichen Geburtstermin breitete ich eine Decke über den Teil des Käfigs aus, wo der Wurfkasten stand. Es fiel mir schwer, aber ich ließ die werdende Mama in Ruhe. Wenn ich ihr Futter und Wasser brachte, verhielt ich mich leise und diskret, um sie nicht zu stören oder zu verärgern.

Unterdessen war die ganze Nachbarschaft in Alarmbereitschaft. Noah und Markus kamen täglich, um sich nach der Lage zu erkundigen. Auch Jamaal und Qiandre schauten regelmäßig vorbei. Die beiden Rabauken fragten regelmäßig nach und Evangel und Bishop wollten natürlich auch nichts verpassen. Ich kam mir vor wie die Krankenschwester einer Entbindungsstation, die eine Gruppe ungeduldig Wartender vertrösten muss. Dabei war ich selbst am allermeisten gespannt.

Eines Tages lag weißer Flaum im Käfig verstreut. Hatte Creampuff das Kinderzimmer mit Flocken von ihrem Fell dekoriert? Erstaunlich, wie präzise ihr Körper funktionierte – offensichtlich hatten ihre Hormone für Haarausfall gesorgt. Sie sammelte die weichen Flocken ein und zupfte sich noch mehr Fell aus, um damit das Nest auszupolstern. Nun würde es nicht mehr lange dauern.

Ein paar Minuten später hörte ich, dass sie in dem Wurfkasten verschwand, der aus Metall bestand, und ich vernahm ein blechernes Geräusch. Dann war es vollkommen still. Nicht lange danach hörte ich, wie sie wieder aus dem Wurfkasten herauskam und etwas Wasser trank. Ich vermutete, dass sie sich ausruhen wollte und die Geburt vielleicht doch noch nicht so nahe bevorstand, wie ich gedacht hatte. Ich war eben noch sehr unerfahren. Also holte ich ihr einen kleinen Leckerbissen und hielt ihn ihr vor die Nase. Dabei warf ich einen Blick in den Käfig und bemerkte, dass sich in den weißen Flocken im Wurfkasten etwas bewegte. Die Babys waren da!

Ich begrüßte die Neuankömmlinge mit einer Kurzfassung von „Twinkle, twinkle, little star", dem Lied, das auch bei meiner Geburt gesungen worden war.

Creampuff zeigte sich von meinem Gesang völlig unbeeindruckt. Sie verspeiste dankend den Leckerbissen, hoppelte dann hinaus ins Gehege und fing an, im Garten zu spielen, als wäre nichts geschehen. „Super gemacht, Mama", rief ich ihr hinterher.

Ich hatte gelesen, dass der Geruch von Menschen die Kaninchen-Mamas nicht davon abhielt, sich um ihre Jungen zu kümmern, also holte ich den Wurfkasten heraus, stellte ihn auf einen Tisch, um die Winzlinge besser sehen zu können, zählte sie und versuchte festzustellen, ob alle gesund waren.

Ganz vorsichtig schob ich sie ein bisschen auseinander und zählte acht Kaninchenbabys, jedes nur ein paar Zentimeter lang. Da sie noch kein Fell hatten, drängten sie sich eng aneinander, um sich gegenseitig warmzuhalten. Doch an der Farbe ihrer Haut konnte man schon erkennen, wie ihr Fell in ein paar Tagen aussehen würde. Manche waren eher blau-grau, andere schwarz, manche braun – ein Regenbogen-Wurf. Ihre Augen waren fest verschlossen. Erst in etwa zehn Tagen würden sie sich öffnen.

Dann stürmte ich zu Paxton und gratulierte ihm mit Bananenscheiben. Er war achtfacher Vater geworden! Daraufhin suchte ich meine Eltern. Auf meinem Gesicht musste sich die ganze Erleichterung, das Staunen und die Freude widergespiegelt haben, die mich erfüllten. Heute war ein ganz besonderer Tag, ein Festtag. Also holte ich das teure Porzellan aus dem Schrank und deckte damit den Abendbrottisch.

Nach dem Essen ging ich los, um die gute Nachricht zu verbreiten. Die Kinder schlossen sich mir an und bald zog eine immer größer werdende Horde begeisterter Jungs von Tür zu Tür. Laut Plan wollte ich ihnen zunächst nur Fotos der Kleinen zeigen. Aber alle bettelten darum, die Babys gleich zu sehen.

„Was machen die Kleinen jetzt?", fragte Markus.

„Sie schlafen", antwortete ich.

Ein paar Stunden später kam Noah vorbei.

„Kann ich sie jetzt besuchen?", fragte er eindringlich.

„Nein. Mom sagt, wir müssen sie noch in Ruhe lassen."

„Was machen sie denn die ganze Zeit?"

„Meistens schlafen sie", antwortete ich.

„Aber wenn sie wach sind, was machen sie dann?", fragte er weiter.

„Also ich habe gelesen, dass sie etwa täglich fünf Minuten Milch trinken und die restliche Zeit liegen sie mit vollem Bäuchlein im Nest."

„Das klingt richtig gut", seufzte er.

Heavenfluff – Himmelsflocke

Am Anfang erinnerten die Kleinen an Mäuse-Babys. Gegen Ende der ersten Woche begannen die Härchen zu sprießen. Nach etwa zwölf Tagen öffneten sie ihre Augen, lagen aber immer noch eng zusammengeknäuelt aufeinander, sodass ich mir gut vorstellen konnte, wie sie in Creampuffs Bauch zusammen herangewachsen waren.

Ich hielt sie in meiner hohlen Hand, streichelte ihre winzigen, niedlichen Öhrchen und zählte ihre kleinen Krallen. Wie unglaublich süß, wenn die kleinen Zungen zum Vorschein kamen! Zwei Junge hatten die Farbe von Paxton. Zwei waren so weiß wie Creampuff. Zwei waren braun, zwei schwarz. Die perfekte Farbverteilung!

Jeden Tag konnte man sehen, wie sie wuchsen und sich veränderten. Als sie zwei Wochen alt waren, betrachteten sie mich neugierig. „Wer bist du?", schienen sie zu fragen.

Ich beschloss, dass alle Kinder von Paxton den Nachnamen „Peacebunny" haben sollten. Aber ich gab ihnen noch keine Vornamen, dazu wollte ich zuerst etwas über ihre Persönlichkeit herausfinden. Ihre Namen sollten mit den Buchstaben A bis H anfangen, hatte ich mir überlegt. Ich schrieb die Buchstaben mit einem Textmarker auf ihre Ohren, um sie auseinanderhalten zu können. Das Kaninchen mit dem Buchstaben H war weiblich, ausgesprochen sanft und hatte ein besonders weiches, flauschiges Fell. Ich nannte es Heavenfluff – Himmelsflocke. Sie war kleiner und schmaler als die anderen und einer ihrer Hinterläufe war auffallend gekrümmt. Wahrscheinlich war das der Grund, warum sie weniger aktiv war als ihre Geschwister. Deshalb bekam sie vermutlich auch weniger Milch ab und war kleiner als die anderen.

Nach einem Monat war sie die Einzige, die das Nest und den Wurfkasten noch nicht allein verlassen konnte. Wenn ich mit den Kleinen nach draußen ging, trug ich Heavenfluff in meinem T-Shirt, hielt sie gegen meinen Bauch und fütterte sie mit Leckereien, während die anderen im Garten herumhoppelten. Ich verstand ihre Einschränkung als meine persönliche Verantwortung und achtete darauf, dass sie genug Futter bekam, mit den anderen spielen konnte und alles tat, was den anderen auch Freude machte, nur eben in ihrem eigenen Tempo.

Für mich war das, was ich für Heavenfluff tun musste, keine Belastung – bald dachte ich nicht einmal mehr darüber nach, dass sie anders war als die anderen. Es war ein bisschen so wie bei meiner Freundschaft mit Markus. Manche fragen sich vielleicht, wie es ist, mit jemandem befreundet zu sein, dessen körperliche Verfassung so angegriffen ist, dass er oft zur Behandlung in die Klinik muss, um überhaupt weiterleben zu können. Die Antwort ist einfach: Ich weiß nicht, wie es wäre, *nicht* mit Markus befreundet zu sein.

Markus war der erste Junge in unserer Straße, der sich genauso in das Kaninchen-Thema stürzte wie ich. Er las stapelweise Bücher und wurde zu einem wandelnden Lexikon für alle Fragen rund um Kleintiere, besonders in Bezug auf Kaninchen. Er hätte jede Quizshow zu dem Thema gewinnen können. Das gemeinsame Interesse an Kaninchen verband unsere Familien und führte zu vielen Kaninchenzeiten in unseren Vorgärten.

Noah mochte die wilden, aktiven Kaninchen besonders, während Markus gerne ein ruhigeres Kaninchen auf seinem Schoß sitzen hatte oder dabei half, wenn wir das Fell bürsteten. Eigentlich hätten Markus und Heavenfluff besonders gute Freunde werden können, doch sie waren einander nicht so zugetan.

Dann erlaubte mir meine Lehrerin, die Kaninchenfamilie mit zur Schule zu bringen. Ich durfte das ausprobieren, was ich meinen Eltern damals, als ich ihnen meine Kaninchen-Ideen zum ersten Mal präsentierte, als *STEM-bunnies*-Lernprogramm vorgestellt hatte. Ich war mir sicher, dass die Kinder dadurch Interesse am Fach Biologie, an den Naturwissenschaften und insgesamt an Natur- und Umweltthemen bekommen würden. Mir ging es jedenfalls so.

Ich hatte noch einen anderen Grund, warum ich mit den Häschen an die Schule wollte. Es gab zu viele ungeliebte Kaninchen, die ein Zuhause brauchten, aber Tierheime waren nicht die Lösung. Stattdessen sollten Kinder *und* Kaninchen mehr übereinander wissen. So wollte ich das unüberlegte Kaufen und anschließende Abschieben der Tiere verhindern.

Also baute ich in der Schule vier Gehege auf und erklärte, was wir nun tun würden. Als Erstes würde ich eine kurze Einführung über Kaninchen und deren Haltung geben, dann würde jeder ein Arbeitsblatt ausfüllen, wir würden Mathematik-Aufgaben mit Kaninchen lösen und uns zum Schluss noch über den Unterschied zwischen lebenden und nicht lebenden Dingen unterhalten.

„Wird das Spaß machen?", fragte ein Kind zweifelnd.

„Ich habe doch echte Kaninchen mitgebracht", sagte ich. „Wie könnte es da keinen Spaß machen?"

Wenn man berücksichtigt, dass das der erste Versuch war, meine STEM-Idee umzusetzen, kann man das Ganze auf jeden Fall als Erfolg bewerten. Nach dem Unterricht kam dann der Teil meines Programms, auf den alle gewartet hatten: Zeit, die Kaninchen zu streicheln. Die Kaninchen machten ihre Aufgabe super. Hinterher erklärten einige Kinder, dass das der beste Schultag ihres Lebens war.

Bald darauf stand unsere erste Ostereier-Suche an – in einem Park namens *Excelsior Commons* am Ufer des *Lake Minnetonka*, etwa eine halbe Stunde von uns entfernt. Das Event wurde zu einer Kombination aus Eiersuchen und Hasengarten, ähnlich dem, was wir in Newtown gesehen hatten, nur eben mit echten Kaninchen.

Wir waren gerade zurückgekommen – Dad hatte das Auto wieder in die Einfahrt gestellt und half mir, Tiere, Gehege und Zubehör aus-zuladen –, als das Telefon klingelte. Mehrere Familien wollten Kinder-geburtstage buchen. Schlussendlich passte der Terminplan perfekt und wir konnten alle Wünsche erfüllen. Es fühlte sich so an, wie wenn man Hotdogs zubereitet und die Zahl der Würstchen und Brötchen am Ende genau passt. Als ich diesen Einsatz später anhand meiner Zehn-Punkte-Liste auswertete, hatten wir alle Ansprüche erfüllt.

Wie würde das im nächsten Schuljahr sein, wenn ich in die drit-te Klasse käme? Am liebsten wollte ich mein Kaninchen-STEM-Pro-gramm mit allen Klassen durchführen. Alle Kinder sollten etwas über die seltenen Kaninchen erfahren und sich überlegen, ob sie mit ihren Familien in mein Projekt einsteigen und ehrenamtlich helfen wollten, seltene Rassen vor dem Aussterben zu bewahren.

Es gab nur einen Haken. Weder ich noch mein Team wollten noch mehr Arbeit. Für mich war klar: Wir mussten das Team vergrößern. Ich konnte nur hoffen, dass meine Eltern das auch so sahen.

Also redete ich mit Mom und Dad und rechnete ihnen vor, dass wir mehr Geld für mehr Futter hätten, wenn wir mehr Veranstaltungen be-suchen würden. „So können wir dann mehr Kaninchen vor dem Aus-sterben bewahren", erklärte ich abschließend und strahlte.

„Wo ist der Haken?", fragte Dad trocken. „Da kommt doch bestimmt noch ein *Aber*."

„Stimmt, ich brauche mehr Kaninchen", nickte ich. „Es ist Zeit für neue Babys."

Meine Eltern sahen einander an. Manchmal konnten sie sich ohne Worte verständigen. Schließlich nickte Dad und Mom hielt ihren Dau-men hoch. Ich umarmte beide. Sie vertrauten mir und meinen Ideen.

An diesem Abend war ich zu aufgeregt, um einschlafen zu können. Ich lag gemütlich, aber hellwach unter meiner Decke und plante die nächsten Schritte. Dieses Mal sollte Star tanzen dürfen. Also brauchten wir ein männliches *American Albino*-Kaninchen. Natürlich hätten wir, statt neue Baby-Kaninchen entstehen zu lassen, auch erwachsene Tiere aufnehmen können, die ein neues Zuhause suchten. Diese hätten wir auch für Einsätze an Schulen mitnehmen und in Patenfamilien geben können. Aber in den Patenfamilien sollten die Tiere lebenslang bleiben können. Dafür wollte ich die Tiere von Geburt an selbst aufziehen, sodass sie sich, bevor sie in die Familie kamen, in jeder Sekunde ihres Lebens sicher gefühlt hatten und entsprechend ausgeglichen waren. Später könnte ich dann vielleicht auch heimatlose Tiere in unsere Gruppe integrieren, wenn sie von ihrer Persönlichkeit aus dazu passen würden. Ich war so froh, dass nicht nur ich von der Idee begeistert war, sondern auch meine Eltern.

Können Kaninchen träumen?

Als Mom ein paar Wochen später von einer medizinischen Konferenz in St. Louis zurückkehrte, brachte sie ein reinrassiges, weißes, männliches Kaninchen mit. Ich gab ihm den Namen Casper. Meine Mutter hatte eine Anzeige in einer privaten Online-Chatgruppe für Besitzer seltener Kaninchenrassen entdeckt und so den Kontakt zu einer Familie gefunden, die Tiere züchtete, für deren Erhalt sich die *Livestock Conservancy*, eine gemeinnützige amerikanische Organisation zur Erhaltung und Förderung seltener Nutztiere, einsetzt. Diese Familie hatte versuchsweise auch Kaninchen gezüchtet, wollte damit aber nun wieder aufhören und deshalb dieses Männchen abgeben. Als Casper seine Artgenossen in unserem Garten kennenlernte, setzte er sofort seine kräftigen Hinterläufe ein, um klarzustellen, dass er ab sofort die Verantwortung hier übernahm.

Paxton schien das zweite Alpha-Tier in seinem Revier nicht zu stören und die Mädchen waren grundsätzlich interessiert an dem Neuen – aber mit der gebotenen Zurückhaltung. Vielleicht waren sie auch skeptisch, weil Casper so übertrieben männlich auftrat, wobei er sich manchmal auch einfach nur lächerlich machte. Wenn ich das Trockenfutter brachte, vollführte er wilde Luftsprünge. Er biss in die Stallwand und verlangte mit aller Gewalt nach Aufmerksamkeit. Hatte ich ihn endlich bedient, verschlang er drei Bissen, stopfte sich noch so viel wie möglich in die Backen, ließ sich dann theatralisch zur Seite fallen und schlief sofort ein.

In diesem Sommer tat sich unerwartet eine weitere Einkommensquelle auf. Ein Gärtner aus unserer Region rief an und erzählte uns von einem Gartencenter, das am Kauf von Kaninchendünger interessiert wäre. Ich hatte keine Ahnung, was man dafür verlangen kann, und überließ es dem Laden, wie viel sie mir dafür geben wollten. Dann fand ich heraus, dass Kaninchenkot von Gärtnern sehr geschätzt wird und man die Qualität der Blumenerde damit deutlich verbessern kann. Man muss den Kot nicht kompostieren, sondern kann ihn direkt weiterverwenden. Die Sache sprach sich herum und bald hatte ich Stammkunden, die mir für einen Beutel Hasenkot zwischen fünf und fünfzehn Dollar bezahlten. Beim nächsten Rotary-Club-Treffen erntete ich für mein unternehmerisches Geschick viel Lob.

„Caleb, du bist ein tüchtiger Geschäftsmann", lobte mich jemand.

„Na ja, man könnte auch Biomüllmann dazu sagen", gab ich zurück.

Trotz all dem, was sich rund um meine Kaninchen entwickelte, hatte ich immer noch genug Zeit, um auch einfach Kind zu sein. Natürlich brauchte es Zeit, mein STEM-Programm weiterzuentwickeln. Es gab staatliche Vorschriften und Richtlinien, die erfüllt werden mussten, damit die Lehrer meine Kaninchen eine Zeit lang in der Schule behalten und mein Lehrmaterial im Unterricht einsetzen konnten. Aber oft spielte ich auch einfach den ganzen Nachmittag lang Baseball oder sortierte meine Hockey-Sammelkarten. Ich verbrachte gerne Zeit mit den Kaninchen, einfach so, ganz für mich. Dann sah ich Paxton zu, wie er unermüdlich Löcher grub, als würde er immer noch daran glauben, er könnte irgendwo in unserem Garten Karotten finden, obwohl hier noch nie eine Karotte gewachsen ist. Sein Optimismus war beeindruckend.

Einmal beobachtete ich ihn, wie er sich an einem gemütlichen Plätzchen zum Schlafen hinlegte. Ich fragte mich, ob Kaninchen beim Schlafen etwas träumen. Immer wieder fiel mir auf, wie sie im Schlaf zitterten, zuckten und sich bewegten. Vielleicht hing das mit ihren Träumen zusammen? Star schnarchte auch, wenn sie ein Mittagsschläfchen hielt, was sehr witzig klang. Seit sie und Casper Nachwuchs erwarteten, schnarchte sie noch lauter. Gut, dass sie nicht in meinem Zimmer schlief.

Ich habe Glück – oder besser gesagt, ich bin gesegnet –, weil viele meiner Träume sich erfüllen, sobald ich die Augen öffne.

Das wünsche ich meinen Kaninchen auch. Ich gebe jedenfalls alles, um meinen Teil dazu beizutragen, dass sie ihren Traum leben können. Aber was ist mit den Kaninchen, deren Leben ein echter Albtraum ist? Darüber hatte ich bis dahin noch nicht viel nachgedacht, und ich wusste nicht, was ich tun würde, wenn man mich für so ein Kaninchen um Hilfe bitten würde. Das wurde mir erst klar, als es so weit war.

Taffy und Oreo

Ein Mitarbeiter der *Taft Park*-Verwaltung im nahe gelegenen Richfield, einem Vorort der *Twin Cities*, fand ein Kaninchen, das sich im Gebüsch versteckt hatte. Nach seiner Einschätzung wirkte das Kaninchen hilflos und er rief das *Wood Lake Nature Center* an und bat um Rat. Der Zuständige dort kannte mich von unseren Kaninchen-Einsätzen und rief bei uns zu Hause an. Ich nahm den Hörer ab und notierte alles, was er sagte. Das Kaninchen hatte Angst und wurde von Flöhen und Zecken geplagt, aber wenn man sich ihm näherte, blieb es sitzen – als würde es um Hilfe bitten.

„Ein Kaninchen ist ausgesetzt worden", flüsterte ich meiner Mutter zu, die in die Küche gekommen war, um zu sehen, mit wem ich telefonierte.

„Wir sind kein Tierheim", erinnerte sie mich leise.

Als ich ihr nach dem Telefonat alles berichtete, wirkte sie wie eine hohe Festungsmauer, die von einem tiefen Wassergraben umgeben war. Ein echter Mom-Gesichtsausdruck.

„Du weißt schon, dass wir uns nicht um alle Probleme in der Welt kümmern können, oder?" Ihr Tonfall war eindeutig, das war keine Frage, sondern eine Feststellung.

Ich ignorierte das. Sie versuchte es erneut.

„Weißt du noch, wie viele Kaninchen auf deiner Liste standen? Wir können sie nicht alle aufnehmen."

Natürlich erinnerte ich mich an diese Liste. Aber ich versuchte, mein bettelndes Kindergesicht aufzusetzen, mit runden Kulleraugen und dem Blick eines Welpen. Ich musste diesen Festungswall irgendwie überwinden.

„Schau mich nicht so an", protestierte Mom.

„Wir können ja wenigstens mal hinfahren – nur mal schauen", versuchte ich es vorsichtig.

Fünf Minuten später stiegen wir mit Handschuhen und einer Transportbox ins Auto.

„Der Mann sagte, das Kaninchen wirke sehr verzweifelt", erzählte ich Mom.

Weil das Kaninchen im *Taft Park* gefunden worden war, nannte ich es Taffy. Es war ein Weibchen. Alles deutete darauf hin, dass Taffy eigentlich ein Haustier war, das entweder ausgesetzt worden oder aus seinem Gehege entkommen war. Es würde auf sich gestellt nicht lange überleben, und das schien es auch selbst zu wissen. Die letzten Tage mussten hart gewesen sein, da sich viele Gewitter über dieser Gegend entladen hatten.

Wie das Kaninchen wohl die Unwetter überstanden hatte? Vielleicht unter einem Baum, tropfnass? Es war ganz auf sich angewiesen, um irgendwo einen sicheren Unterschlupf zu finden. Als Pfadfinder hatte ich mich auch manchmal so gefühlt, wenn ich mit einer Gruppe Gleichaltriger im Frühjahr unseren Orientierungslauf absolvierte.

Wahrscheinlich hatte das Kaninchen bei den Gewittern ein Versteck gefunden und ein paar Tage dort verbracht, ehe es sich nun den Menschen näherte – voller Hoffnung, dass jemand ihm helfen würde. Deshalb konnte es der Gärtner im Park so leicht fangen und zum *Wood Lake Nature Center* bringen. Das Kaninchen wollte nicht weglaufen, weil es Hilfe brauchte. Nun war die Frage offen, ob sich jemand seiner annehmen würde.

Taffy saß in einem Käfig und sah mich an. Mir war klar, dass meine Mutter uns genau beobachtete – ich vermied es aber, in ihre Richtung zu schauen. Meine Aufmerksamkeit galt jetzt nur dem Kaninchen. Mit sanfter, leiser Stimme sagte ich dem kleinen Tier, dass wir es nach Hause mitnehmen und zuerst einmal sauber machen würden.

„Und dann schauen wir, wie wir dir helfen können oder ob wir eine Familie finden, die sich noch besser um dich kümmern kann als wir", erklärte ich. „Bist du damit einverstanden?"

Sie drückte sich eng an eine Käfigseite und sah mich so traurig und flehend an, dass für mich kein Zweifel mehr bestand. Ich wollte zumindest versuchen, Taffy zu helfen. Schlimmer konnte es für sie gar nicht mehr werden.

Das Kaninchen ließ es zu, dass wir es wie ein Baby in eine Decke einschlugen. Wahrscheinlich war es zu schwach oder zu verschreckt, um sich zu wehren. Dann legten wir es in einen Karton mit Luftlöchern, die wir mit einem Netz abdeckten, damit die Flöhe nicht ins Auto kämen. Die Leute vom Park halfen uns dabei.

Zu Hause setzten wir uns auf die Veranda und schauten uns das arme Tier genauer an. Für die nächsten zwei Wochen würden wir Taffy weder ins Haus noch in die Nähe der anderen Tiere lassen, zumal wir auch Kaninchen-Babys im Garten hatten und Star hochschwanger war. Ein Tierarzt aus unserem Bekanntenkreis beruhigte uns aber, dass wir erst einmal abwarten könnten, ohne in eine Tierarztpraxis gehen zu müssen. Wenn Taffy essen und trinken würde und die Ausscheidung normal sei, dann wäre es nur eine Frage der Zeit, bis sie sich wieder erholen würde.

So wollten wir es versuchen. Es war ein mühsamer Prozess, Zecken und Flöhe zu entfernen und die stacheligen Kletten aus dem Fell zu lösen, aber Taffy verstand, dass wir gute Absichten hatten, und hielt still, auch wenn es für sie unangenehm und anstrengend war. Wahrscheinlich war ihr klar, dass sie im Moment keine bessere Alternative hatte, als bei uns zu sein. Vielleicht war sie sehr erschöpft, verängstigt oder traumatisiert von der Zeit, als sie allein im Park war. Sie tat mir unendlich leid und ich versuchte mir vorzustellen, wie sie eines Tages gesund und fröhlich herumhoppeln würde.

Mom und ich wechselten uns damit ab, das Fell mit einem Flohkamm durchzukämmen. Dabei redeten wir darüber, dass es unterschiedliche Formen der Freundlichkeit gibt. Darüber hatte ich noch nie so genau nachgedacht, aber jetzt, am Beispiel von Taffy, wurde das sehr deutlich. Ich könnte einfach freundlich zu ihr sein, liebe Dinge sagen und dafür sorgen, dass sie sich wohlfühlte. Aber in ihrer aktuellen schwierigen Lage brauchte sie vor allem jemanden, der sich die Zeit nahm, ihr zu helfen. In Taffys Fall bedeutete Freundlichkeit, sie von Ungeziefer zu befreien. Echte Freundlichkeit ist nicht immer angenehm, aber sie hilft einem weiter. Für mich war das sehr lehrreich.

Am Abend betrachtete ich die Farbe ihres Fells und ihren Körperbau. Taffy war wunderschön, ein kleiner *Mini Rex*, wie man ihre Rasse nennt. Das sind mittelgroße Kaninchen mit kurzen Haaren, die sich sehr gut als Haustiere eignen und sehr verbreitet sind. Unvorstellbar, dass jemand dieses Kaninchen nicht mehr haben wollte.

„Ich glaube, die Leute vom Park hätten Taffy einschläfern lassen, wenn wir sie nicht genommen hätten", sagte ich. „Sie wird ein gutes neues Zuhause finden, da bin ich mir ganz sicher."

„Heute war ihr Glückstag, weil du ans Telefon gegangen bist", sagte Dad trocken.

Zunächst blieb Taffy schüchtern und zurückhaltend. Auch als wir sie mit den anderen Kaninchen bekannt machten, reagierte sie kaum

Allmählich gewann Taffy an Gewicht und ich freute mich, dass es mir offensichtlich gelang, sie aufzupäppeln. Ich war richtig erleichtert.

Bis mir auffiel, dass ihr Gewicht vor allem in der Körpermitte saß. Irgendwie sah sie am Bauch ein bisschen unförmig aus. Tatsächlich, eines Tages begann sie, sich das Fell auszuzupfen. Auch das noch, die Kleine war trächtig!

Star und Taffy warfen zur gleichen Zeit, aber bei Taffy überlebte nur ein Junges. Dem Rat der Fachleute folgend, legte ich das hellbraune Baby von Taffy, das ich Caramel nannte, zu den Babys von Star dazu, die ich wieder mit meinem kurzen Lied begrüßt hatte. Star war es egal, dass Caramel dazugekommen war – sie säugte alle, die in ihrem Nest lagen.

Nachdem Taffy geworfen hatte, veränderte sich ihr Wesen auf wunderbare Weise. Sie zeigte keine Anzeichen von Angst mehr, hatte Freude an Gesellschaft und wurde mir eine gute kleine Freundin. Saß ich auf einem Stuhl, kam sie angehoppelt und setzte sich auf meine Füße. Am liebsten wollte sie immer ganz nah bei mir sein. Nun nahm sie auch wirklich an Gewicht zu, wurde rund und stark und ihr dunkelbraunes Fell war dicht und weich wie Samt, wie es für *Mini Rex* typisch ist. Sie erinnerte mich an Aschenputtel, die ein wunderschönes neues Kleid bekam und trotzdem ihr bescheidenes und demütiges Wesen behielt.

Aber das war noch nicht alles. Taffy fühlte sich bei uns so wohl, dass sie sich nun neben uns auf den Rücken legte, um am Bauch gestreichelt zu werden. Für ein Kaninchen ist das wirklich ungewöhnlich. Das kannte ich bisher nur von Noahs und Markus' Hund.

Als ich mir ganz sicher war, dass sie sich vollständig erholt hatte, nahm ich sie mit zu einer Kindergeburtstagsfeier. Sie war auf Anhieb der Mittelpunkt. Als ich dann das Patenprogramm startete, war sie eines der ersten Kaninchen, das ausgeliehen wurde. Später zählte sie zu den Tieren, die am häufigsten ausgewählt wurden.

Gegen Ende des Sommers nahmen wir Taffy offiziell in unser expandierendes Kaninchen-Unternehmen auf. Niemand dachte mehr darüber nach, ob wir sie behalten oder weggeben sollten. Sie hatte zwar keine weiteren eigenen Jungen, aber sie wurde von den anderen Kaninchen wie selbstverständlich integriert und war ein festes Mitglied der *Peacebunny*-Familie. Alle schienen darauf zu achten, dass sie nie allein war. Eine Woche nachdem meine Eltern und ich endgültig beschlossen hatten, Taffy zu behalten, begegnete uns ein zweites *Mini Rex*-Kaninchen, dessen Familie ins Ausland zog und keine Bleibe für ihr Haustier hatte. Vielleicht wäre das eine nette Gesellschaft für Taffy, überlegte ich.

Das neue Kaninchen hieß Oreo, weil sein ganzes Fell schwarz-weiß-gefleckt war, wie eine klassische Holsteiner Milchkuh. Das fand ich lustig, zumal ich so gerne diese dunklen Kekse mit Milchcremefüllung aß. Wer hätte gedacht, dass wir eines Tages wieder ein Kaninchen halten würden, das nach einer Süßigkeit benannt war?

Die Besitzer-Familie hatte keine Lösung für Oreo gefunden. Wir waren ihr letzter Versuch, sonst hätten sie ihr Kaninchen schweren Herzens ins Tierheim geben müssen. Das setzte der Familie sehr zu. Sie hatten ihr Tier lieb und hätten sich sehr gewünscht, für Oreo ein gutes, dauerhaftes neues Zuhause finden zu können. Zufällig entdeckten wir ihre Anzeige auf einem Kleinanzeigen-Portal – eine Stunde bevor sie uns anriefen.

Durch Taffy hatten wir uns darauf eingestellt, unser Herz auch für Kaninchen in Not zu öffnen. Wir nahmen Oreo zu uns und auch sie wurde zu einem Kindergeburtstags-Superstar. Sie passte prima in unser Team und nahm auf Anhieb ihren Platz ein.

Wenn man *Mini Rex*-Kaninchen streichelt, fühlt sich das an wie Samt. Darin unterscheiden sie sich von allen anderen Kaninchen. Das zeigte sich schon kurz nachdem Oreo Teil unseres Teams wurde. Bei ihrem zweiten öffentlichen Auftritt sprang Oreo auf den Schoß eines kleinen Mädchens, das seine Finger im Fell am Nacken vergrub. Sein Papa hielt mit einer Videokamera fest, wie das Mädchen übers ganze Gesicht strahlte und sagte: „Das Kaninchen ist so weich! Ich will nie wieder aufhören, es zu streicheln!"

Genau so ging es mir auch oft.

KAPITEL FÜNF

Paxton, der Frauenheld

Gegen Ende des Sommers besuchten wir die jährlich stattfindende landwirtschaftliche Ausstellung von Minnesota. Es war das zweite Mal, dass ich an diesem Ereignis teilnehmen konnte, und ich war überwältigt von der Vielzahl an Dingen, die aus den Bereichen Landwirtschaft und Viehzucht gezeigt wurden. Begleitend gab es Livemusik, Kunsthandwerk, Fahrgeschäfte und eine riesige Auswahl an Essen. Ich fand es interessant, mehr als sechzig verschiedene Grillspieße zu entdecken, auf denen von Krokodilswurst bis Limettenkuchen alles zu finden war. Aber was ich eigentlich suchte, war viel schlichter. Ich wollte die Kaninchen-Klubs der 4-H-Organisation kennenlernen.

Die vier „H"s stehen für *„head, hands, heart* und *health"* und sind das Leitmotiv einer Organisation, die vor über hundert Jahren in den USA entstand und sich um das Wohl von Kindern und Jugendlichen kümmert, indem sie „Kopf, Hand, Herz und Gesundheit" in den Fokus nimmt. Unter dem 4-H-Dach gibt es viele verschiedene Angebote und Interessengruppen, unter anderem auch Klubs, in denen der Umgang mit Haustieren gelehrt wird.

Die Kaninchen-Kinder-Klubs hatte man mit den Schafen und dem Geflügel in einer gemeinsamen Halle untergebracht, wo es schrecklich laut war. Hühner gackerten, Perlhühner schrien dazwischen und die Menschen, die sich diese Tiere anschauen wollten, versuchten, den ganzen Lärm noch zu übertönen. Dahinter kamen die Schafe, die eher gelangweilt in ihren Gehegen standen, und am Ende der Halle fand ich schließlich die Kaninchen. Während ich es als Geringschätzung empfand, dass man ihnen keinen eigenen Raum zugewiesen hatte, wirkten die Kaninchen so, als wären sie mit ihrer Situation ganz zufrieden. Ich hatte mich darauf gefreut, von den über vierzig Hauskaninchenrassen, die es weltweit gibt, je mindestens einen Vertreter anzutreffen. Aber zu meiner Enttäuschung waren nur etwa sechzehn verschiedene Rassen vertreten. Ich setzte mich in der Nähe der Klimaanlage auf eine Metallstange und beobachtete, wie sich die Kinder und Jugendlichen in ihrem einheitlichen 4-H-Outfit für eine Kaninchenpräsentation bereit machten. Die ausgestellten Kaninchen wurden bewertet und es gab tolle Preise: Auszeichnungen in Form von Schleifen, aber auch Geschenke oder die Möglichkeit, über seine Kaninchen zu berichten. Manche Teenager hielten richtige Vorträge über Kaninchen. Als ich herausfand, dass sie dafür sogar bezahlt wurden, war ich begeistert. Ich hätte tagelang über meine Kaninchen reden können.

Es schien den Kindern wirklich Spaß zu machen, in diesem Klub zu sein. Ich nahm mir vor, nächstes Jahr auch an dem Wettbewerb teilzunehmen. Aber dann las ich mir die Regeln durch und fand heraus, dass man die sechste Klasse abgeschlossen haben musste. Außerdem musste man sich zuerst in den regionalen Klubs qualifizieren, ehe man zur Landesschau fahren durfte. Wie schade! Die sechste Klasse lag in unerreichbarer Ferne. Ein Umstehender bekam mit, dass ich mich darüber beklagte, zu jung zu sein, und er erzählte mir, dass es auch einen Wettbewerb gab, der für alle offen war – ohne Altersvorgaben.

„Und dort könnte ich nächstes Jahr teilnehmen?", fragte ich.

Der Mann nickte.

Ich jubelte.

„Was ist denn los?", erkundigte sich Dad.

„Meine Kaninchen können nächstes Jahr an einem Wettbewerb teilnehmen", erzählte ich. „Hier beim Wettbewerb von 4-H kann ich nicht mitmachen, dafür bin ich noch zu jung. Aber es gibt nächstes Jahr auch einen Wettbewerb, der für alle offen ist, da kann ich meine Kaninchen anmelden."

„Cool", sagte Dad.

„Das heißt, meine Kaninchen würden sich mit den Tieren der offiziellen, erwachsenen Züchter messen." Ich sah mich schon voller Stolz zur Siegerehrung auf die Bühne gehen. „Wäre es nicht toll, wenn einer der *Peacebunnys* eine Auszeichnung gewinnen würde?"

Zwei Wochen später trat ich in den lokalen 4-H-Kaninchenklub ein. Ich wollte von den anderen Kindern dort so viel wie möglich lernen. Markus meldete sich auch an, was wirklich toll war – so konnten sich unsere Eltern mit den Fahrdiensten abwechseln. Noah musste noch ein Jahr warten, ehe er alt genug war, um auch aufgenommen zu werden. Bestimmt würden wir drei so lange in diesem Klub bleiben, wie es uns erlaubt wäre, auch dann noch, wenn wir schon zur *Highschool* gingen.

Wir trafen uns immer am ersten Montag des Monats und ich lernte viele nützliche Dinge, zum Beispiel, wie man einen Käfig gut ausmistet, wie man die Gesundheit und das Wohlbefinden der Kaninchen kontrollieren und wie man Krankheiten vermeiden kann.

Als ich herausfand, dass manche Mitglieder im Klub sich darauf spezialisiert hatten, mit ihren Kaninchen Hindernisparcours zu trainieren, reagierte ich skeptisch. Ich kannte das von Hunden, aber nicht von Kaninchen. Beim Training und den Übungs-Wettläufen trugen die Kaninchen Geschirre und wurden an Leinen geführt. Ihre jungen Halter brachten sie dazu, Rampen hinauf- und wieder hinunterzulaufen, über Hürden zu springen und durch Tunnels zu schlüpfen. Paxton saß auf meinem Schoß, während wir beide das Spektakel zum ersten Mal beobachteten. Wir hatten vermutlich den gleichen Gedanken: *Wie bescheuert ist das denn? Ein Hindernislauf für Kaninchen?*

Einer nach dem anderen kam an die Reihe. Paxton und ich sahen uns das an, aber nach einer gewissen Zeit wirkte Paxton nicht mehr interessiert. Als wir an der Reihe waren, lehnte ich höflich ab. Unser Klubleiter war überrascht und wollte eine Erklärung.

„Bewegt sich dein Kaninchen nicht gern?", fragte er.

„Na ja, er spielt gerne und interessiert sich für alles."

„Na dann! Bringe ihn an den Start und dann wollen wir mal schauen, wie er zurechtkommt."

„Ich glaube, er hat dafür gerade keine Zeit", widersprach ich.

„Keine Zeit zum Spielen?"

„Hier" – ich hielt ihn mit der Unterseite hoch – „mein Kaninchen interessiert sich vor allem für die Damen im Raum."

Eigentlich hätte man das davor schon an seinem Verhalten sehen können, aber nun hatte ich den Beweis geliefert. Paxton war ganz verrückt von all den Gerüchen und der ganzen Aufmerksamkeit der vielen Weibchen im Raum und konnte nur noch an Liebe denken. Ein Hindernislauf war das Letzte, wofür man ihn jetzt würde begeistern können. Aber gut – ich setzte ihn an den Startpunkt, doch ihm schien buchstäblich schwindlig zu sein. Er beschnüffelte den Teppich, drehte sich im Kreis und konnte sich nicht entscheiden, in welche Richtung er gehen sollte. Dann rieb er seine Duftdrüsen an der Tunnelwand und mir war völlig klar, dass er niemals diesen Parcours absolvieren würde. Er schwankte hin und her, rieb sich an allem und war einfach peinlich.

Der Klubleiter sah ein, dass es heute nicht klappen würde. „Na gut, wir probieren es nächste Woche", schlug er vor, „dann soll Paxton als Erster ins Rennen gehen." Ich zuckte mit den Schultern, lachte und dachte: *Mein Romeo-Rammler ist wahrscheinlich ein hoffnungsloser Fall.*

„Du solltest Mitgefühl mit ihm haben", grinste der Mann dann, „eines Tages wirst du verstehen, was Paxton gerade durchmacht."

Ich verstand nicht, was er meinte.

„Warum sollte ich bei einem Hindernislauf mitmachen?"

Kein Kommentar

Während Star noch trächtig war, rief ein Mann an und erklärte meiner Mutter, seine Familie wolle ein *White American*-Kaninchen aufnehmen. Englisch schien nicht seine Muttersprache zu sein und Mom hatte Mühe, sich mit ihm zu verständigen. Aber er wirkte sehr entschlossen. Er wollte nicht *irgendein* Kaninchen, es musste ein *White American* sein, dazu ein Albino. Mit roten Augen. Meine Mutter erwähnte, dass wir gerade auf einen Wurf warteten – reinrassige Albinos, die nach der Entwöhnung zur Verfügung stehen würden.

„Werden sie rote Augen haben?", fragte er noch einmal.

Meine Mutter versicherte es ihm.

Mom erklärte ihm auch, dass wir bisher noch kein Kaninchen dauerhaft weggegeben hatten und dass ich für die Kaninchen zuständig sei. Daraufhin wollte der Mann mich sprechen, aber meine Mutter sagte, dass ich gerade nicht da wäre.

Später, als sie mir von diesem Gespräch erzählte, wunderte ich mich. „Hätte er nicht wissen müssen, dass Albinos immer rote Augen haben?"

Dann kam der Mann zu einem meiner ersten Kaninchen-Workshops, bei dem ich Grundlegendes über die Kaninchenhaltung vermittelte und dies mit meinen persönlichen Erfahrungen ergänzte. Wir befanden uns noch ganz am Anfang unseres Patenprogramms, aber das grundsätzliche Format stand fest. Familien sollten genug Wissen über ihr Haustier bekommen, damit es langfristig allen Beteiligten gut geht.

Dieser Mann war der aufmerksamste Teilnehmer des Workshops und der einzige, der ohne seine Kinder da war. Er zeigte mir Bilder von seiner Frau und seinen Kindern und konnte gar nicht aufhören, darüber zu reden, wie glücklich sie alle über ein Kaninchen wären. Ich erzählte ihm von den über dreihundert Kaninchen, die ich damals aufgelistet hatte und die keiner mehr haben wollte, und erklärte ihm, dass wir genau das mit dem Workshop verhindern wollten.

Der Mann war begeistert und lobte mich vor der ganzen Gruppe. Er war fest entschlossen, einem Kaninchen einen lebenslangen Platz in seiner Familie zu geben, und es sah so aus, als würde alles passen.

Als die Zeit der Geburt näher rückte, rief er täglich an. Seine Begeisterung war ein bisschen aufdringlich, aber wir waren auch beeindruckt von seiner Leidenschaft. Er und seine ganze Familie fieberten den Kaninchenbabys entgegen. Er würde der weltbeste Kaninchenhalter aller Zeiten sein, erklärte er in seinem Überschwang. Er schien noch begeisterter über die Kaninchengeburt als ich selbst!

Acht Wochen später, als die ersten Blätter fielen, hatte Star ihre Babys abgestillt. Auch Caramel war dazu übergegangen, Heu und Trockenfutter zu fressen, aber weil sie braun war, interessierte sich der Mann nicht für sie. Als Paxton Vater wurde, hatte ich seine Babys nach dem Alphabet benannt. Nun wollte ich die Jungen von Casper nach Zahlen benennen, also Uno, Deuce, Tres, Katrina und Fiver. Da ich sie nicht auseinanderhalten konnte, bekam jedes mit einem Marker eine Zahl ins Öhrchen geschrieben.

Mit federnden Schritten betrat der Mann schließlich unser Grundstück, diesmal war seine Familie dabei. Sie waren sich schnell einig, welches der weißen Kaninchen es sein sollte: Fiver, ein Männchen. Dann erzählten sie davon, wie sie wochenlang über einen Namen nachgedacht hatten, bis ihnen endlich der perfekte Name eingefallen war: Fluffy.

Ehe wir uns verabschiedeten, machten wir noch einmal unsere Bedingungen klar. Weil Fluffy ein seltenes, reinrassiges Kaninchen war, durften sie ihn nicht weiterverkaufen, und er durfte sich auch nicht mit anderen Kaninchen fortpflanzen. Wir würden seine Abstammungsurkunde behalten. Sollten sie Fluffy nicht mehr wollen, könnten sie ihn jederzeit wieder zurückbringen, ohne dafür eine Erklärung abgeben zu müssen.

Ungefähr einen Monat später schaute ich mir die privaten Kleinanzeigen im Internet an, welche Kaninchen da gerade zum Verkauf oder zur Adoption angeboten wurden. Das machte ich regelmäßig – meine Eltern erlaubten mir inzwischen mehr Internetzeit, solange ich nur auf den von ihnen bewilligten Seiten blieb. Während ich also nach seltenen Rassen Ausschau hielt, entdeckte ich plötzlich ein Foto. Aufgeregt rief ich meine Eltern. War das möglich?

„Ich glaub es ja wohl nicht", knurrte Dad.

Mom hatte es die Sprache verschlagen.

„Das ist unser Fiver, oder?", fragte ich ungläubig. „Ich erkenne ihn doch."

Hatte ich der Familie nicht ausdrücklich gesagt, sie sollten mich anrufen, wenn sie nicht gut zurechtkämen? Es war das erste Mal, dass ich ein Kaninchen für immer in andere Hände gab, und ich hatte eigentlich sicherstellen wollen, dass alles gut ging. Nun, das hatte wohl nicht funktioniert.

Einer unserer erwachsenen ehrenamtlichen Helfer rief bei der Familie an und stellte ein paar Fragen zu dem angebotenen Kaninchen, um sicherzugehen, dass es sich wirklich um Fluffy handelte. Am nächsten Tag riefen wir an und wollten Fluffy zurücknehmen. Der Mann stellte unmissverständlich klar, dass Fluffy *nur gegen Geld* zu haben sei. Sollten wir unser eigenes Kaninchen zu einem höheren Preis zurückkaufen?

Was für eine Erfahrung – für mich und für unser junges Unternehmen! Eigentlich war das nicht unsere Art, aber wir mussten für höhere Sicherheit sorgen, was mehr Formalitäten bedeutete. In Zukunft würde es ein vorgeschriebenes theoretisches Lernprogramm und eine obligatorische zweimonatige Probezeit geben, in der das Kaninchen nur verliehen wird. Wir würden mit schriftlichen Vereinbarungen arbeiten, wozu auch die Verpflichtung käme, die Männchen kastrieren zu lassen.

Ein paar Tage später war Fluffy wieder bei uns, ich hatte ihn mit meinem Geburtstagsgeld freigekauft. Mom machte zu seiner Begrüßung einen Käsekirschkuchen und das rote Porzellangeschirr kam wieder zum Einsatz. Dem Kaninchen schien es gut zu gehen. Falls es unangenehme Erfahrungen gemacht hatte, erfuhren wir zumindest nichts davon. Wir fanden auch nie heraus, was mit der Familie und dem Kaninchen schiefgegangen war. Aber wir hatten gelernt, dass es nicht ohne klare Kommunikation und eindeutige Regeln ging.

Am Ende gab es nur noch ein Problem – seinen Namen. Mom nannte ihn weiterhin Fiver. Dad sagte „Nummer fünf" zu ihm – in Anlehnung an den „Kampfroboter Nummer fünf" aus dem Film *Short Circuit* –, während ich bei Fluffy blieb. Aber in seinem Stammbaum änderten wir nichts mehr. Er war ein *Peacebunny* und würde immer zur Familie gehören, egal welchen Vornamen er hatte.

Verspielt wie Kinder

Ich versuchte, weder auf diesen Mann noch auf mich selbst wütend zu sein, sondern daraus zu lernen. Was für eine Person wollte ich selbst eines Tages sein? Wie konnte ich ein besserer Mensch werden – schon als Kind und auch in meinem späteren Leben? Manchmal erkennt man sich selbst in anderen wieder, manchmal sieht man aber auch andere und weiß, dass man so nicht werden will. Wenn man angelogen oder betrogen worden ist, kann man sich selbst prüfen und hinterfragen und aus der Situation etwas lernen. Damals konnte ich das noch nicht alles umsetzen, aber diese Erfahrung begleitete mich weiterhin – mit Fluffy zusammen – und ist mir langfristig eine Lehre.

Andererseits hatte ich keine Zeit, mich zu lange mit diesem Vorfall aufzuhalten. Neue Kaninchen wurden geboren und Paxton war jetzt ein stolzer, glücklicher Großvater – im Alter von nur knapp zwei Jahren! Wenn die Kaninchen im Garten spielten, erinnerte er immer alle daran, dass dieses Gelände zuallererst ihm gehörte. Dabei war er wirklich lieb zu seinen Kindern und Enkeln, leckte ihre Ohren und kuschelte mit ihnen. Nie hat er ein Jungtier gebissen, was andere Alphamännchen schon gelegentlich machen. Er setzte sich nur manchmal auf ein Kleines drauf, wie um zu zeigen, dass er der Chef ist. Vielleicht so ähnlich, wie wenn Dad und ich einen Ringkampf machen.

Ungefähr zu dieser Zeit entdeckte eine Familie, die zu unseren Kaninchen-Paten gehörte, auf einer Wanderung drei Löwenkopf-Babys mit ihrer Mutter und brachte die Kaninchen zu uns. Die Löwenkopfkaninchen, die auch Löwenmähnenkaninchen oder Löwenköpfchen genannt werden, gehören zu den Zwergkaninchenrassen und verdanken ihren Namen der langen Mähne rund um den Kopf und im hinteren Rumpfbereich. Außerdem haben sie kurze Stehohren, gehören zu den Langhaarrassen und kommen in unterschiedlichen Farben vor. Ich war mir nicht sicher, ob ich ihre riesigen Frisuren dramatisch oder albern finden sollte. Die Familien-Jury war sich noch nicht einig. Ein paar Tage später starb die Mutter und wir legten die drei Babys in den

Wurfkasten einer anderen Kaninchen-Mama, die sie fortan mitsäugte. Die drei wuchsen rasant und ließen sich gut unterscheiden. Leonardo war weiß mit großen, braunen Flecken, Newton hatte ein Tarnmuster in Schokoladenbraun und Weiß, während Einstein einfarbig dunkelbraun war und eine abgefahren lange, wilde Löwenmähne hatte. Aber er schien zu wissen, wie man damit umgeht.

Bevor das nächste Schuljahr anfing, trafen Mom und ich uns mit einigen Lehrern der *Green Central School* im Schulbezirk von Minneapolis. Für mich war das der erste offizielle Auftritt als Start-up-Unternehmer. Lehrer aller Klassenstufen, von der Vorschule bis zur *Highschool*, hörten mir zu, während ich mein STEM-Programm erklärte: „Am besten kann man Naturwissenschaften unterrichten, während gleichzeitig ein Kaninchen für einen gewissen Zeitraum im Klassenzimmer wohnt. Wenn Sie über die Zusammenhänge in der Natur, über vom Aussterben bedrohte Tierarten oder über unsere Verantwortung für die Umwelt sprechen, wird das für Ihre Schüler viel eindrücklicher sein. Die Kinder werden gerne zum Unterricht kommen, schon allein, weil sie sich auf das Kaninchen freuen", sagte ich.

Die Lehrer lächelten und nickten.

„Das ist gut für die Kinder und auch für die Kaninchen", schloss ich.

Viele Lehrer folgten unserer Einladung, uns mit ihren Familien zu besuchen und einen Tag mit unseren Kaninchen zu verbringen. Damit war alles besiegelt. Bis Weihnachten lebten in unserem Schulbezirk dreiundzwanzig Kaninchen in Klassenzimmern. Neben den Kindergeburtstagen und dem Düngerverkauf wurde auch das zu einer stetigen Einkommensquelle. Mit dem Geld kauften wir Kaninchenfutter und Zubehör.

Aber wir hatten dadurch auch viel mehr zu tun. Einmal pro Woche besuchten wir jedes Schul-Kaninchen, sahen nach dem Rechten und brachten Futter. Damit waren meine Samstage ausgefüllt. Sonntags nach dem Gottesdienst besuchten wir Hasengärten und hielten Kaninchen-Workshops. Auch wenn wir viel zu tun hatten und das alles manchmal ein bisschen chaotisch war, hatte ich Freude daran, und es gab immer wieder lustige Momente.

Einmal waren wir auf dem Rückweg von einer STEM-Unterrichtsstunde. Neben mir auf der Rückbank saß das Kaninchen Moe Moe Peacebunny, hinten im Wagen waren weitere Kaninchen in ihren Transportboxen. Als wir an einer Wiese voller Löwenzahn vorbeifuhren, hielten wir an, um den Kaninchen einen Snack zu gönnen. Auf Moe Moe musste ich dabei besonders aufpassen; er neigte dazu, schnell zu verschwinden oder sich zu verstecken. Von seinen Geschwistern war er mit Abstand der Kleinste. Ich hatte ihn von Anfang an besonders ins Herz geschlossen, ähnlich wie Heavenfluff. Wir waren mit der Namensgebung von Paxtons Abkömmlingen inzwischen beim Buchstaben M angekommen. Als kleiner Junge sagte ich „momo" zu Marshmallows, und so kam Moe Moe zu seinem Namen. Er war mein kleines Marshmallow.

Weil er einerseits so klein war und andererseits so gerne stiften ging, sagte ich oft zu ihm: „Little Moe, little Moe, where did you go?" (Kleiner Moe, kleiner Moe, wohin bist du gegangen?), in Anspielung an die Sängerin Lil' Mo und ihren Hit von 2003 „Can't let you go". Eines Abends war er wieder weg. Wir hatten die jüngeren *Peacebunnys* im Garten spielen lassen und irgendwann war Moe Moe einfach nicht mehr da. Er war schwarz und die dunklen Schatten der heranahenden Nacht erschwerten die Suche.

Mehrere Nachbarn halfen mir: Noah suchte in einer Richtung, Alexander in der anderen, Diego suchte noch einmal alle Ecken unseres Grundstücks ab und die Rabauken rannten die Straße hinunter auf ihr Haus zu und riefen immer wieder Moes Namen. Endlich fand ich ihn auf dem Grundstück unserer Nachbarn, unter den großen Blättern einer Hosta-Pflanze versteckt. Als ich die ausladenden Blätter anhob und ihn darunter entdeckte, sah er zu mir auf, und sein Gesicht war von einem breiten Kaninchen-Lächeln überzogen.

‚Na gut, du hast mich gefunden', schien er zu sagen.

Ich setzte mich neben ihn und er hüpfte direkt in meinen Schoß. ‚Wollen wir das noch einmal spielen?', schien sein Blick zu fragen.

Kann ich mir Ihre Farm ausleihen?

In unserer Stadt gibt es eine Vorschrift, nach der ein Haushalt maximal vier erwachsene Kaninchen im Alter von sechs Monaten oder älter besitzen darf. Würden einige unserer Kaninchen gleichzeitig zu uns nach Hause kommen, lägen wir schnell über dieser Zahl. Es gab inzwischen viele Patenfamilien, die wir in der Nachbarschaft, der Schule, der Kirche, beim Baseballverein und bei den Pfadfindern gefunden hatten. Ein paar Familien waren auf anderen Wegen dazugekommen und dreiundzwanzig Kaninchen lebten in Klassenzimmern. Gleichzeitig wuchs unser Unternehmen immer weiter. Einer der älteren Jungs aus der Nachbarschaft meinte, ich solle mir darüber nicht so viele Gedanken machen.

„Es gibt keine Kaninchen-Polizei, die dich verhaften wird", meinte er locker. „Es weiß doch keiner, wie viele Kaninchen du hast."

„Aber ich weiß es", antwortete ich.

Das war für mich der entscheidende Punkt. Grundsätzlich wollte ich mich an bestehende Regeln halten – oder, wenn sie unsinnig waren, versuchen, sie zu ändern. Doch im Moment hatte ich nicht die Zeit, mich wegen der Gesetze zur Kaninchenhaltung an die Stadtverwaltung zu wenden, um dort eine Ausnahme oder eine Änderung zu bewirken. Auch meine Eltern wollten das nicht. Sie waren schließlich beide berufstätig und hatten noch andere Aufgaben, als für mich und mein wachsendes Kaninchen-Imperium da zu sein. Ich war ratlos.

So konnte es nicht weitergehen. Wenn es richtig war, dass ich dieses Kaninchen-Unternehmen führte – und daran hatte ich keinen Zweifel –, dann würden wir auch bekommen, was dafür notwendig wäre. Oder hatte ich über das Ziel hinausgeschossen? Vielleicht sollten wir zurückschrauben und mehr Kaninchen in Familien geben, in denen sie für immer bleiben konnten? Aber wie könnte ich es schaffen, diese vom Aussterben bedrohten Rassen zu retten, wenn ich zurückruderte?

Plötzlich hatte ich die Antwort: „Wir brauchen eine Farm", beschloss ich.

„Ja klar, wir brauchen eine Farm", wiederholte Dad mit unbewegter Miene. „Ich sehe es schon vor mir: Familie Smith auf ihrem Bauernhof. Mom fährt den Traktor, du trägst eine Latzhose und treibst die Kaninchen auf die Weide und ich …"

Eine lange Pause entstand. Sehr lang. Dann sahen sich meine Eltern an. Schauten zu mir und sahen sich wieder an. Ein albernes Grinsen zuckte über Dads Gesicht und dann brach er in schallendes Gelächter aus.

„Ja, warum denn nicht", mischte sich Mom nun ein, in einem übertriebenen Akzent mit besonders lang gezogenen Vokalen – so ähnlich, wie er im nördlichsten Minnesota gesprochen wird, wo die großen landwirtschaftlichen Betriebe angesiedelt sind. „Ich sehe euch schon vor mir, deinen Dad und dich, in euren Latzhosen. Ja, eine gute Vorstellung. Wenn Dad auf deiner Farm arbeitet, Caleb, dann wird er auch irgendwann zu einem Farmer. Bestimmt."

Wir lachten so laut, dass ich überlegte, ob uns Bachmanns auf der anderen Straßenseite hören konnten. Meine Eltern hatten recht: Landwirtschaft war überhaupt nicht unsere Welt. Wir respektierten Farmer sehr, aber wir waren vermutlich körperlich nicht fit genug für diese Arbeit. Und wir hatten überhaupt keine Ahnung davon. Außerdem besaßen wir keine Farm und ich hatte keine Ahnung, was eine Farm kostete. Wir waren auch nicht gerade reich, jedenfalls nicht im materiellen Sinn. Meine Eltern hatten nie ein Geheimnis daraus gemacht, dass nach dem Hauskauf damals nicht mehr viel Vermögen übrig war.

Auf meine Frage, ob wir uns eine Farm leisten könnten, zuckte meine Mutter mit den Schultern. „Wir müssen sie ja nicht *kaufen*. Vielleicht können wir nur ein kleines Stück davon *ausleihen*?"

Meine Suche nach Farmen im Internet ergab nur wenige Ergebnisse – da wir im Einzugsgebiet der beiden größten Städte Minnesotas lebten. Meine Eltern waren damit einverstanden, dass ich mit den Farmern in unserer Nähe Kontakt aufnahm und nachfragte, ob wir einen Teil ihrer Scheune für unsere Kaninchen nutzen könnten.

Zwei Wochen später fuhren wir in die Einfahrt eines wunderschönen landwirtschaftlichen Betriebs, der sich auf Viehzucht spezialisiert hatte.

Er lag nicht weit entfernt von der *Mall of America*, einem der größten Einkaufszentren der Welt mit über 500 Geschäften unter einem Dach und 42 Millionen Besuchern im Jahr. Wer hätte hier einen Bauernhof vermutet? Auch meine Eltern, die schon lange in der Region von Minneapolis lebten, waren überrascht.

Sie hatten mich von der Schule abgeholt, und ich hatte während der Fahrt im Auto meine alten Schuhe angezogen, die dreckig werden durften. Wir kamen unangemeldet, und es war nicht klar, ob wir überhaupt jemanden antreffen würden.

Das Bauernhaus lag am Ende eines langen Privatweges auf einer kleinen Anhöhe. Rechts davon stand etwas zurückgesetzt eine typische, rot gestrichene Scheune. Wie ein Periskop streckte ich meinen Kopf aus dem hinteren Seitenfenster und entdeckte weiße Schafe, die zufrieden kauend auf einer Wiese standen. Am blauen Himmel zogen bauschige weiße Wolken vorbei und alles sah aus wie in einem Bauernhof-Bilderbuch. Hier war alles „so wie früher", dachte ich und hatte das Gefühl, als wäre mir das alles vertraut und ich wäre genau dort, wo ich hingehörte. Ob der Mann, den ich jetzt am Ende der Einfahrt entdeckte, das auch so sehen würde?

Er blieb stehen und sah in unsere Richtung, ebenso wie die beiden ungewöhnlich großen, langhaarigen weißen Hunde neben ihm. Grinsend stellte ich fest, dass er eine braune Latzhose trug. Dad hatte mit seinen Vorstellungen vom Farmerleben gar nicht so falschgelegen. Ob ihm das auch auffiel?

Ich hatte viele Schmetterlinge im Bauch und keinen mir vorher zurechtgelegten Satz im Kopf, als ich auf den Mann zuging und ihm meine Hand entgegenstreckte. Sein Blick ging an mir vorbei zu meiner Mutter. Ich vermutete, sie signalisierte ihm, dass sie mit unserem Gespräch einverstanden war. Ich stellte mich vor und erfuhr, dass er Chris hieß. Dann erzählte ich ihm, dass ich seit zwei Jahren vom Aussterben bedrohte Kaninchen züchtete. Ich erwähnte das STEM-Programm, mit dem ich Kindern etwas über Kaninchen beibrachte und sprach davon, dass wir Kaninchen-Paten betreuten, um das unüberlegte Kaufen von

Tieren zu verhindern, derer die Leute dann nach einiger Zeit wieder überdrüssig sind.

„Ich habe viele Kaninchen", näherte ich mich meinem eigentlichen Anliegen.

„Nach dem, was du da erzählt hast, brauchst du die wohl auch", brummte er.

„Wir machen das so ähnlich wie die Bücherei", fuhr ich fort. „Die Schulen und die privaten Leute können sich ein Kaninchen für zwei Monate ausleihen, dann wird die Ausleihe verlängert oder das Kaninchen kommt zu uns zurück. Sie können es aber auch schon vorher wieder zurückbringen."

„Aha", nickte er mit gerunzelter Stirn, „klingt kompliziert."

„Manchmal, ja", räumte ich ein. „Wir haben erst vor Kurzem damit angefangen, aber es gibt schon viele Familien, die daran Interesse haben."

„Und?"

„Na ja, ich brauche einen Ort, wo die Kaninchen wohnen können, während ich mich um sie kümmere, wir haben zu Hause nicht genug Platz für alle." Endlich kam ich auf den Punkt. „Für Privatleute sind in unserer Stadt nur vier Kaninchen im Alter von über sechs Monaten erlaubt. Deshalb suche ich eine Farm mit etwas Platz in einer Scheune, wo ich alle Käfige aufstellen kann – besonders während der Sommerferien und im Winter."

„Du brauchst also keine ganze Farm?", vergewisserte er sich.

„Später vielleicht?", lächelte ich. „Nein, im Moment würde mir eine Ecke in einer Scheune sehr viel weiterhelfen. Ich wollte Sie fragen, ob Sie etwas Platz übrighätten?"

„Kann sein", meinte er und erklärte mir, dass er nur ein Angestellter sei, aber er könne dem Besitzer gern von mir erzählen.

„Ich muss Ihnen noch etwas anderes sagen", schob ich schnell hinterher. „Es wäre schön, wenn meine Kaninchen hier umsonst unterkommen könnten. Wir haben gerade erst angefangen und ich verdiene bis jetzt nur genug, um Futter und Zubehör zu kaufen. Um die Miete zu verdienen, müssten wir viel mehr Veranstaltungen organisieren."

„Na gut, das kann ich erwähnen", nickte er.

„Aber ich kann Ihnen bei der Arbeit auf dem Hof helfen", bot ich schnell an, „ich bin gerne bereit, Bauernhofsachen zu machen."

„Ach ja?" Er nickte bedächtig und musterte meine neun Jahre alten Armmuskeln. „Ich kann das nicht entscheiden, aber gib mir doch mal deine Telefonnummer und …"

„Oh super, danke, lieber Farmer Chris!"

Noch in der gleichen Woche wurde ich eingeladen, den Besitzer der Farm zu treffen, und er zeigte mir eine kleine Scheune, die direkt hinter der Hauptscheune stand. Dort waren keine Tiere untergebracht, sondern nur alte Geräte, die nicht mehr gebraucht wurden und recht antik aussahen. Alles war ziemlich schmutzig und sah nicht wirklich nach einem einladenden Platz für Kaninchen aus, aber es war genau das, was wir brauchten. Der Eigentümer war einverstanden und ich hatte meine „Farm" gefunden.

Eine Woche später halfen uns die Mitglieder eines Sportvereins, die ein paar Stunden gemeinnützige Arbeit ableisten mussten, die Scheune zu reinigen. Trotz der vielen tatkräftigen Helfer brauchten wir fast das ganze Wochenende, bis wir einen Teil der Scheune so sauber hatten, dass wir die Kaninchen bringen und unseren Bereich einrichten konnten.

Es war wie ein Traum: Nun fuhren wir jeden Tag nach der Schule zu unserer Bilderbuch-Farm und kümmerten uns dort um unsere Kaninchen. Manchmal kamen Noah und seine Mutter, Ms. Deb, mit. Auch Markus schloss sich ihnen an manchen Tagen an, wenn er sich fit genug dafür fühlte und es trotz der herbstlichen Jahreszeit noch warm genug war. Wenn alle mithalfen, dauerte es etwa zwanzig Minuten, um alle Kaninchen mit Futter und Wasser zu versorgen. Danach blieb immer noch genug Zeit zum Spielen. Ich machte alle mit Farmer Chris bekannt, der seine braune Latzhose mit Würde trug, als wäre sie eine Uniform.

Natürlich hatten wir auch unsere Freude an den Schafen, die zusammen mit einem Esel hinter dem Zaun grasten. Auch den Ziegen dort statteten wir immer einen Besuch ab, ehe wir zu der schönsten Stelle der Umgebung gingen, von wo aus man über das Tal von Minnesota schauen konnte. Eines Tages half ich zum ersten Mal dabei, die Hühner im Stall zu füttern. Von da an bekam ich täglich neue „Bauernhofsachen" zu tun. Ich half Chris und er zeigte mir, wie Landwirtschaft „gemacht" wird. Am Ende war ich immer dreckig, wenn ich wieder ins Auto stieg. Die ersten Tage versuchte ich noch, sauber zu bleiben, und ging auf Zehenspitzen durch die Pfützen. Aber nach und nach verstand ich, dass es einerseits reine Zeitverschwendung war, wenn man bei der Arbeit auf dem Bauernhof sauber bleiben will – andererseits fehlt einem dann auch etwas, das eigentlich zur Bauernhofarbeit dazugehört.

So kam ich zu der Einsicht, dass ich eine eigene Latzhose und Arbeitsstiefel brauchte. Wir fuhren in einen entsprechenden Laden, und als ich zum ersten Mal mein neues Outfit anprobierte, veränderte sich mit einem Mal mein Bild von mir selbst. Ich würde nicht mehr das Kind auf der Farm sein, sondern der Farmer.

Doch schon am Ende dieser Woche änderte sich das Wetter und plötzlich waren wir mitten in dem für Minnesota typischen Winter. In den Weihnachtsferien besuchten uns meine Cousins aus Texas. Sie nahmen all ihren Mut zusammen, trotzten den minus 23 Grad und kamen mit zur Farm, wo sie mit den Kaninchen spielten, während ich meine Arbeit erledigte. Zwei Monate später war es noch kälter und der Schnee lag meterhoch. Mehrere Tage lang wütete ein Schneesturm in unserer Gegend und die Schneeverwehungen häuften sich zu hohen Bergen.

„Wir sind wie die Post – weder Schnee noch Regen noch Hitze noch das Dunkel der Nacht halten uns auf!", lachte ich und zitierte damit die berühmte Inschrift am Hauptpostamt in New York „Nichts hält uns davon ab, unsere Kaninchen zu füttern."

„Schön, dass du dir da so sicher bist", seufzte Mom und sah angespannt durch die Windschutzscheibe auf die rutschige Straße.

Bis jetzt hatte unser tapferer kleiner Toyota uns Tag für Tag zur Farm gebracht. Aber an diesem Tag blieben wir in Sichtweite unseres Ziels endgültig stecken. Es war, als würden wir von eiskalter Zuckerwatte verschlungen. Wir versuchten, die Reifen wieder auszugraben, aber Wind und Schnee waren schneller – wir kamen nicht hinterher. Glücklicherweise hatte Farmer Chris uns gesehen, kam mit dem Traktor und zog uns aus dem Schnee. Wir brauchten ihn sogar zweimal. Der Sturm war heftig und meine Wimpern waren gefroren, aber die Kaninchen bekamen ihr Futter und zu Hause machte Mom mir heißen Kakao.

Wochen vergingen, bis die Temperaturen endlich stiegen – an den Bäumen sprosste neues Grün und Narzissen bedeckten die Wiese. Endlich erwachte die Farm zu neuem Leben. Die Hühner gackerten, wenn ich an ihrem Stall vorbei über den geschotterten Weg ging, und auf der Weide wimmelte es von Schafen und ihren Lämmern. Neidisch sah ich den jungen Ziegen zu, die in die Luft sprangen, als hätten sie Sprungfedern unter ihren Hufen. Ich war stolz und zufrieden: Wir hatten den ersten Winter in der Landwirtschaft überstanden. Viel mehr als bisher ahnte ich, was alles nötig ist, um das Überleben in der Natur zu sichern. Ziemlich beeindruckend, fand ich.

Um meine Dankbarkeit für den Platz in der Scheune wieder neu zum Ausdruck zu bringen, erinnerte ich Farmer Chris daran, dass er mir Aufgaben übertragen durfte. Er zeigte mir den Ziegenstall, den ich ausmisten sollte. Am folgenden Wochenende trat ich in meiner immer noch neuen Latzhose zum Dienst an. Dazu trug ich derbe, schwere Gummistiefel. Fast feierlich legte ich Mistgabel und Schaufel in die Schubkarre und machte mich auf den Weg zum Stall. Ich war bereit, den restlichen Tag dort zu verbringen. Ich hatte zwar nie zuvor mit einer Mistgabel gearbeitet und war auch zum ersten Mal in einem Ziegenstall, aber ich fühlte mich gut ausgestattet und war hoch motiviert.

In der Theorie wusste ich, dass es zu den wichtigen Gepflogenheiten eines Bauernhofes gehört, im Frühling den Mist auf den Feldern zu verteilen, damit der Boden mit Nährstoffen angereichert und auf die Aussaat vorbereitet wird. Aber niemand hatte mich gewarnt und mir gesagt, was es bedeutet, den Mist vom Stall aufs Feld zu bringen. Dieses Gemisch aus Stroh und getrocknetem Kot, das bis vor Kurzem noch gefroren war, bedeckte den kompletten Stallboden – auf einen halben Meter Höhe. Mir dämmerte, dass selbst ein Erwachsener mit dieser

Aufgabe längere Zeit gut beschäftigt gewesen wäre. Aber ich war entschlossen, jeden Tag nach der Schule in diesem Ziegenstall zu arbeiten, und wenn es einen ganzen Monat dauern würde.

Doch kaum begann ich, die erste Schicht vom Boden zu lösen, da dachte ich noch einmal ganz neu über alles nach – angefangen von der aktuellen Aufgabe im Stall bis hin zu meinem ganzen restlichen Leben. Warum tat ich das? Die oberste Strohschicht hatte alles versiegelt, was darunterlag, auch den fauligen Dampf der tieferen Schichten. Aber kaum stach ich mit meiner Mistgabel hinein, zerbrach dieses Siegel und es entstanden erste Löcher im festgestampften Bodenbelag. Daraus stieg ein Gestank auf, dem ich nicht gewachsen war. Ich hob die erste Schaufelladung hoch und mein Magen hob sich gleich mit. Wäre ich nicht sofort hinausgerannt, hätte ich mich an Ort und Stelle übergeben.

Wie soll ich das jemals schaffen?, fragte ich mich.

Die Frage war falsch gestellt, das wusste ich sofort. Ich wollte auf dem Bauernhof mithelfen, das war Teil unserer Absprache. Gleichzeitig wollte jede Faser meines Wesens einfach nur zum Auto meiner Mutter laufen und so schnell wie möglich nach Hause fahren. Stattdessen zog ich die Mistgabel hinter mir her und zwang mich zurück in den Stall. Es ging, aber nur sehr langsam. Ich hatte erst eine kleine Mulde ausgehoben, als mein Körper schon wieder streikte. Dieses Mal lag es nicht am Geruch, sondern daran, dass meine Arme die Konsistenz weich gekochter Nudeln angenommen hatten.

Ich ging davon aus, dass Farmer Chris von mir enttäuscht sein würde, und hatte mir in meiner Sorge schon viele düstere Szenen ausgemalt, wie er reagieren würde. Aber als ich meine Werkzeuge zurückbrachte und er sich ansah, was ich geschafft hatte, war er nicht unzufrieden. Er dankte mir freundlich und aufrichtig für meine Hilfe. Ich prägte mir ein: Wenn andere ihr Bestes gaben, dann wollte ich ihnen für ihre Anstrengung danken – egal, wie viel sie geschafft hatten. Von dem Tag an hatte ich noch größeren Respekt vor ihm als schon davor. Er machte diese Arbeit regelmäßig!

Während ich zum Auto ging, wo meine Mom wartete, rief Chris hinter mir her: „Ich wollte dir noch etwas sagen, fast hätte ich es vergessen –"

„Was?", fragte ich.

„Cooles Outfit!"

Bunny Boy

Das Kaninchen-Unternehmen nahm weiter an Fahrt auf. Es ging wieder auf Ostern zu, und es gab erneut ein großes Ostereiersuchen. Außerdem luden mich verschiedene Kirchengemeinden ein, Hasengärten bei ihnen zu veranstalten. Wir sammelten neue Erfahrungen, und unsere Ausstattung wurde immer ausgefeilter. Auch unsere Kindergeburtstagsangebote wurden umfangreicher und immer beliebter, ebenso wie der Kaninchenverleih an Patenfamilien und die Workshops. Ich hätte nur nicht unsere Privatnummer auf die Flyer drucken lassen sollen! Jeder rief uns nun bei Fragen rund um wilde Hasen und kranke Kaninchen an.

Besonders schön war für mich immer der Moment, wenn ich die Kaninchen fragte, wer heute mit auf Tour gehen wollte. Ich war fest davon überzeugt, dass jene Tiere auf mich zukamen, die Lust auf Party und großes Kuscheln hatten, während die anderen, die hinten in ihren Käfigen blieben, an diesem Tag lieber nicht mitkommen, sondern einen ganz normalen Kaninchentag haben wollten.

Was mich sehr freute, war, dass Markus in unserer wachsenden Kaninchenschar einen kleinen Freund fand, zu dem er eine so enge Beziehung entwickelte, wie Snickers und ich sie gehabt hatten. Bei der nächsten großen Ausstellung gewann das Kaninchen von Markus den ersten Preis in seiner Kategorie. Zu Hause wurden sie für ihren Erfolg sehr gefeiert, aber die Freundschaft zwischen den beiden war Grund für noch größere Freude. Beide hatten eine schwache Gesundheit, aber ein großes und furchtloses Herz.

Immer mehr Familien gaben den Kaninchen Raum in ihrem Leben und im Gegenzug trugen die Tiere dazu bei, dass die Menschen ihre Herzen öffneten.

Bei einem Mädchen aus unserer Gegend wurde das besonders deutlich. Sie hatte ein freundliches Wesen, wurde aber von anderen Kindern in der Schule nicht gut behandelt. Während sie sich mit zwei jungen Kaninchengeschwistern in unserem Garten anfreundete und die beiden schließlich mit nach Hause nahm, veränderte sie sich zusehends. Die beiden Kaninchen waren zwar klein, kannten aber keine Angst – nicht einmal vor den Nachbarshunden. Einige Schulkinder kamen zu ihr nach Hause, wollten die Kaninchen besuchen, lernten das Mädchen besser kennen und das Mobbing hörte schließlich auf.

Auch die privaten Anzeigen im Internet behielt ich im Blick, da mich die Situation der ungewollten Kaninchen nach wie vor interessierte. Entdeckte ich dabei seltene Rassen, meldeten wir uns bei den Leuten. Dabei stießen wir auch auf das Phänomen von Händlern, die seltene Kaninchen billig erwarben, sie unter ungünstigen Bedingungen hielten und wesentlich teurer weiterverkauften. Was uns da begegnete, war nicht schön, aber ich versuchte, daran zu denken, dass unser Umgang mit Tieren den Zustand unseres Herzens widerspiegelt. Da war ich mir ziemlich sicher. Und dann taten mir die Menschen, die so etwas taten, ebenso leid wie die Tiere.

Bei all den Aktivitäten war es kein Wunder, dass die Kinder bald *Bunny Boy* zu mir sagten – Kaninchenjunge. Ich fasste es als Kompliment auf. Wenn man Dutzende von Kaninchen besitzt und an jedem Wochenende in der ganzen Stadt Veranstaltungen mit Kaninchen am Laufen hat, dann darf man sich nicht wundern, wenn man mit *Bunny Boy* angesprochen wird.

Dann kam die Mutter eines autistischen Jungen auf uns zu und wir durften gemeinsam feststellen, dass Kaninchen eine Sensibilität besitzen, die uns Menschen oft fehlt. Sie verstehen uns wohl manchmal besser, als wir uns selbst verstehen. Der Junge hieß Tommy. Er sprach so gut wie nie, erzählte uns seine Mutter, und wenn er etwas sagte, dann nur im leisen Flüsterton. Schon beim ersten Workshop suchte er sich ganz gezielt ein Kaninchen aus, das mit einem verformten Hinterlauf zur Welt gekommen war. Es war vier Monate alt, kräftig und schön, aber man sah, dass es sich nicht so gut bewegen konnte. Tommy, der autistische Junge, nahm es auf den Schoß und fragte mit sanfter Stimme: „Kann ich dir helfen?“

Beim nächsten Workshop suchte er sich dasselbe Kaninchen aus, und als er mit ihm allein im Gehege saß, fragte er klar und deutlich: „Erinnerst du dich an mich?“ Und dann: „Hast du mich vermisst?“ Seine Stimme wurde mit jeder Frage kräftiger, bis er schließlich laut und deutlich erklärte: „Ich habe dich vermisst!“ Seine Mutter umarmte meine Mom überglücklich.

„Ich glaube, diese Familie sollte sich ein Kaninchen ausleihen“, grinste ich.

KAPITEL SECHS

Was hast du gegen meine Frisur?

Eines Tages, als Mom bei Bachmanns war, hörte ich sie zu Ms. Deb sagen: „Falls wir jemals auf die Idee kommen sollten, Angorakaninchen zu züchten, dann gib mir bitte eine schallende Ohrfeige!"

Zu Beginn dieser Woche hatten Markus und ich ein Buch der 4-H-Organisation über Kaninchenrassen gelesen und waren ziemlich beeindruckt von der Beschreibung des Fells der Angorakaninchen. Was für eine Arbeit das sein musste! Mir war es ja schon zu viel, mich morgens um meine *eigenen* Haare zu kümmern. Meine Mutter schien der gleichen Meinung zu sein und schwor mit Nachdruck, niemals ein Angorakaninchen aufzunehmen. Wir hatten schlicht nicht die Zeit für die intensive Pflege, die diese Tiere benötigten. Dachten wir in diesem Moment zumindest noch.

Bald darauf nahmen wir zwei Kaninchen auf, die in Not geraten waren, Ginger und Nutmeg. Beides waren Angorakaninchen …!

Ms. Deb schaute bei uns vorbei, um unsere Neuzugänge zu besichtigen. Ihr Blick ruhte lange und wortlos auf den beiden Tieren, deren Fell sich langsam wieder von dem Haarschnitt erholte, den ich ihnen verpasst hatte. Die Haare wuchsen fließend weich und so rasch, wie Kresse aus einem Graskopf sprießt. Ms. Deb schien sich zu fragen: *Soll ich Hilfe anbieten? Oder ist es jetzt Zeit für die gewünschte Ohrfeige?*

Es gab keine Ohrfeige, dafür war es ohnehin schon zu spät.

Ms. Deb fing an zu lachen, Mom stimmte ein, und die Heiterkeit der beiden übertrug sich auch auf mich. Wir lachten über unsere eigene Dummheit, aber das war nun auch vollends egal.

Alle unsere Befürchtungen bestätigten sich. Die langen, weichen Haare der Angorakaninchen wuchsen etwa zwei bis drei Zentimeter pro Monat und das vorsichtige Bürsten, Striegeln und Reinigen des Fells, das wöchentlich nötig war, dauerte zwischen dreißig Minuten und einer Stunde pro Tier. Gleichzeitig gaben sich die beiden alle Mühe, ihre zweieinhalb Kilo leichten Körper von der ausufernden Haarpracht zu befreien – als ob sie sich selbst um ihre dramatische Mähne kümmern wollten, was natürlich unmöglich war.

Dabei waren wir auch so schon gut ausgelastet. In diesem Herbst hatten wir so viele Kaninchen bei Patenfamilien und in Klassenzimmern untergebracht, dass wir uns von Farmer Chris und seinem malerischen Bauernhof verabschieden konnten. Überall in Minneapolis waren unsere Kaninchen verteilt: an Schulen, Vorschulen und in Seniorenheimen; einige waren sogar im Eingangsbereich des örtlichen Mathematikums, wo Kinder vom Vorschulalter bis zur *Highschool* zusätzlichen Unterricht in Mathe bekommen konnten. Wegen der Kaninchen kamen die Kinder nach der Schule plötzlich gerne zur Mathe-Nachhilfe.

„Jede Zahnarztpraxis im ganzen Land sollte Kaninchen haben“, erklärte ich eines Tages. „Die Patienten könnten sich viel besser entspannen.“

„Gute Idee – aber NEIN“, sagte Mom und schüttelte müde, aber entschlossen den Kopf.

Besonders viel Kraft kostete mich ein *American Blue*-Kaninchen, das Bluedini hieß. Es war verspielt, nie müde und hatte nur Blödsinn im Kopf. Seine Spezialität war es, immer abzuhauen, egal wohin ich es setzte. Es machte dem Entfesselungskünstler Harry Houdini Konkurrenz. So war es auch zu seinem Namen Bluedini gekommen, es war unser blauer Houdini. Kaum ein Tag verging, an dem man mich nicht fragen hörte: „Wo ist Bluedini schon wieder?“ Er war ein Abkömmling von Little Moe – der Apfel fiel hier definitiv nicht weit vom Stamm!

Dazu waren nun also noch zwei Angorakaninchen gekommen, die ihre wöchentlichen Haarpflegezeiten und verschiedene weitere Zuwendungen brauchten. Da kann man schon verstehen, dass sich meine

Eltern, Hirsch-Oma, meine Uroma, meine Lehrer und – gefühlt – der ganze Rest der Welt Sorgen machte, wie lange ich das noch durchhalten würde und wann ich Zeit für meine Schulaufgaben hätte. Aber wie konnten wir einen solchen Notruf ignorieren?

Es begann mit einem Telefonanruf, was für uns schon damals wirklich nichts Besonderes mehr war. Ein- bis zweimal am Tag rief uns jemand an und erzählte von einem Kaninchen, das dringend ein Zuhause bräuchte. In dem Maß, wie unsere Aktivitäten zunahmen, wurde auch unsere Telefonnummer immer bekannter. Dieses Mal war also die Besitzerin von Ginger und Nutmeg in der Leitung. Sie klang ziemlich aufgelöst und erzählte von ihren beiden Angorakaninchen, deren Fell total verfilzt und verknotet war. Darin hatte sich nun bei Ginger ein Ast verfangen und bereitete dem Tier bei jeder Bewegung Schmerzen. Die Frau wirkte ratlos.

Wenig später betraten Mom und ich den Hof des Ehepaars, denen die Sache peinlich war, die ihren Tieren aber auch dringend helfen wollten. Als wir die Kaninchen untersuchten, keine Verletzungen feststellten und anboten, sie mit zu uns zu nehmen, waren die beiden Leute total erleichtert. Ich dachte zu diesem Zeitpunkt, wir würden die Kaninchen demnächst in guter Verfassung, gesund und gut erholt wieder zurückbringen. Einfach würde es für mich und für die Kaninchen nicht werden, denn das Fell war verfilzt bis hinunter auf die Haut. Aber so war zunächst der Plan.

Als wir die beiden in ihrem neuen Gehege versorgt hatten, ging ich mit sanfter Stimme und vorsichtigen Bewegungen auf sie zu und erklärte ihnen, was ihnen bevorstand. Allmählich entspannten sie sich und erlaubten meiner Mutter und mir, ihre verfilzten Zotteln so weit zur Seite zu bürsten, dass wir mit der Schere ansetzen und die Knoten entfernen konnten. Mit einem elektrischen Schermesser wäre das natürlich viel einfacher gewesen, aber kein Kaninchen mochte das Geräusch dieser Geräte. Also machten wir immer wieder kurze Schneide-Einheiten von fünf Minuten. Mir war es wichtig, dass die beiden sich sicher fühlten und keine Angst hatten. Deshalb durften sie auch selbst entscheiden, wann und wie lange es weiterging. Die Kaninchen verstanden, dass wir unseren Part so behutsam wie möglich machen wollten. Aber es dauerte mehrere Tage, bis beide komplett geschoren waren.

Als ich schließlich die Schere zur Seite legte und die Aufgabe für abgeschlossen erklärte, betrachteten Mom und ich nicht nur die kahle Haut mit den ungleichmäßig geschnittenen Haarstoppeln. Wir sahen auch die Chance auf einen Neuanfang für die Kaninchen. Einer der Rabauken kam vorbei und staunte nicht schlecht, als er die sehr nackt wirkenden Tiere sah.

„Wow, ein Hase mit Stoppelfrisur!", brüllte er.

„Nein, ist es nicht", protestierte ich.

„Was soll das denn sonst sein?", fragte er.

„Ein kurz geschorenes Fell."

Auf Gingers Rücken stand noch ein Streifen punkig aussehender längerer Haare, aber ihre Haut war so zart, dass ich die Schere nicht tiefer ansetzen wollte. Darauf zielten dann Dads Witzeleien später am Abend. Allen, die an meiner Schneidetechnik etwas auszusetzen hatten, empfahl ich, einfach ein paar Tage zu warten. Meine Einschätzung war richtig. Das Fell wuchs rasend schnell. Und das Entscheidende war erreicht: Die Kaninchen waren sauber und gesund und hatten keine Beschwerden mehr. Niemand sollte für seinen Haarschnitt verurteilt werden.

Aber ich muss schon auch zugeben, dass ich als Friseur noch Luft nach oben habe. Die armen Mädchen! Ich hatte sie schon ziemlich zugerichtet. Leider konnten sie ihre Frisur nicht vorübergehend unter einer Mütze verstecken.

Die Geschichte von den Seesternen

Eines Spätnachmittags füllte sich unser Anrufbeantworter mit den aufgeregten Nachrichten mehrerer Personen, die uns alle von demselben Ereignis berichteten: Im Norden Minnesotas brannte eine Scheune. Manche Nachrichten klangen dramatischer als andere, einige enthielten detailliertere Informationen. Aber alle schilderten die bedrückende Situation einer Farm, etwa vier Autostunden nördlich von uns, auf der Angorakaninchen gezüchtet wurden. Wir erfuhren nicht, wie viele Tiere im Feuer gestorben waren, aber die Überlebenden hatten Brandwunden und Rauchvergiftungen.

Ich beobachtete meine Eltern, während wir den Anrufbeantworter abhörten. Wie würden sie reagieren? Für mich waren die Nachrichten so schrecklich, dass ich zwischendurch versuchte, wegzuhören. Aber es gelang mir nicht. Die Vorstellung war entsetzlich.

„Wir müssen etwas unternehmen", sagte ich schließlich. „Zumindest könnten wir die Überlebenden durch den Winter bringen."

Meine Eltern brauchten ein paar Minuten, ehe sie antworteten. Erst mussten sie das ganze Unglück verarbeiten, das sich da vor unseren inneren Augen entfaltet hatte. Ich hingegen wollte am liebsten sofort losfahren und jedes einzelne Kaninchen, das noch am Leben war, mitnehmen. Hätte ich schon einen Führerschein gehabt, wäre ich wahrscheinlich längst am Auto gewesen. Mom zog mich zu sich und sagte mit sehr sanfter Stimme, dass wir nicht allen Kaninchen helfen konnten.

„Aber das ist doch wie mit den Seesternen", widersprach ich.

Vor Kurzem hatten wir erst diese Geschichte einer Person gelesen, die am Meer spazieren ging und plötzlich an eine Stelle kam, wo Hunderttausende von Seesternen lagen, vom Meer an den Strand gespült. Sie kamen aus eigener Kraft nicht zum Wasser zurück und konnten an Land nicht leben. So begann die Person, Seesterne ins Wasser zu werfen. Im Verhältnis zur Zahl derer, die liegen blieben, waren es nur sehr wenige. Sie fragte sich: *Wenn ich unmöglich alle retten kann, lohnt sich dann überhaupt, was ich hier mache?*

Sie kam zu dem Schluss, dass es sich für diesen einen Seestern auf jeden Fall lohnen würde, selbst wenn sie sonst keinen einzigen Seestern retten könnte.

Daran dachte ich jetzt und sagte: „Selbst wenn wir nur ein einziges Kaninchen mitnehmen, wird es für dieses Kaninchen alles bedeuten. Aber wenn wir zehn mitnehmen können …"

„Wir werden nicht zehn mitbringen", unterbrach mich Mom.

Doch egal, wie viele wir von dort holen würden, ich hatte ein Problem. Wir besaßen jetzt schon die Maximalzahl an erwachsenen Kaninchen, die für einen Haushalt zugelassen sind. So gesehen konnten wir kein einziges Kaninchen nach Hause bringen. Das musste ich als Erstes ändern. Also rief ich die Nachbarn an, erklärte ihnen unsere Lage und dann brachten Dad und ich unsere vier Großen zu der Familie von Evangel und Bishop. Dort konnten Paxton, Creampuff, Star und Casper bleiben, bis wir wieder eine Farm gefunden hätten. Denn eine Farm brauchten wir nun auf jeden Fall wieder. Dann hatten wir noch einige Jungtiere, die auch bald das kritische Alter erreichen würden und eilig unter meinen Freunden und deren Familien in der Nachbarschaft verteilt wurden. Damit war ich genau an dem Punkt, den ich ganz am Anfang als Idee hatte: Ich wollte mit den anderen Kindern zusammen Kaninchen retten.

Meine Eltern kamen beide mit auf die lange Fahrt zu den Angorakaninchen, die vorläufig in einer Scheune von Freunden der betroffenen Familie untergekommen waren. Dort trafen wir den Farmer. Wir hatten unsere Transportboxen in der Hand und gingen gemeinsam zum Eingang des Gebäudes. Der Mann fragte, wie viele Tiere wir nehmen würden.

„Wir haben vier Boxen mitgebracht", antwortete Mom mit einem Kratzen in der Stimme, das die Gefühle verriet, die uns alle gerade beherrschten. „Wir können nicht mehr als vier nehmen."

Der Farmer drückte sein Verständnis aus und ließ den Kopf hängen. Leise und mit schmerzlicher Feierlichkeit bot er uns an, hineinzugehen und uns die Tiere auszusuchen, die wir mitnehmen wollten. Mom schüttelte verneinend den Kopf. Sie wandte sich kurz ab, um ihre Tränen zu trocknen.

„Wir können die Kaninchen nicht aussuchen", erklärte sie. „Das bringen wir nicht übers Herz. Würden Sie das bitte für uns tun? Geben Sie uns bitte die Tiere, von denen Sie denken, dass sie am ehesten eine Chance haben."

Whatchamacallit

Der Farmer brauchte nur wenige Minuten, die sich für uns wie Stunden anfühlten. Dann kam er mit einem Angoraweibchen auf dem Arm zurück, das so traurig schaute, wie ich das noch nie bei einem Tier gesehen hatte.

Ich lächelte es zärtlich an.

Anschließend trug der Mann noch ein anderes Weibchen mit seinen beiden Jungen heraus, die männlich waren. Ich frage mich, wie diese Babys hatten überleben können, während so viele andere gestorben waren. Waren sie unter dem Körper der Mutter ein bisschen vor dem Rauch geschützt gewesen?

Mit diesen vier Tieren fuhren wir nach Hause. Wenige Tage später tat das Kaninchen mit den traurigen Augen seinen letzten Atemzug. Das andere Weibchen nannte ich Willow und ihre Jungs Westley und Wyatt, woraus später Quiet Wyatt wurde.

Drei Wochen später überraschte Willow uns mit einem Wurf aus drei weiblichen und einem männlichen Tier. Sie kümmerte sich gut um ihre Babys, so wie jede Kaninchen-Mama das tut. Mir fiel nur auf, dass sie die Kleinen ein bisschen früher zur Selbstständigkeit ermutigte. Dann kam der Tag, an dem sie nichts mehr fraß – und tags darauf war sie tot.

Wir hatten den Eindruck, dass sie alle ihre Kräfte gebündelt und alle ihre Schmerzen ausgehalten hatte, um ihren Babys das Leben zu schenken. Ich war überzeugt, dass Willow in der Gewissheit starb, dass ich mich gut um ihre Jungen kümmern würde. Von den vier Kleinen mochte ich das Männchen am meisten. Er entwickelte sich nur zögerlich. Während seine Schwestern schon bald ein Fell bekamen, das sie wie kleine flauschige Kügelchen aussehen ließ, blieben seine Haare kurz und ein bisschen seltsam. Neben der Nase hatte er längere Haare, einige längere Büschel hinter den Ohren und ein paar lange Stellen am Rücken. Er sah völlig anders aus als die anderen Angorababys.

„Ich weiß nicht, wie ich ihn beschreiben könnte", überlegte ich eines Tages, während er auf meinem Schoß saß und seine Schwestern zu meinen Füßen spielten.

Er brauchte einen Namen. Die beiden letzten Namen, die ich vergeben hatte, waren an seine älteren Brüder Westley und Wyatt gegangen, und ich wollte noch ein bisschen beim Buchstaben W bleiben, da ich mich bei der Namensgebung ja schon dem Ende des Alphabetes näherte. Aber für diesen kleinen Sonderling fiel mir einfach nichts Passendes ein. Ich hatte schon viele Namen für ihn erwogen und wieder verworfen. Er war weder ein Walter noch ein Willi.

„Ich weiß einfach nicht, wie ich ihn nennen soll", jammerte ich.

Mom druckte gerade Blätter für unsere nächste Veranstaltung.

„Wie bitte?", fragte sie.

Ich wollte meinen Satz gerade wiederholen, als ich plötzlich die Lösung hatte. Ich schaute auf das kleine Kaninchen in meinem Schoß und lächelte.

„Ich hab seinen Namen", sagte ich, stand vom Sofa auf und ging zu meiner Mutter. Mit ausgestreckten Armen hielt ich ihr das kleine Kaninchen entgegen.

„Und der wäre?", fragte sie.

„Mom, darf ich dir *Whatchamacallit* vorstellen?"

Nach Snickers und Oreo hatte ich zum dritten Mal eine Süßigkeit als Namensgeber. Was mir besonders gefiel: Whatchamacallit heißt nicht nur ein Schokoriegel, sondern dieses Wort hat auch noch eine zusätzliche Bedeutung: „What-cha-ma-call-it" bedeutet

„Wie-sollen-wir-ihn-nennen". Das passte nun wirklich gut zu dem kleinen ungewöhnlichen Angorajungen, der bald nur noch Whatchi genannt wurde.

Ein paar Tage später hatte sich Whatchi vollständig verändert. Sein Fell war überall am Körper gleich lang gewachsen. Nun war er keine seltsame Mischung aus langen Strähnen und kurzem Fell mehr, sondern erinnerte an eine Kombination aus einem seidig-weichen Shih Tzu-Hündchen und einem Ewok aus den Star Wars-Filmen. Auch seine Persönlichkeit kam immer deutlicher zum Vorschein, als wäre er plötzlich erwacht und hätte beschlossen, der schönste und liebenswürdigste junge Kaninchen-Mann der Welt zu werden. Nach dem Tod seiner Mutter hatte er eine Zeit lang getrauert, doch nun war er mit einem großen Herzen und viel Lebensfreude aus dieser Phase hervorgegangen. Er war bereit, sein Leben ab sofort in vollen Zügen zu leben.

Whatchi hatte immer Lust, etwas zu unternehmen. Kindergeburtstage und andere Veranstaltungen liebte er besonders, und er stand immer im Zentrum der Aufmerksamkeit. Er schien das auch genau zu wissen. Kamen wir irgendwo an, strahlte er sofort diese „Schaut-mich-an-Aura" aus, und wenn die Menschen ihn umringten, war er glücklich. Mit seinem langen, seidenweichen Fell sah er immer aus, als hätte er sich schick gemacht.

Ich ging dazu über, ihn in einem Leiterwagen mitzunehmen, wo er auf einem Stapel Kissen thronen konnte, während seine langen blaugrauen Haare sich elegant rings um ihn legten, als trüge er einen Designer-Frack. Kein anderes Kaninchen hatte einen so publikumswirksamen Auftritt wie er. Wenn wir ankamen, raunten Eltern und Kinder: „Schau mal da!", zeigten auf Whatchi und standen Schlange, um ihn streicheln zu dürfen.

Whatchi schien genau zu wissen, dass er die gleiche Gabe hatte wie Brad Pitt: Er zog die Bewunderung aller Altersgruppen auf sich und beantwortete die öffentliche Aufmerksamkeit mit natürlichem Charme. Kam jemand zu ihm ins Gehege, berührte er die Person mit der Pfote. Dann ging er mit den Vorderläufen an der Brust der Person entlang nach oben, richtete sich dabei auf, bis seine Nase nicht mehr weit vom Gesicht der Person entfernt war. Er schien die Leute geradezu dazu herauszufordern, ihm in die Augen zu sehen. Wer dann Whatchis Blick erwiderte und ihm in die Augen sah, bekam von der kleinen Schnauze einen zarten Kaninchenkuss auf die Wange.

Sein Aussehen und sein Verhalten brachte die Leute dazu, ihre Zurückhaltung aufzugeben und sich so zu verhalten wir er: lieb, albern und kindlich-unbekümmert. Bei einer Geburtstagsfeier schaute ein Mädchen ihn eine Viertelstunde lang mit runden Kulleraugen an, bis sie plötzlich ihren Eltern zurief: „Ich will genau so ein Hundebaby!"

Die Eltern kamen auf mich zu und fragten, was für ein Tier ihre Tochter gerade auf dem Schoß hatte. War das ein Kaninchen oder ein Hund?

„Das ist Whatchamacallit – Wie-sollen-wir-ihn-nennen", sagte ich.

„Ja, genau das fragen wir Sie", antwortete die Mutter und dachte, ich hätte einen Scherz gemacht.

Ich dachte darüber nach, was alles geschehen war, um Whatchi und mich an diese Stelle zu bringen, wo dieses Kaninchen den Menschen so viel Freude machen und selbst auch so glücklich sein konnte – selbst wenn er mit einem Welpen verwechselt wurde. Von Whatchi konnten wir alle lernen, dass das Leben, auch wenn es nie leicht zu verstehen ist, trotzdem weich, flauschig und ziemlich wunderbar sein kann.

Tator Tot und Fudge – Kartoffelbällchen und Karamellcreme

Kaum hatte ich die ersten Bilder der Angora-Kaninchen auf meiner Website veröffentlicht, kamen von allen Seiten die Anfragen nach dem geschorenen Haar der Tiere, das die Leute zu Angora-Wolle verarbeiten wollten. Ich sagte allen ab, vorerst zumindest. Mir war klar, dass es diesen Markt gab, aber ich hatte bisher noch keine Zeit gehabt, darüber nachzudenken. Dafür war ich einfach zu beschäftigt. Aber als sich die

Anfragen häuften, wurde mir klar, dass da eine neue Einnahmequelle auf mich wartete.

Wie immer recherchierte ich zunächst und fand heraus, dass die seidig-feine Faser bei Strickerinnen und in der Modebranche insgesamt begehrt ist. Für dreißig Gramm konnte man zehn Euro verlangen oder für fünfhundert Gramm hundertachtzig Euro. Dabei war meine Angora-Faser besonders wertvoll, weil die Tiere nach den höchsten ethischen Standards des Tierschutzes aufgezogen und gehalten wurden.

Eine Strickerin aus unserer Gegend war meine erste Kundin. Sie kaufte die Wolle, die ich Ginger, Nutmeg und Quiet Wyatt abgeschoren hatte. Die Dame war begeistert und nannte mich eine „Entdeckung". Bald darauf suchte sie mich in einer Kirche auf, während ich ein Pfadfindertreffen mit meinen Kaninchen durchführte. Sie überreichte mir Proben von verschiedenen Wollknäueln, die sie aus der Wolle meiner Kaninchen gesponnen hatte. Dankbar und beeindruckt nahm ich das Geschenk an und verstand, welches Potenzial diese Angorawolle hatte – wenn ich nur mehr Tiere hätte. Ich dachte tatsächlich darüber nach, Angorawolle zu produzieren, aber es kam nicht zur Umsetzung, weil ich mit dem STEM-Programm an den Schulen, den Patenfamilien, Ostereiersuchen und Geburtstagsfeiern, die unseren Kalender füllten, plus allen sonstigen Ereignissen des Lebens, die nichts mit Kaninchen zu tun hatten, einfach ausgelastet war. Wie sagte meine Oma immer? Nur weil man etwas tun *könnte*, heißt das nicht, dass man es auch tun *muss*. Das Kostbarste, was wir haben, ist unsere Zeit.

Eines Tages waren meine Eltern und ich mit mehr als zehn Kaninchen, einer Menge Zeichenutensilien und einem Stapel Decken als Unterlage für die Tiere unterwegs zu einer Veranstaltung im Kunstzentrum in Minneapolis. Dort sollte Kindern die Möglichkeit gegeben werden, Kaninchen zu zeichnen. Als während der Fahrt Moms Handy klingelte, nahm ich den Anruf an und dachte, es wäre ein Mitarbeiter der Veranstaltung, der uns sagen würde, wo wir parken und ausladen könnten. Aber es war eine Mitarbeiterin des Wohnungsamtes in Minneapolis. Sie hatte offensichtlich von uns gehört und wollte mir sagen, dass sie zwei Kaninchen für uns hätte.

„Einen Augenblick bitte", sagte ich und sah zu Mom.

Meine Mutter hatte schon erraten, um was es ging, und schüttelte den Kopf. „Lass dich nicht überreden", flüsterte sie mir zu.

Ich gab mir alle Mühe und erklärte der Anruferin, dass wir keine Aufnahmestelle für Kaninchen wären, sondern eher Bildungsangebote für Kinder machten. Unbeeindruckt fuhr sie fort, mir eindringlich zu erklären, wie niedlich, liebenswert und einzigartig diese beiden Kaninchen seien, die wir unbedingt anschauen müssten. Genau das sagte uns allerdings jeder, der Kaninchen loswerden wollte. Trotzdem versuchte ich, nicht unhöflich zu sein. Aber jeder Anruf und alle E-Mails hatten den gleichen Inhalt: Das Tier, das andere Leute nicht mehr haben wollten, wäre genau das Richtige für *uns*. Ich bat die Frau, noch einmal anzurufen und ihre Daten auf unseren AB zu sprechen, da ich gerade nichts zu schreiben hatte.

„Aber eines interessiert mich noch", fragte ich, „wie sind Sie an unsere Handynummer gekommen?"

„Einer hat es dem anderen weitergesagt, Sie wissen doch, wie das ist", antwortete sie ausweichend. „Ich bin mir so sicher, dass Sie die richtigen Leute sind und dass diese Kaninchen etwas Besonderes für Sie sein werden."

„Danke", sagte ich knapp.

„Ich verspreche Ihnen, es sind wirklich außergewöhnliche Tiere", wiederholte sie. „Ich rufe gleich noch einmal an und hinterlasse eine Nachricht."

Während wir unsere Vorbereitungen für die Veranstaltung trafen, kehrten meine Gedanken immer wieder zu dieser Anruferin zurück; auch später noch, während das Kunstprojekt lief. Noch ehe unser Programm zu Ende war, teilte ich meinen Eltern mit, dass wir die Kaninchen anschauen sollten. Die Frau hatte praktisch keine Angaben gemacht. Ich wusste nur, dass das eine Tier ziemlich groß, das andere recht klein war – und dass sie ausgesetzt worden waren.

Ein Peacebunny
kann Herzen heilen.

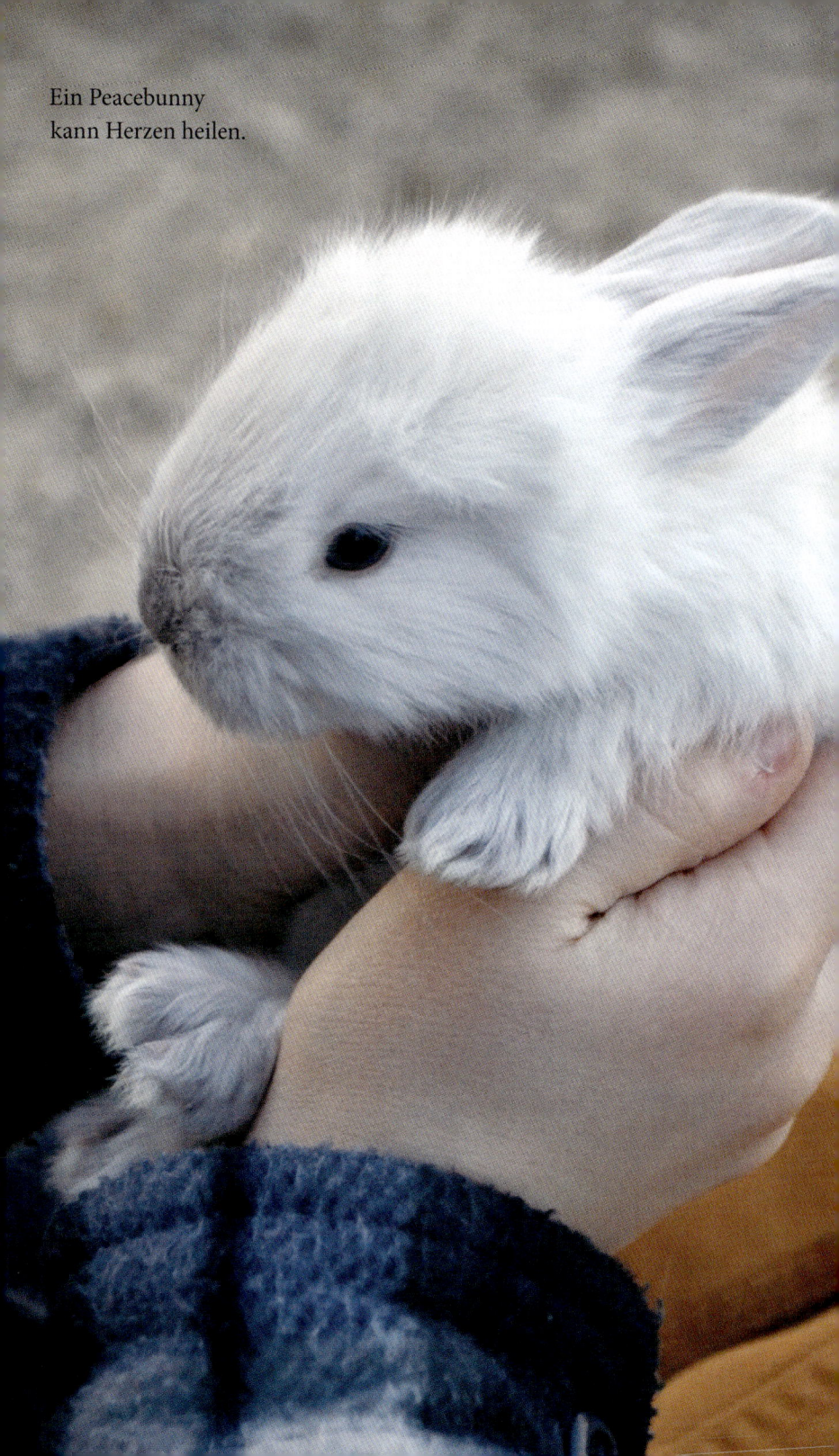

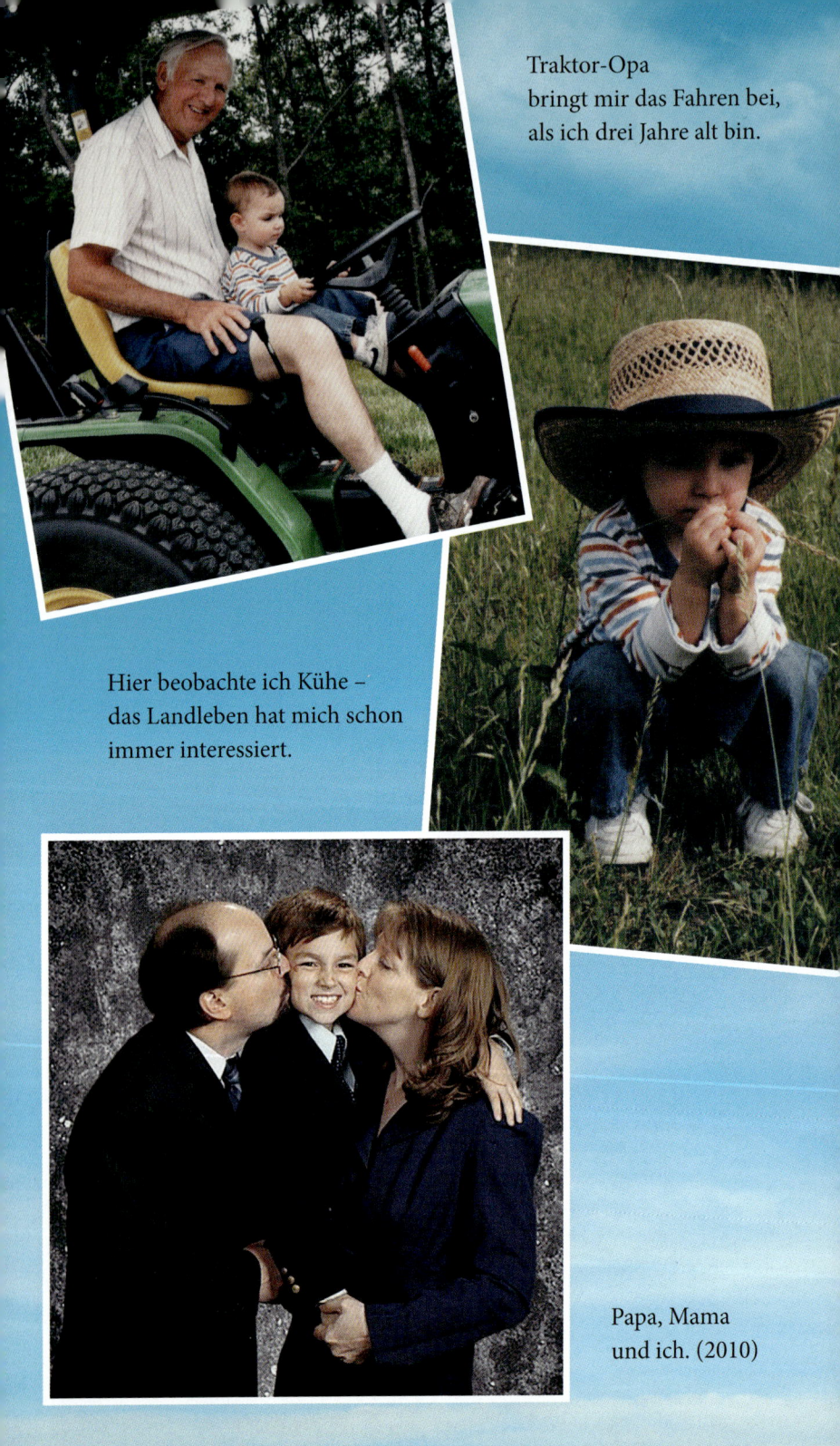

Traktor-Opa
bringt mir das Fahren bei,
als ich drei Jahre alt bin.

Hier beobachte ich Kühe –
das Landleben hat mich schon
immer interessiert.

Papa, Mama
und ich. (2010)

2011 kam Paxton
Peacebunny in mein Leben.

Noah und ich mit Uno,
Deuce, Tres und Caramel.

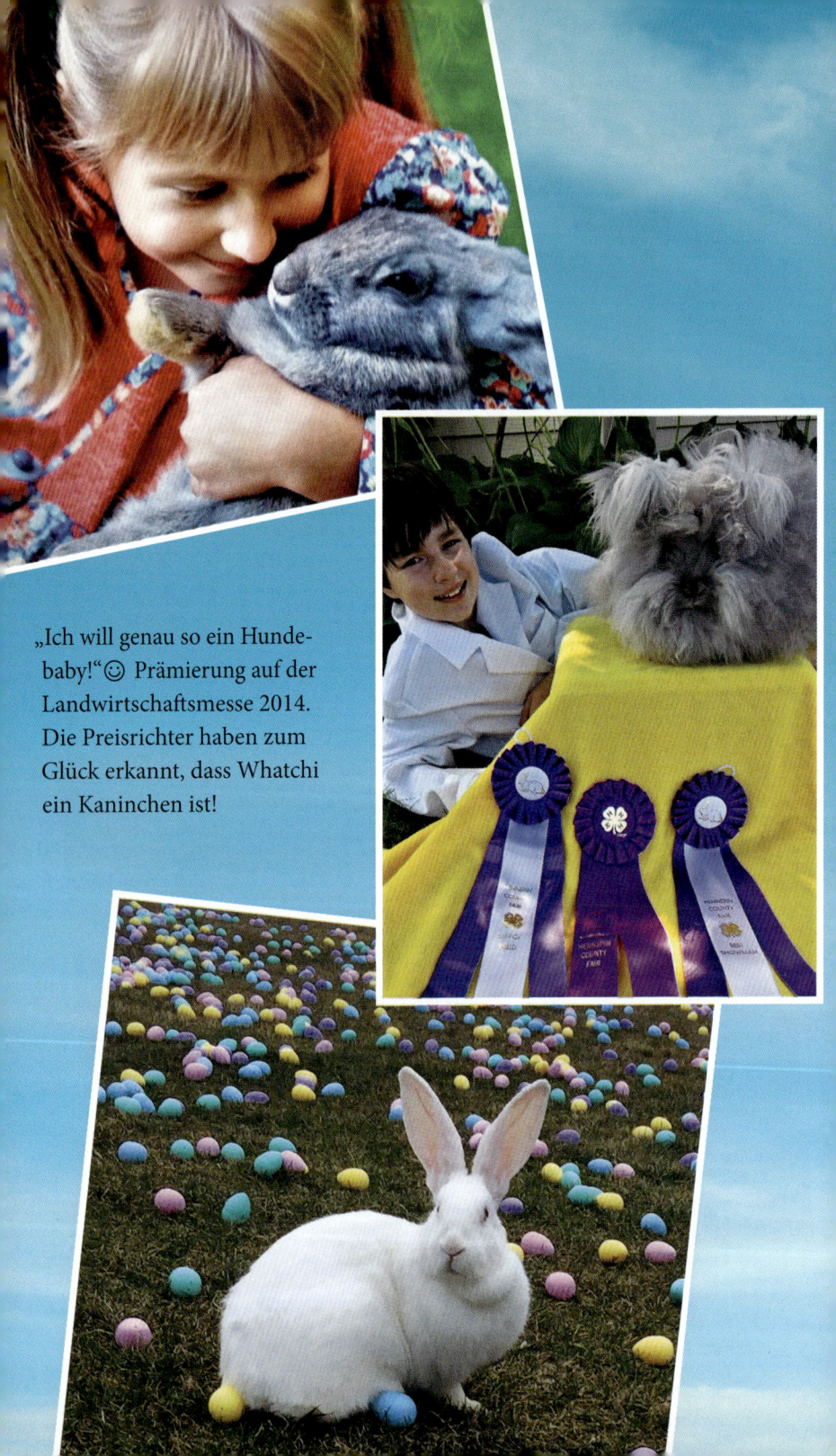

„Ich will genau so ein Hunde-
baby!"☺ Prämierung auf der
Landwirtschaftsmesse 2014.
Die Preisrichter haben zum
Glück erkannt, dass Whatchi
ein Kaninchen ist!

Markus mit Oreo

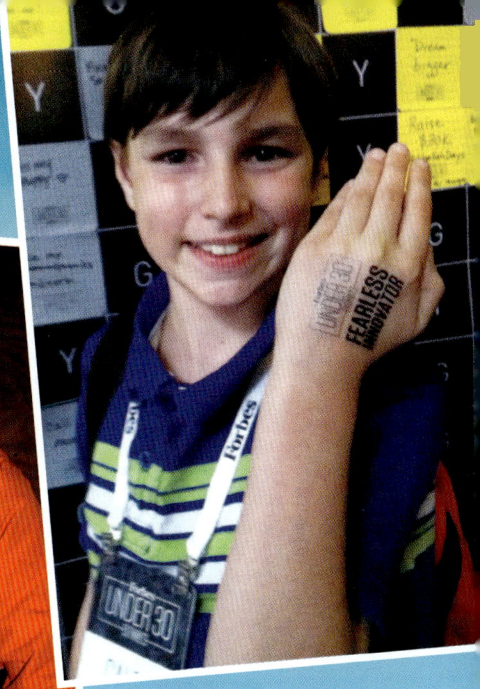

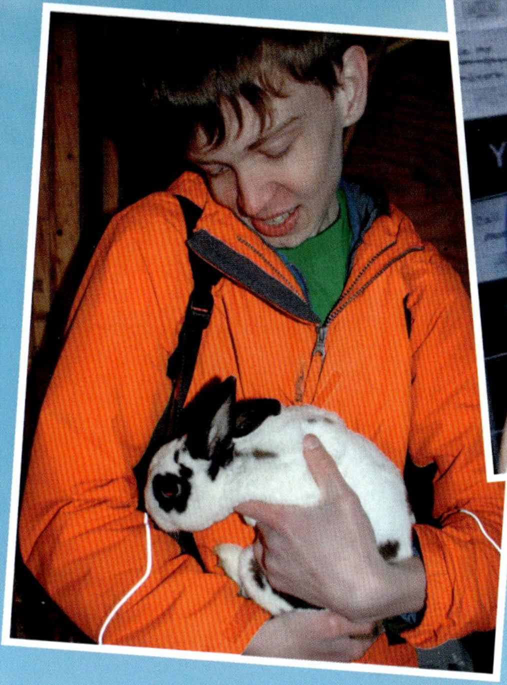

Beim Forbes-Kongress
für Unter-30-Jährige.
(2015)

Beim STEM-Programm staunen die Kinder über Willows Löffel.

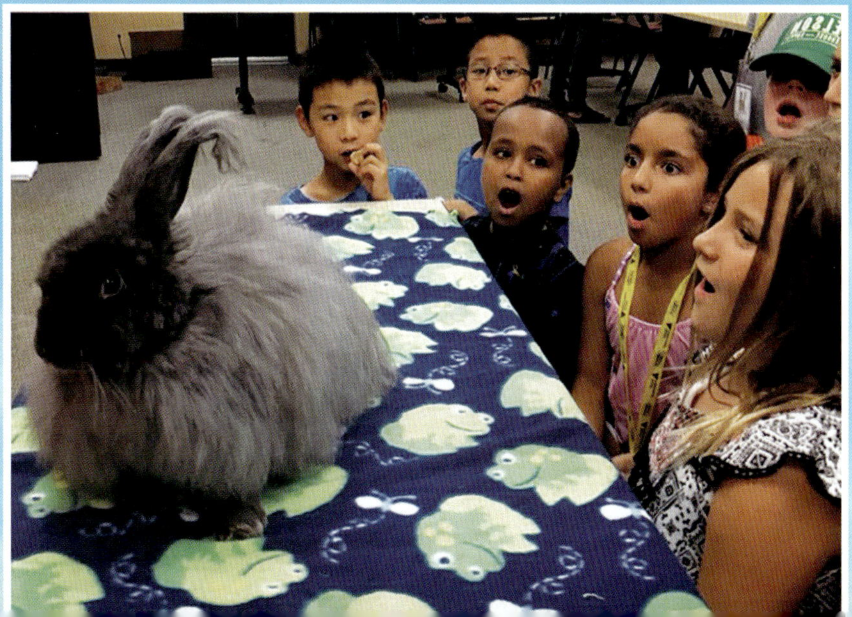

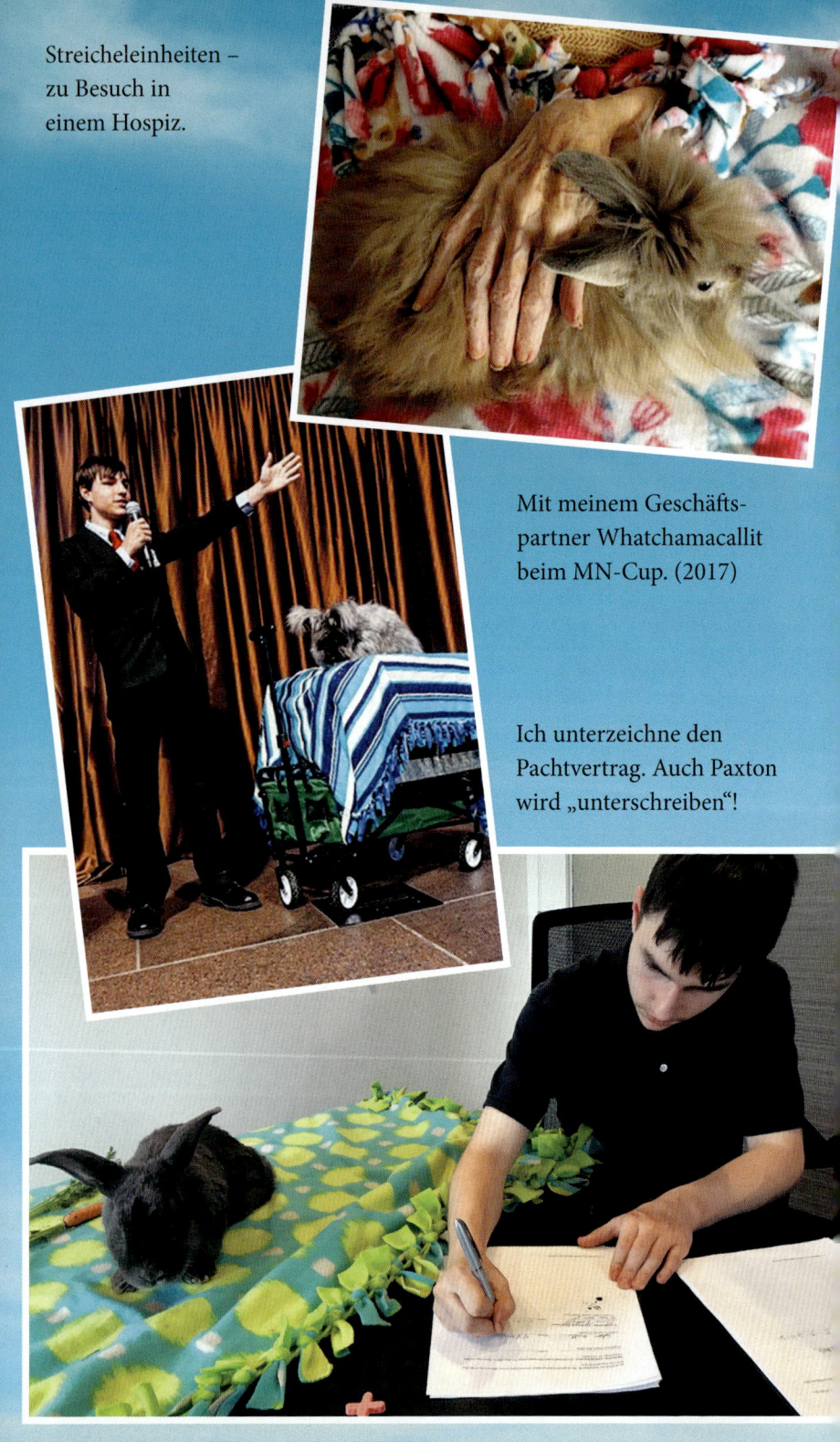

Streicheleinheiten –
zu Besuch in
einem Hospiz.

Mit meinem Geschäfts-
partner Whatchamacallit
beim MN-Cup. (2017)

Ich unterzeichne den
Pachtvertrag. Auch Paxton
wird „unterschreiben"!

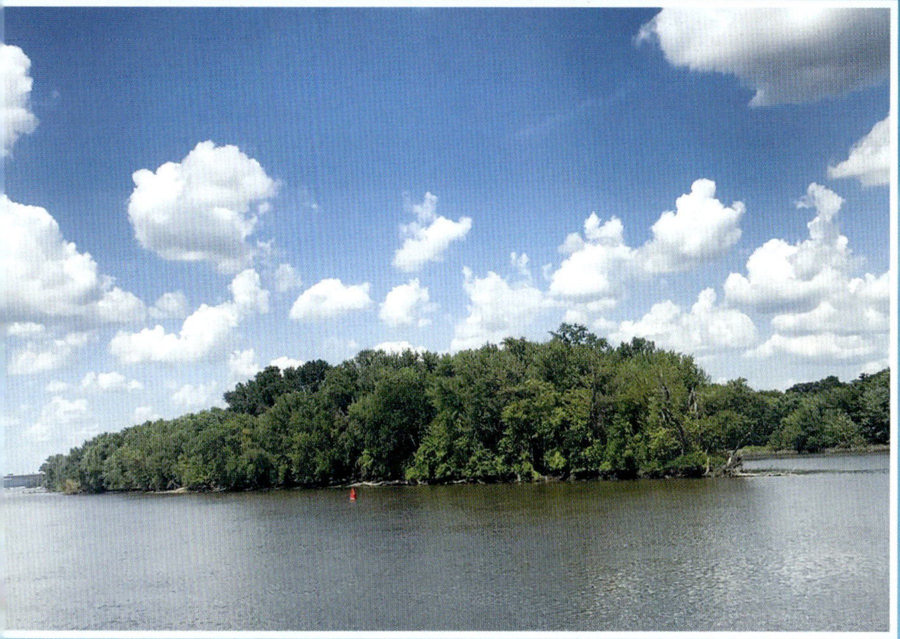

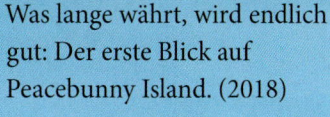

Was lange währt, wird endlich gut: Der erste Blick auf Peacebunny Island. (2018)

Jetzt bin ich Besitzer einer Insel! (2018)

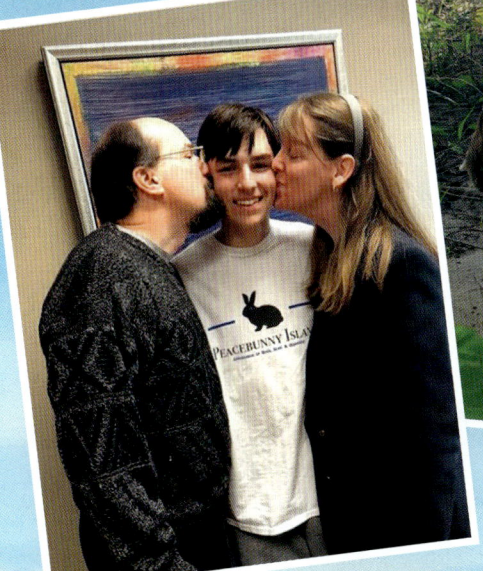

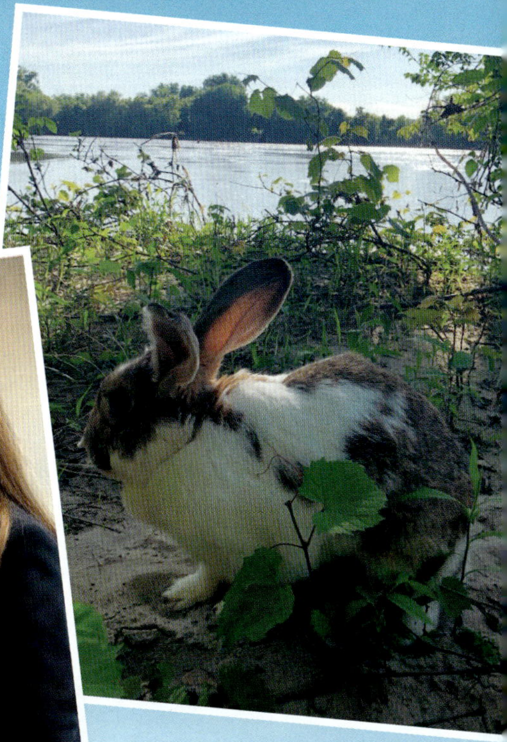

Fudge lebt seinen Traum von Freiheit auf der Insel.

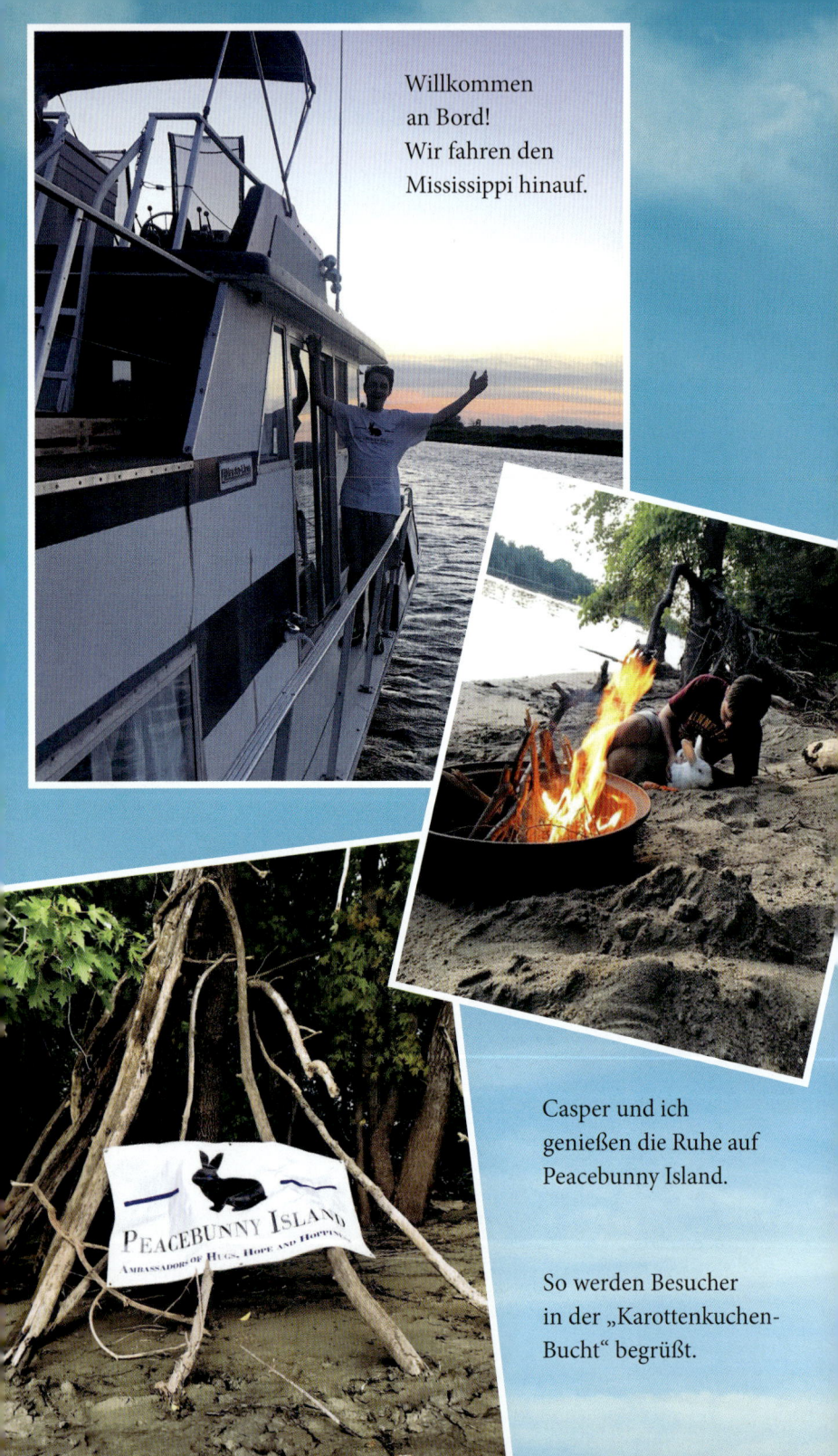

Willkommen
an Bord!
Wir fahren den
Mississippi hinauf.

Casper und ich
genießen die Ruhe auf
Peacebunny Island.

So werden Besucher
in der „Karottenkuchen-
Bucht" begrüßt.

Normalerweise hätte ich die üblichen Fragen nach Geschlecht und Gesundheit gestellt und mich erkundigt, ob sie auch kastriert waren. Wäre ein Weibchen darunter, hätte ich noch gefragt, ob es trächtig sein könnte. Mit diesen Informationen vermittelte ich die Anrufer dann normalerweise an ein Tierheim. In diesem Fall war alles anders. Ich wusste nichts über die Tiere und hatte trotzdem das Gefühl, dass die Frau recht hatte und die Kaninchen zu uns kommen sollten. Weil ich mir so sicher war, erlaubten meine Eltern mir, die Frau zurückzurufen und zumindest einen Termin auszumachen.

Wir änderten unsere Tagesplanung und fuhren noch am selben Tag zu diesen Kaninchen. Die beiden kuschelten Seite an Seite, offensichtlich waren sie gute Freunde. Während ich immer noch nichts über sie wusste, spürte ich schon, dass die beiden perfekt zueinanderpassten und ebenso perfekt zu uns passen würden. Unser Vorsatz, höflich, aber bestimmt abzulehnen, schmolz wie Butter in der Sonne.

Wir nahmen sie mit und ich nannte sie Fudge – Karamellcreme – und Tator Tot – Kartoffelbällchen. Sie waren unzertrennliche Freunde, sahen aber vollkommen verschieden aus und hatten auch ein ganz unterschiedliches Wesen. Fudge hatte ein marmoriertes Fell, das mich an einen Wirbel aus Schoko- und Karamellcreme erinnerte. Er war ein „Flämischer Riese", mit seinen acht Kilo aber eher zierlich für seine aus Belgien stammende Rasse. Seine Löffel waren riesig, ebenso groß wie sein gutmütiges Herz. Fudge liebte es, alle zu begrüßen, Kaninchen und Menschen. Dabei konnte er überhaupt nicht verstehen, dass nicht alle anderen immer Lust auf ihn hatten. Über seiner Nase lief eine kleine Narbe, wahrscheinlich davon, dass er den anderen manchmal zu nahekam.

Er würde niemals weglaufen, da konnten wir ganz unbesorgt sein. Deshalb brauchte ich für Fudge auch kein Gehege, er wollte immer bei mir oder den anderen Kaninchen sein. Eines Tages, als Noah und ich mit den Kaninchen-Karten spielten, die wir nach dem Prinzip von Fußball-Sammelkarten selbst gebastelt hatten, ging mir plötzlich ein Licht auf, und ich sagte zu Noah: „Jetzt verstehe ich, was mit Fudge los ist."

„Was denn?"

„Er ist ein *Golden Retriever*, der in einem großen Hasenkörper gefangen ist."

Noah ging mit seinem Gesicht ganz nahe an Fudge, um sich selbst davon zu überzeugen, ob das sein konnte. Fudge freute sich, streckte seinen Kopf vor und stupste Noahs Nase mit seiner Nase. Es war unglaublich süß – und etwas, was Fudge supergerne tat.

Das zweite Kaninchen, das ich Tator Tot genannt hatte, war ein Zwerg-Hotot-Kaninchen. Der Name „Tator Tot" bedeutet zwar „Kartoffelbällchen", klingt aber so ähnlich wie der Rassenamen Hotot. Die normalgroßen Hotot heißen eigentlich „Weiße Hotot" und wurden vor rund hundert Jahren in dem französischen Ort Hotot-en-Auge gezüchtet, von wo sie ihren Namen haben. Ich hatte früher schon einmal sechs Monate lang auf einer Warteliste gestanden, um von einem Züchter zwei Hotot-Weibchen und ein Hotot-Männchen zu kaufen. Diese Kaninchen haben ein weißes Fell und charakteristische schwarze Ränder um die Augen, als wären sie geschminkt. Unser „Tator-Tot-Hotot" war die kleine Variante davon, also ein Zwerg-Hotot mit weniger als zwei Kilo Gewicht. Diese Rasse entstand in den Siebzigerjahren in Deutschland durch die Kreuzung von großen Weißen Hotots mit Farbenzwergen. Seit 1983 werden die Zwerg-Hotots von der ARBA, der amerikanischen Kaninchenzüchter-Vereinigung, als eigene Rasse anerkannt und sie zählen – anders als die großen Hotots – nicht zu den gefährdeten Arten. Vom Wesen her sind Hotots typische Sportler, die am liebsten immer in Bewegung sein wollen. Unser kleines Energiebündel kam gerne mit zu Veranstaltungen und vermittelte den Menschen dort einen Eindruck von der Hotot-Kaninchenrasse, ohne zu den großen, ruhigen Kaninchen irgendwie in Konkurrenz zu treten.

Wenn Tator Tot und Fudge zusammen in einen Raum kamen, war es, als wären zwei sehr gute Freunde auf eine Party gekommen, wo sie viele andere kennenlernen wollten. Sie gingen in die Mitte der Menge, sprachen sich kurz ab, teilten sich dann auf und gingen von einem Grüppchen zum nächsten. Einmal waren wir auf einem Kindergeburtstag. Die beiden durften frei herumlaufen, während ich alle anderen Kaninchen in einen Laufstall gesetzt hatte. Ich wandte mich kurz ab, und als ich mich wieder umdrehte, hoppelten alle Kaninchen frei im Zimmer herum. Ich wusste, dass Tator Tot und Fudge für diese Befreiungsaktion verantwortlich waren. Aber ich hatte mich bereits regelrecht verliebt in die beiden. Der Familie, in der sie gelebt haben, musste es auch so gegangen sein. Ich fragte mich, welches Unglück diese Leute dazu veranlasst hatte, wegzuziehen und ihre beiden Kaninchen in der leeren Wohnung zurückzulassen.

Hoffentlich trafen die alten Besitzer auch Menschen, die ihnen helfen konnten, wieder Fuß zu fassen, so wie ihre Kaninchen bei uns eine neue Heimat fanden – dank der Intervention der Frau vom Wohnungsamt. Ich betete für diese Leute, dass sie ihre Probleme, die sie in diese Lage gebracht hatten, anpacken und eine Lösung finden könnten, so wie ich für alle Leute bete, von denen ich weiß, dass sie gerade durch harte Zeiten gehen. Schade, dass ich ihnen nicht sagen kann, wie viel Freude wir an Tator Tot und Fudge haben und wie viele Menschen die beiden schon glücklich gemacht haben. Mich haben diese beiden Kaninchen darin bestätigt, dass alle Situationen das Potenzial haben, sich zum Guten zu wenden.

Unternehmerische Erfolge

Im Sommer zwischen meinem 4. und 5. Schuljahr zeichnete sich ab, dass etwas Neues begann, auch wenn ich das damals selbst noch nicht recht einschätzen konnte. Ich war zum zweiten Mal Teilnehmer bei dem jährlich stattfindenden Treffen von Jungunternehmern, dem *Young Entrepreneurs Camp*, das von *Junior Achievement* veranstaltet wurde. *Junior Achievement* ist eine amerikanische Organisation, die junge Menschen darauf vorbereitet, in einer globalen Wirtschaft erfolgreich zu sein. Bei dem Camp lernen junge Leute eine Woche lang, wie man eigene Ideen weiterentwickelt, eine gute Recherche macht, Pläne aufstellt, Präsentationen anfertigt und Investoren von seinem Konzept überzeugt.

Das Treffen sollte die Teilnehmer motivieren, diszipliniert zu arbeiten, die eigenen Träume ernst zu nehmen und anderen zu erzählen, was man schon gelernt hat. Aber eigentlich brauchte ich diese Motivation nicht; ich arbeitete, träumte und erzählte auch so schon ziemlich viel. Einer der Berater schlug mir deshalb vor, später, als erwachsener junger Geschäftsmann, an dem „Kongress für junge Unternehmer unter dreißig" teilzunehmen, der vom Wirtschaftsmagazin *Forbes Magazin* gesponsert wurde. Etwas Ähnliches sagte mir auch die regionale Leiterin von *Junior Achievement* für unsere Gegend, die mir von einem neuen Start-up-Wettbewerb für Kinder erzählte, dem *MN Cup*, wobei MN für Minnesota steht. Dort haben Jugendliche mit guten Geschäftsideen die Möglichkeit, sich im Rahmen eines Wettbewerbs zu präsentieren und mit Firmen und Sponsoren in Kontakt zu kommen. Als wir uns die beiden empfohlenen Veranstaltungen im Internet ansahen, stellten wir fest, dass der *Forbes*-Kongress im Herbst in Philadelphia abgehalten wurde. *Worauf sollte ich noch warten?* Dort würde ich auf jeden Fall auch lernen, wie ich mich bei dem *MN Cup* gut präsentieren konnte.

Meine Eltern waren einverstanden. In meiner E-Mail an den Veranstalter des *Forbes*-Kongresses wies ich darauf hin, dass ich erst elf Jahre alt war, versicherte aber, dass meine Eltern mich begleiten würden. Ich hängte noch ein Foto von mir mit an, das vor Kurzem bei dem Jungunternehmer-Camp aufgenommen wurde. Da stand ich in meinem Sonntagsanzug auf der Bühne, um den nächsten Redner vorzustellen, einen über sechzigjährigen Firmenchef und Vorstandsvorsitzenden der in Minnesota ansässigen Firma Ecolab, die mit 50 000 Mitarbeitern weltweit für Wasserhygiene sorgt. Ich schickte meine Mail an *Forbes* und wartete ungeduldig auf eine Antwort.

„Falls es bei der Platzvergabe darum geht, wer die schönsten Grübchen hat, dann hast du gute Chancen", lachte meine Mutter.

„Mom, bitte", ermahnte ich sie gekränkt.

Ich selbst sah mich schon in meinem Anzug als Chef meiner eigenen Firma und fand Moms Grübchen-Kommentar nicht angemessen.

Meine fünfundneunzigjährige Oma sagte: „Du musst keine Angst haben, das zu benutzen, was Gott dir gegeben hat."

Sie meinte damit meinen Verstand. Aber egal. Man konnte diesen Satz auch allgemeiner verstehen. Ich wollte ihn auf alle Gelegenheiten anwenden, die sich mir boten.

Ende August fand wieder der *Minnesota State Fair* statt, die Landwirtschaftsmesse des Staates Minnesota. Dieses Mal nahm ich an dem für jedes Alter offenen Kaninchen-Wettbewerb teil und präsentierte meine vier ersten *Peacebunnys*. Tatsächlich gewann Casper die Auszeichnung für das perfekteste Kaninchen seiner Rasse. Sowohl Paxton als auch Star erfüllten die strengen Anforderungen an Fellfarbe, Körperform und Löffellänge und Creampuff gewann das blaue Band für die schönste Häsin. So räumten wir an diesem Tag ziemlich ab.

Aber auch die Angorakaninchen waren erfolgreich. Whatchi und Wyatt saßen in zwei Käfigen nebeneinander und jeder, der in die Halle kam, bewunderte sie. Wir hatten einen großen Ventilator neben ihre Käfige gestellt und ihre fast fünfzehn Zentimeter langen Haare wehten so elegant im Wind, dass es den Leuten die Sprache verschlug. Es sah aus, als wären die beiden das Covermotiv der Modezeitschrift *Vogue*. Whatchi gewann die ersten Preise in den Kategorien „Englisch Angora" und „Schönstes Fell". Noch mehr Grund zum Feiern!

Und das Sahnehäubchen? Kaum hatte ich alle Preise auf dem Regal in meinem Kinderzimmer arrangiert, da kam die Antwort vom *Forbes*-Kongress. Ich war angenommen worden und herzlich eingeladen, den Kongress in Philadelphia zu besuchen.

Ein bisschen verwegen war es schon, mit elf Jahren zu diesem Kongress zu fahren. Aber andererseits – warum nicht? Wie ein legendärer Hockeyspieler, Wayne Gretzky, einmal sagte: „Keiner der Schüsse, die wir nicht abschießen, trifft das Ziel."

Beim nächsten *Rotary Club*-Treffen konnte ich es kaum erwarten, bis ich von meinen Erfolgen erzählen konnte – zuerst die vielen

Preise auf der Landwirtschaftsmesse und dann auch noch die Einladung zu *Forbes*. Es folgte eine Flut von Glückwünschen und Ratschlägen, die mich wie eine große Welle in atemberaubende Höhen spülten. Mit einem Mal verstand ich: Ich war nicht mehr nur ein Kind, das von seiner Mom mitgenommen wurde. Die anderen behandelten mich als gleichwertiges Mitglied ihrer Gruppe.

Am Ende kam ein junger Mann zu mir, der als Gast an dem Treffen teilgenommen hatte. Er schüttelte mir die Hand und fragte, was ich bräuchte, um zu dem Kongress zu fahren. Ich verstand erst nicht, was er meinte. Also sprach ich davon, dass die Konferenz schon in drei Wochen wäre und ich mich nun mit Hochdruck vorbereiten musste. Reisepläne hatten wir noch nicht, erzählte ich, aber wir würden mit dem Auto fahren, weil wir noch einen Termin in Chicago wahrnehmen wollten, der direkt vor dem Beginn des Kongresses lag. In dem Moment kam Mom dazu und stellte sich dem Mann vor, während der mir gerade anbot, für alle Reisekosten aufzukommen.

„Als ich ein junger Unternehmer war, hatte ich keinen, der mir irgendwelche Tipps geben konnte", sagte er. „Ich hatte keinen Mentor und überhaupt keinen Erwachsenen, der mich ermutigen oder bremsen konnte und dem ich Rechenschaft über mein Tun ablegen musste. Ich steckte viel Zeit, Geld und Energie in Dinge, die nicht zielführend waren. Teilweise ging das auch zulasten meiner Redlichkeit. Auf diesem Hintergrund würde ich dich gerne unterstützen, wenn du das annehmen kannst."

Ich wusste nicht, was ich sagen sollte.

„Du erinnerst mich daran, wie es war, als ich in deinem Alter war", redete er weiter. „Allerdings hatte ich nicht so viel mit Kaninchen zu tun, sondern eher mit Hunden."

Einige andere Clubmitglieder stellten sich dazu, während ich über die Details der geplanten Reise zu dem Kongress sprach. Von allen Seiten bekam ich gute Ratschläge: „Nimm genug Visitenkarten mit. Mach dir auf der Rückseite jeder Visitenkarte, die du bekommst, ein paar Notizen, damit du dich später an die jeweilige Person erinnern kannst.

Verstelle dich nicht, du willst in Kontakt kommen mit den Leuten, die sich für den echten Caleb interessieren. Versuche nicht, mit möglichst vielen Leuten ins Gespräch zu kommen, wichtiger ist es, die richtigen Leute kennenzulernen. Jeder hat Dinge gelernt, die für andere hilfreich sein können. Also teile deine Erfahrungen ruhig auch mit den anderen."

Auch Jeff Meacham hatte sich dazugesellt. Ich kenne ihn als einen redlichen und tiefgläubigen Menschen. Er stellte mir eine Reihe von Fragen, aber nicht, weil er die Antworten nicht gekannt hätte. Ihm ging es darum, ob *ich* sie kannte.

„Caleb, was bedeutet dein Name eigentlich?"

„Der Gott Hingegebene", antwortete ich.

Er nickte zufrieden. „Dann gib weiterhin dein Bestes, während du den Weg gehst, den Gott für dich vorbereitet hat. Sei auch offen für die Möglichkeit, auf dem Kongress anderen zu dienen. Für alles, was du brauchst, wird Gott sorgen", sagte er. „Er weiß, warum er dich nach Philadelphia schickt." Er legte mir die Hand auf die Schulter, wie er es oft tat, und beugte sich hinunter, bis wir uns in die Augen sehen konnten. „Caleb, ich bin mir sicher, irgendwann wirst du wissen, wozu all diese Dinge gut waren und warum du so viele offene Türen hattest, vielleicht auch erst in späteren Jahren. Ich kann mir gut vorstellen, dass diese Reise ein erstaunliches Kapitel in deinem Buch werden wird, das ich eines Tages lesen werde."

Als ich am nächsten Tag wieder in der Schule saß, hatte ich Mühe, mich auf den Unterricht zu konzentrieren. Immer wieder schweiften meine Gedanken ab. Es waren zuletzt einfach zu viele gute Dinge passiert und tolle Leute waren immer im perfekten Moment aufgetaucht. Ich dachte an die vielen Ereignisse und die guten Ratgeber und Begleiter: Snickers, Paxton, STEM-Bunnies, das Paten-Programm, Sandy Hook, Therapie-Tiere … Der Satz von Jeff Meacham klang mir noch in den Ohren: *„Für alles, was du brauchst, wird Gott sorgen … ich bin mir sicher, irgendwann wirst du wissen, wozu all diese Dinge gut waren."*

Der Forbes-Kongress für Unter-30-Jährige

Für die Reise nach Chicago luden meine Eltern und ich zehn Kaninchen in unseren Toyota, darunter Paxton, Casper, Oreo und Whatchamacallit. Gemeinsam nahmen wir an einer zweitägigen Messe für Haustiere in der *Windy City* teil. Dieser Spitzname für Chicago steht nicht nur dafür, dass dort der Wind scharf um die Hochhäuser pfeift, es ist auch eine Anspielung auf die Korruption, die dort zumindest früher, als der Name entstand, unter Politikern herrschte. Die Messe war für uns eigentlich ein großer Erfolg, aber eine Frau kritisierte die Gestaltung unseres Messestandes und empfahl uns ein anderes Design. Außerdem wies sie mich darauf hin, dass die Pfoten der Jungtiere nicht sauber waren. Zuerst wollte ich mich verteidigen. Aber sie hatte recht, auf der langen Fahrt von Minnesota nach Chicago hatten sich die Kaninchen schmutzig gemacht. Wir hatten sie natürlich auch wieder geputzt, aber sie waren jung und aktiv und wurden schnell dreckig. Ich entschied mich, nicht nur gern Lob entgegenzunehmen, sondern auch für konstruktive Kritik dankbar zu sein. So bemühten wir uns in Zukunft, bei unserer Ausstattung auf Qualität zu achten und uns auch über die Form unserer Präsentation mehr Gedanken zu machen. Ich hatte zwei neue Dinge gelernt.

- Höre zu, wenn du kritisiert wirst und jemand einen anderen Standpunkt hat. Das kann dich selbst und dein Handeln voranbringen.
- Verteidige dich nicht, sondern werde besser.

Nach der Messe fuhr Dad mit allen Kaninchen nach Hause, nur Whatchi blieb bei mir. An Dads Stelle kam mein Onkel Kris zu uns, um Mom und mich auf der langen Fahrt nach Philadelphia zu begleiten. Whatchi und ich saßen hinten in seinem Minivan. Ich hatte ein Sticker-Buch dabei, mit dem ich mich beschäftigte, außerdem ein Witzebuch. Onkel Kris ermutigte mich, für Musik zu sorgen. „Eye oft the Tiger" hörten wir besonders oft und freuten uns darauf, wie Sylvester Stallone im ersten Rocky-Film die Freitreppe vor dem Museum in Philadelphia hinaufzurennen, wo er als Boxer Rocky Balboa trainierte. Whatchi mit seiner Langhaarmähne schien die Musik auch zu gefallen, er bewegte seinen Kopf im Rhythmus und sah aus wie ein Heavy-Metal-Fan.

Am Kongress-Eingang warteten zwei Namensschilder auf uns: „Caleb Smith / STEM-Bunnies" und „Calebs Mom". Viele Leute strömten in die Eingangshalle, Stimmengewirr erfüllte den Raum und die Tische füllten sich mit Programmen, Flyern und allen möglichen Papieren. Eigentlich war unser Plan, Whatchi in der Obhut von Onkel Kris zu lassen, der sich bei unseren Gastgebern von der langen Fahrt ausruhen wollte. Aber hier sah alles so spannend aus und mir kam eine Idee. Diese Frage wurde der Eventmanagerin wohl zum ersten Mal gestellt: „Kann ich mein Angora-Kaninchen, das Whatchamacallit heißt, mit reinnehmen?"

Ich zeigte der Dame den Leiterwagen, in dem Whatchi wie ein braves Schoßhündchen saß, und sie war erstaunt, wie er alles mit sich machen und sich spazieren fahren ließ. Ich erklärte ihr, dass mein kleiner Freund als Illustrationsobjekt gebraucht würde, weil ich darüber sprechen wollte, wie Angorawolle von Angorakaninchen gewonnen wird. Whatchi dabeizuhaben war etwa so, als würde ich den Leuten meine Werkshalle zeigen. Sie bückte sich, streichelte Whatchi und gab mir ihr Okay. Ein Namensschild brauchte Whatchi nicht.

Der Kongress dauerte drei Tage und wurde von mehr als zweitausend jungen Leuten aus der ganzen Welt besucht. Als Redner traten auch Barbara Bush, die Frau des früheren US-Präsidenten und der Boxer Mike Tyson auf. Es gab Podiumsdiskussionen, Livemusik und eine Vielzahl von Essensständen. Am letzten Tag fanden auch gemeinnützige Einsätze statt. Ich hörte Podiumsdiskussionen über Mode, in der Hoffnung, Menschen zu finden, die sich für Angorawolle interessieren. Mit Whatchi im Leiterwagen war es leicht, ins Gespräch zu kommen. Jemand sagte, ich wäre ein Marketing-Talent.

Am Ende des zweiten Tages hatte ich alle meine Visitenkarten verteilt – dreihundert Stück. Ich war mir sicher, dass nun mehr Leute den Namen meines Kaninchens kannten als meinen Namen, geschweige denn den Namen unseres Unternehmens, aber sie erinnerten sich wahrscheinlich auch später noch daran, welches Gefühl ihnen Whatchi gegeben hatte. Später am Telefon versicherte ich Dad, dass der Bedarf an Angorawolle nicht unbedingt gleich dazu führen musste, dass wir mehr Angora-Kaninchen hielten. Aber ich wollte die Idee noch ein bisschen weiterverfolgen, vielleicht wüsste ich ja am Ende des *MN Cups*, wie wir weitermachen könnten.

Ehe wir Philadelphia wieder verließen, wurde ich vom Besitzer einer Wollfabrik eingeladen. Er zeigte mir seinen Betrieb und erklärte mir, wie Wolle zu Garn wird. Abends versank ich in einem Sessel unserer Gastgeber und kam nicht mehr hoch – zu müde, um ins Bett zu gehen. Ich starrte vor mich hin und trommelte mit den Fingern gegen mein Gesicht. Das tat ich manchmal, wenn ich in Gedanken versunken war.

„Was geht hier oben vor sich?", fragte Mom, küsste mich auf die Stirn und setzte sich zu mir. „Deine Finger trommeln wieder."

„Ich habe gerade überlegt, wie viel Platz man zur Lagerung von zwanzig Tonnen Angorawolle braucht, mit wie vielen Farmen wir zusammenarbeiten müssten und wie viele Jahre es dauern würde, bis bei den Kaninchen so viel Fell gewachsen ist."

Damit bezog ich mich auf die Frau, die Whatchi ganz besonders mochte und mir zugesagt hatte, zwanzig Tonnen Angorawolle zu kaufen, falls ich das produzieren könnte. Ich hatte ihr geantwortet, dass Whatchi nur eine Handvoll Kollegen hätte und ich auch noch zahlreiche andere Aufgaben hätte, außer Angorakaninchen zu pflegen. Aber ihr Angebot hatte sich in meinem Kopf festgesetzt und blockierte alle anderen Gedanken.

„Weißt du noch, was deine Oma immer sagt?", fragte meine Mutter.

Daran wollte ich jetzt nicht erinnert werden, aber ich nickte. Natürlich wusste ich das.

„Komm, wie sagen es zusammen", lächelte sie.

„Nur weil man etwas tun *könnte* …", ich wollte nicht weitersprechen, aber Mom übernahm es für mich, „… heißt das nicht, dass man es auch tun *muss*."

Ich kroch in mein Bett und streckte mich seufzend aus. Meine Füße taten weh von den Lederschuhen, die ich zum Anzug getragen hatte, und mein Kopf war leer. Während meine Mom mich umarmte und mir eine gute Nacht wünschte, streckte Onkel Kris den Kopf durch den Türspalt und fragte, ob wir noch etwas brauchten.

„Bitte löschen Sie das Licht", grinste ich.

Ein paar Wochen später besuchte ich das landesweite Treffen der Nutztierhalter in Kalifornien und sprach mit Angora-Kaninchen-Züchtern aus den USA und aus Ankara in der Türkei. Alle waren Teil eines besonderen akademischen Programms über Angorawolle. Vor einer Kleingruppe sprach ich über die Züchtung reinrassiger Kaninchen, was sehr gut angenommen wurde. Es war klar, meine Ideen passten nicht nur nach Minnesota, sondern weit darüber hinaus. Gleichzeitig hatte ich verstanden, dass es keinen Grund zur Eile gab. Die Kontakte, die ich knüpfte, würden auch langfristig wertvoll sein. Ich war erst elf – ich hatte noch genug Zeit, um mir zu überlegen, wie ich die Sache angehen wollte und mich dabei von vielen Fachleuten beraten zu lassen.

Genau wie alle anderen, die an dem *Forbes*-Kongress teilnahmen, war ich auch profitorientiert. Aber ich wollte meinen Erfolg nicht in erster Linie am Geld messen. Alles, was ich tat, sollte zunächst einmal gut für die Kaninchen sein.

Nach unserer mehrtägigen Heimfahrt traf ich mich wieder mit der Frau, der ich das abgeschorene Haar von Whatchi, Westley und Quiet Wyatt verkauft hatte. Sie hatte davon noch mehr Wolle gesponnen und kleine Söckchen für ihre neugeborene Enkeltochter gestrickt. Was für ein schöner Gedanke. Das Fell der Kaninchen, deren Mutter aus einer brennenden Scheune gerettet worden war, wärmte nun die Füße eines kleinen Babys. Diese Geschichte erzählte ich auch Whatchi.

Wir waren alle dankbar für unsere „geretteten Seesterne".

Ich ahnte ja nicht, dass auf diese spannenden Reisen schon bald ein noch größeres Abenteuer folgen würde.

TEIL ZWEI

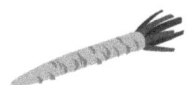

Peacebunny Island –
eine Insel für Kaninchen, die den
Menschen Frieden bringen

KAPITEL SIEBEN

Ich brauche eine Insel

Vermutlich entstehen alle wirklich großartigen Ideen entweder in einem Moment der höchsten Genialität oder der absoluten Verzweiflung. In meinem Fall war es ein Tiefpunkt. Ich war müde und frustriert. An dem Tag, als ich zum ersten Mal auf die Idee kam, dass eine Insel unsere Lösung sein könnte, hatte ich zuvor Stunden in einem schweißtreibenden weißen Hasenkostüm verbracht. Dabei hatte ich mir schon vor Jahren geschworen, so etwas niemals zu tun.

Fünf Jahre davor, als ich sieben Jahre alt war, besuchten meine Eltern zum ersten Mal mit mir zusammen die staatliche Landwirtschaftsmesse *Minnesota State Fair*. Ich war dort nicht nur von all den Attraktionen, Menschenmassen und Gerüchen fasziniert, sondern auch von der Kaninchen-Leistungsshow, bei der viele Preise verteilt wurden. Meine Eltern waren als Mitarbeiter dort und beaufsichtigten ein Team freiwilliger Helfer. Einige Leute aus ihrem Team verkleideten sich im Auftrag des Landwirtschaftsministeriums als *Smokey Bear*; das ist das Maskottchen der Forstbehörde. Sie sollten die Aufmerksamkeit der Besucher auf die Info-Stände der Forstabteilung lenken, wo dazu aufgerufen wurde, achtsam mit dem Wald umzugehen und Waldbrände zu verhindern.

Meine Aufgabe war es, dem armen Kerl in dem Kostüm, der nicht viel sehen konnte, zu helfen. Er musste vor Bordsteinen gewarnt werden und vor kleinen Kindern, die auf ihn zurannten, um seine Beine zu umarmen. Für mich war es interessant, wie unterschiedlich die Erwachsenen mit diesem Bären umgingen. Manche begrüßten ihn lachend, andere machten obszöne Gesten, während sie sich mit ihm fotografieren ließen, und wieder andere versuchten sogar, ihm ein Bein zu stellen.

Es war ein heißer Tag im August und der junge Mann in dem Kostüm tat mir leid. Wenn wir eine kleine Pause einlegten und das Kostüm ein bisschen öffneten, sah ich, wie schweißgebadet er war. Es musste eine Qual sein, darin zu stecken, als wäre man in einem Karton mit nur ein paar Luftlöchern in der Wüste unterwegs.

Doch jetzt, im Frühjahr 2016 und mit fast zwölf Jahren, trug ich ein weißes Hasenkostüm und rannte wie wild über eine Wiese. Ja, ich hatte mich tatsächlich dazu überreden lassen, als Maskottchen aufzutreten.

Es war wieder kurz vor Ostern und wir veranstalteten Ostereiersuchen im Park und Hasengärten im *Wood Lake*-Naturschutzgebiet. An diesem Tag war ich der Anführer einer Gruppe von Vorschulkindern bei einem Kaninchen-Hüpf-Rennen, einer Attraktion, die wir neu in unser Hasengarten-Programm aufgenommen hatten. Die Kinder liebten es, mit dem Hasen-Maskottchen um die Wette zu hüpfen, und ich muss zugeben, es hat auch Spaß gemacht, vor ihnen wegzuhüpfen, dann einen Haken zu schlagen und zu beobachten, wie sie hüpfend und kichernd übereinanderpurzelten und im Gras landeten, während ihre Eltern und Großeltern Videos aufnahmen.

Es war ein kräftezehrender Tag. Überhaupt waren die ganzen letzten Wochen sehr anstrengend gewesen. Natürlich hatten wir in der Zeit rund um Ostern am meisten zu tun, wurden aber auch von vielen begeisterten Freiwilligen, die unsere Workshops besucht hatten, unterstützt. In diesem Jahr gab es noch mehr Veranstaltungen und Einladungen als in den Jahren davor; sogar bei Betriebsfeiern wollten die Leute unsere Kaninchen haben. Das Geschäft boomte. In unserer Küche hing ein riesiges Whiteboard, das von bunten Notizzetteln, Linien und Pfeilen in verschiedenen Farben bedeckt war und einen Überblick geben sollte, wer wann mit welchen Kaninchen wo hinging. Doch das Gekritzel war nur noch schwer nachvollziehbar, geschweige denn umsetzbar.

Wir hatten gerade gefrühstückt, und ich stand vor dieser Tafel und starrte auf das Chaos.

„Was soll das denn alles bedeuten?", fragte ich und wollte einen Spaß machen.

Mom hob den Blick und sah mich mit einem Ausdruck der Erschöpfung an.

„Ja, *was* bedeutet das, Caleb?"

Nun, die Bedeutung lag auf der Hand. Wir arbeiteten wie verrückt. Für heute waren vier Hasengarten-Termine im *Wood Lake Park* nacheinander geplant, dazu sechs Ostereier-Suchen an verschiedenen Orten der Umgebung, die von Freiwilligen durchgeführt werden würden.

Ich legte vorher fest, welche Kaninchen zu welchen Terminen gingen, wobei die Tiere aber immer auch ein Vetorecht hatten. Für eine Ostereier-Suche brauchten wir zwanzig Kaninchen, damit sie sich zwischendurch auch ausruhen konnten, für die anderen Termine reichten jeweils zehn Kaninchen. Auch während der Veranstaltung konnten die Kaninchen jederzeit aufhören und nicht mehr mitmachen, wenn sie das wollten. Die meiste Zeit spielten sie ohnehin nur und knabberten Gras.

Mom und ich setzten uns zusammen und überlegten, welche Tiere gerade in Patenfamilien lebten und welche wir auf der neuen Farm in Hastings untergebracht hatten, einem schönen Bio-Obstanbaubetrieb, etwa fünfundvierzig Minuten von uns entfernt, wo wir einen Teil der Fläche gemietet hatten. Wir riefen die Patenfamilien an und planten die Einsätze, Kaninchen mussten abgeholt und wieder zurückgebracht werden. „Die Zeit, in der wir ein paar Kaninchen in unserer Wohnung hielten, ist lange vorbei", hörte ich Mom am Telefon sagen, während sie mir zuzwinkerte. Und dann schob sie hinterher: „Sei vorsichtig, was du deinem Kind versprichst."

Der Morgen verlief eigentlich reibungslos – bis gegen Mittag. Da trafen mehrere Anrufe ein. Freiwillige konnten erst später kommen oder sagten ganz ab, weil jemand krank geworden war. Solche kurzfristigen Absagen waren selten. Die Leute, die uns halfen, waren unsere Freunde, Kollegen meiner Eltern, unsere Nachbarn, die Eltern oder Großeltern meiner Freunde, es waren Menschen aller Altersgruppen mit einer besonderen Freude an kuschligen Tieren mit langen Löffeln.

Eine von ihnen war die fünfzehnjährige Greta, die uns half, seit ihr Kaninchen plötzlich verstorben war. Eine andere Freiwillige war Deneen, eine junge Frau, die ihren Arbeitsplatz gewechselt hatte, deshalb umziehen musste und ihr sechs Monate altes Kaninchen nicht mitnehmen konnte. Wehmütig erzählte sie manchmal von dem Kaninchen, das sie Basil genannt hatte und immer fröhlich und oft auch übermütig war. Auch Milton war einer unserer Helfer, ein Banker, der für Kreditvergaben zuständig war. Er hatte zunächst eine Patenschaft übernommen, erledigte dann immer mehr Aufgaben für uns und versorgte uns mit gebrauchten Käfigen und kostenlosem Trockenfutter und Baumaterial.

Dieses Jahr gehörte außer Noah auch Heather zum Team, die große Schwester von Markus und Noah, samt ihrer Zimmerkollegin vom College. Aber dann sagten an diesem besagten Morgen fünf Familien ab. Es war der Tag, an dem wir mehr Termine hatten als an irgendeinem anderen Tag im Jahr. Da brach bei uns alles zusammen. Meine Eltern, die sehr gut mit Krisen aller Art umgehen können, wechselten in den Katastrophen-Modus. Die Autos der noch vorhandenen Freiwilligen wurden gepackt, die Kaninchen aus Patenfamilien abgeholt – mag sein, dass unterwegs nicht alle Tempolimits eingehalten wurden –, aber jede Veranstaltung konnte rechtzeitig beginnen, einschließlich der vier Termine im *Wood Lake Nature Center*, die nacheinander stattfanden.

Der Tag war verrückt, aber schön. Nichts lief so, wie wir es morgens geplant hatten, aber wir genossen es, viele Kinder mit ihren Familien zu erleben, die sich an den Kaninchen freuten. Das Kaninchen-Wettrennen war ein besonders fröhlich-chaotischer Erfolg. Wenn ich nur nicht den ganzen Tag lang so viel Hunger gehabt hätte. Es gab immer nur fünfzehn Minuten Pause zwischen den einzelnen Terminen und da schaffte ich es nicht, etwas zu essen. Dazu kam, dass ich in dem Hasenkostüm wohl auch sehr geschwitzt habe und nicht oft genug zum Trinken kam.

Ich sagte mir zwar immer: *In der nächsten Pause ziehst du das Kostüm aus und isst erst einmal etwas.* Aber dann wurde ich wieder abgelenkt, die nächsten Leute kamen schon und ich musste weiterhoppeln. Später am Tag schleppte ich die Metall-Gehege an andere Stellen auf der Wiese, damit die Kaninchen wieder frisches Gras knabbern konnten, und knurrte: „Wenigstens ihr kriegt heute etwas zu essen." Gleich würde es weitergehen, noch ein letzter Durchgang, sagte ich mir.

Entschlossen packte ich das nächste Gehege und wäre mit dem schweren Metallgestänge fast über meine Hasenfüße gefallen. Frustriert, müde, hungrig und durstig stützte ich meine weißen Ellbogen auf eine Ecke des Geheges und vergrub meinen weißen Hasenkopf in meinen Händen. Ich kniete im Gras und in meinem Kopf pochte es, während ich meine Mutter beobachtete, die versuchte, unsere „Flämische Riesin" Tinkerbell von einem Gehege ins andere zu setzen.

Gut, dass ich das nicht machen muss, dachte ich. Tinkerbell trug immer noch die kleine Glocke um den Hals, mir der sie zu uns gekommen war. Sie entkam Moms Griff und hüpfte mit fröhlichem Bimmeln davon. Wir hatten sie aus einer Familie geholt, die sie nicht mehr haben wollte, „weil sie immer größer wurde". *Nun, ihre Rasse heißt nicht umsonst „Riese", oder?*

Mum sah mich.

„Alles ok?", erkundigte sie sich.

„Ich kann nicht mehr", stöhnte ich, „wir brauchen eine Insel."

„Was?"

„Ich kann so nicht mehr weitermachen", erklärte ich, „wir brauchen für die Kaninchen eine Insel, dann muss ich nicht mehr alles herumschleppen."

Um Moms Gesicht sehen zu können, schob ich meinen riesigen Hasenkopf zurecht, sodass die Löcher im Kostüm wieder vor meinen Augen waren.

„Oh, wow, das sind ja Neuigkeiten." Sie lächelte und wandte sich wieder der Tinkerbell zu.

„Wenn wir einen eigenen Ort hätten, würden die Leute zu uns kommen, und wir müssten nicht herumfahren und alles immer überallhin schleppen. Wir würden immer nur einmal am Morgen alles aufbauen."

Diese Gedanken kamen mir während des Sprechens. Trotzdem klangen sie ziemlich sinnvoll. „Alles wäre viel einfacher und sicherer."

„Also erst einmal klingt das richtig gut", gab sie mir recht und hatte Tinkerbell jetzt eingefangen. Sie schob das Kaninchen auf ihren Armen zurecht, sodass sie direkt in seine Löffel flüstern konnte: „Hörst du das? Eine Insel für Kaninchen? Was denkst du darüber, großes Mädchen?" Damit ließ sie das schwere Tier im anderen Gehege laufen und stellte sich neben mich. „Aber wo willst du eine Insel herbekommen?"

„Keine Ahnung", murmelte ich. „Aber allein schon der Gedanke gibt mir wieder ein bisschen Auftrieb."

Sie legte ihren Arm um meine Schulter und schaute durch die Augenlöcher in mein Kostüm, um mein Gesicht zu erkennen. „Weißt du was? Ich mache das hier fertig und du gehst und hilft deinem Dad und danach machst du mal eine kleine Pause."

In weniger als zehn Minuten würde schon die letzte Hasen-Garten-Veranstaltung dieser Saison anfangen. Ich ging zum Eingang, da kam mein Vater auch schon, fuhr mit seinem Auto in den eingezäunten Bereich und parkte unter einer Baumgruppe. Er kam vom letzten Ostereiersuchen auf der anderen Seite der Stadt und brachte uns einige Transportboxen. Ich schleppte mich zum Auto, öffnete die hintere Tür und sank auf die Rückbank, wo gerade genug Platz war für mich. Das Kostüm ließ sich im Liegen nicht ausziehen, aber zumindest den Kopf konnte ich befreien. Ich stöhnte.

„Ahhhhh."

„Alles okay?", fragte Dad.

„So geht es nicht weiter, wir müssen irgendwie an eine Insel rankommen", erklärte ich frustriert und starrte gegen das Autodach. In meinem Kopf hatte sich der nicht ganz ernst gemeinte Gedanke in eine Frage verwandelt. *Warum eigentlich nicht? Warum keine Insel?* So funktioniert mein Verstand immer. Ich habe eine Idee und sofort fängt mein Kopf an, die Details zusammenzutragen. Das muss gar nicht unbedingt heißen, dass ich das ernsthaft verfolgen will, aber es macht mir einfach Spaß, die Möglichkeiten gedanklich zu prüfen. Doch gerade lief es ein bisschen anders. Je länger ich darüber nachdachte, desto mehr wünschte ich es mir: eine Insel. Keine Zäune. Keine Gehege, die man herumtragen musste. Bei jedem einzelnen Termin wäre alles so viel einfacher als jetzt. *Eine private Insel für Kaninchen.* Perfekt.

Dad lehnte sich gegen die Kopfstütze und schloss die Augen.

„Irgendwann, wenn ich alt bin, vielleicht fünfunddreißig oder so", fuhr ich fort, „dann gehe ich mit Noah zusammen dorthin. Falls wir beide Kinder haben, können wir dort alle zusammen Urlaub machen. Vielleicht ist die Insel in einem See, oder an der Küste. Vielleicht auch mitten im Ozean. Ich weiß, irgendwo ist diese Insel."

„Wenn du fünfunddreißig bist."

„Ja."

„Wie würde die Insel heißen?"

Darüber hatte ich bis jetzt noch nicht nachgedacht, aber ich wusste die Antwort sofort. „Na, das ist doch klar." Ich lächelte.

„Für mich nicht", meinte er. „Sag es mir."

„Rate mal ..."

„Komm, Caleb, sag schon."

Ich lehnte mich vor, sodass ich direkt hinter seinen Kopf war.

„Sie wird *Peacebunny Island* heißen."

Unsere Blicke trafen sich im Rückspiegel. Er nickte zustimmend.

„Klingt gut", pflichtete er bei, „sehr, sehr gut."

Hastings

Mindestens einmal am Tag fuhren wir nach Hastings und versorgten unsere Kaninchen. Im Moment hatten wir dort knapp vierzig Tiere. Sie waren begeistert von ihrem schönen neuen Zuhause, genau wie ich. Die Abmachung war fast zu gut, um wahr zu sein. Über einen Freund hatten wir einen begeisterten Landwirt namens Rick kennengelernt, der auf einem Teil einer großen Farm sein Bio-Gemüse anbaute. Er machte uns mit dem Eigentümer der Farm bekannt und ich präsentierte meine Idee, Kaninchen auf seiner Farm zu halten.

Der Farmer war dabei, einen nachhaltig geführten landwirtschaftlichen Betrieb aufzubauen, der auf Artenvielfalt Wert legte. Er züchtete Hühner und Perlhühner und hatte Obstbäume und preisgekrönte Rosen. Ein Imker nutzte einen Teil des Grundstücks zur Honigproduktion und Rick baute sein Biogemüse an. Die Kaninchen passten perfekt ins Bild. Ihr Kot würde als natürlicher Dünger genutzt werden. Der Landwirt stimmte begeistert zu, uns Platz zu überlassen. Im Verlauf des Jahres pflanzten wir üppige Knaulgras-Flächen in der Nähe unserer Kaninchenställe. Die langen, süßlichen Halme wurden zu ihrem Lieblingsessen. Sie knabberten, spielten und entspannten sich in dem hohen Gras, während ich sie in unseren neuen, fahrbaren Gehegen dort herumschob. Auch ich selbst legte mich gerne in dieses Feld und ruhte mich von all dem Heben und Schleppen und der körperlich anstrengenden Arbeit aus. Wenn zu viel los war, schlief ich im Auto auf der Hin- und Rückfahrt nach Hastings. Ein- oder zweimal Gähnen, schon war ich eingeschlafen, und die Schulaufgaben mussten warten. Und das war keine Seltenheit.

Genau wie Albert Einstein und Thomas Edison war ich ein Verfechter des Mittagsschläfchens. Eines Nachmittags, als ich auf der Rückbank unseres Autos saß und gerade wieder am Einschlafen war, sah ich *Peacebunny Island* vor mir. Die Insel tauchte aus dem Wasser auf, und ich spürte genau, wie sie mich zu sich rief.

Kaum wieder wach, erzählte ich meinem Dad davon. Es war glasklar: Ich brauchte eine Insel für die Kaninchen. So bald wie möglich.

„Wolltest du nicht warten, bis du fünfunddreißig bist?", erkundigte er sich.

Ich zuckte mit den Schultern. „Das kommt darauf an, wie schnell ich die richtige Idee kriege."

Wie immer, wenn man sich etwas richtig Großes vornimmt, gab es viele Dinge, die man bedenken musste. Das begann mit der Frage, wie ich die richtige Insel finden sollte und deren Besitzer überzeugen könnte, uns seine Insel zu überlassen oder zu verkaufen. Dabei waren das wahrscheinlich noch die einfachsten Punkte.

Gleichzeitig war mein Vater gezwungen, über eine grundlegende Änderung in seinem Leben nachzudenken, da die Hockeyliga sich aufgelöst hatte. Es war eine gute Gelegenheit, seine Kenntnisse und Fähigkeiten noch einmal ganz anders einzusetzen als bisher. Mein Vater fing an, eine wöchentliche Veranstaltung zu besuchen, die mit einem gemeinschaftlichen Abendessen begann und dem sich ein Gruppentreffen von Leuten anschloss, die sich in einer Phase der beruflichen Neuorientierung befanden.

Dort lernte er eine Familie mit drei Kindern kennen. Der Junge war in meinem Alter und hieß Kaden, und er hatte noch zwei jüngere Schwestern. Dad erzählte uns mehrere Wochen lang, wie lustig und nett diese Familie wäre, bis Mom und ich schließlich auch zu diesen gemeinsamen Essen mitkamen. Wir saßen an langen Tischen, immer neben dieser Familie, und allmählich wurden wir gute Freunde. Irgendwann nannten wir sie nur noch „unsere Leute". Zwischen Kaden und mir funkte es allerdings nicht auf Anhieb, aber wir fanden es beide lustig, unsere Eltern zu beobachten. Erstaunlich, was diese sich gegenseitig für Geschichten erzählten; die hätten wir sonst wahrscheinlich nie zu hören gekriegt. Kadens Schwestern liebten es, wenn ich von meinen Kaninchen erzählte, auch wenn sie noch nie eines gesehen hatten. Woche für Woche erkundigten sie sich, wie es Paxton, Whatchi, Wyatt und den anderen ging.

Kaden war eine Klasse über mir und vom Typ her ausgesprochen lösungsorientiert, vielleicht ein zukünftiger Ingenieur. Er spielte im Schulorchester und war in der Schule in allen Fächern ziemlich gut. Während unserer Treffen trug er oft Kopfhörer und machte Schulaufgaben.

Eines Abends entdeckten wir, dass wir denselben Lieblingsfilm hatten, aus dem wir beide beliebige Stellen auswendig zitieren konnten. Von diesem Moment an war klar, dass wir den gleichen Humor hatten. Damit begann unsere Freundschaft, die wir genau genommen einem albernen Mantel- und Degenfilm verdanken.

Ich überlegte, ob ich Kaden meinen Traum von der Insel anvertrauen könnte. Kaninchen interessierten ihn überhaupt nicht, aber er war klug und dachte rational. Seine Meinung hätte mich schon interessiert. Aber dann entschied ich mich, noch ein bisschen damit zu warten. Im Moment war ich selbst noch zu unsicher, um mit Leuten außerhalb der Familie darüber zu reden. Bis jetzt wussten nur meine Eltern, meine Großeltern und Familie Bachmann von meiner Idee. Sie hatten alle positiv reagiert und mir ihre Unterstützung zugesichert. Aber am besten war die Reaktion meiner fünfundneunzigjährigen Uroma: „Warum solltest du keine Insel wollen?"

Genau!

Eines Tages setzte ich mich aus einer Laune heraus an den Computer, suchte nach Inseln und stieß auf *Disneys Discovery Island*, eine alte Wildtier-Attraktion, die 1999 geschlossen, verlassen und sich selbst überlassen wurde. Obwohl die Insel zweieinhalbtausend Kilometer entfernt in Florida lag, fragte ich mich, was die Eigentümer damit machten (gar nichts, wie sich später herausstellte). Ich entdeckte auch eine Liste von Prominenten, die private Inseln besaßen, deren Namen oft sehr schön oder interessant klangen.

Meine Vision von *Peacebunny Island* war, dass es nicht nur eine Insel, sondern ein Ort der Ruhe und Geborgenheit sein sollte, wo man sich für leise Töne und zarte Empfindungen öffnen konnte – weit weg von der verrückten und komplizierten modernen Welt, in der wir uns sonst behaupten müssen. Meine Insel sollte ein Ort zum Entspannen sein, wo Besucher im Wald und im Wasser spielen konnten, wo Kaninchen sich erholen würden, nachdem wir sie aus schwierigen Lebensumständen herausgeholt hatten, und wo unsere Jungtiere sich zu Therapie-Tieren entwickeln konnten.

Peacebunny Island wäre mehr als ein physischer Ort.

Es wäre eine innere Verfassung, eine Herzenshaltung.

Ein Traum, den man mit anderen teilen kann.

Ein Ort, an dem jeder seiner Fantasie freien Lauf lassen kann.

Es würde eine Weile dauern. Und ich bräuchte viele, die diesen

Traum mit mir teilen und mit lauterem Herzen mithelfen würden, ihn zu verwirklichen. Aber das wäre gut so. Die Reise würde Spaß machen. Und das Ziel würde *fantastisch* sein.

Wonderfluff

„Wie geht es deiner Insel?", fragte Traktor-Opa am Telefon.

„Ich denke viel an sie", entgegnete ich schüchtern, „da gibt es viel zu überlegen."

„Das ist bei allem so", antwortete er.

Während wir telefonierten, ruhte mein Blick auf einem Zettel, der an unserem Kühlschrank klebt: *Was würdest du unternehmen, wenn du wüsstest, dass du nicht scheitern kannst?* Ich habe ihn gefühlt schon Millionen Male gelesen. Es ist eine gute Frage, die das Leben derer verändern kann, die sie ernst nehmen. Ich selbst hatte eine lange Liste von Dingen, die ich mit dieser Einstellung angehen wollte – eines davon war mein Traum von der Insel. Aber so, wie ich das verstand, ging es ja nicht nur um Projekte, Karriere oder Träume. Man konnte diesen Satz auch auf andere Dinge anwenden, die mit Liebe, Freundschaft, einer Entschuldigung oder neuem Vertrauen zu tun hatten.

„Sag mal, Opa", fragte ich spontan, „was würdest du machen, wenn du wüsstest, dass es auf jeden Fall gelingen würde?"

Er überlegte lange. Dann antwortete er: „Mehr."

Ich konnte mit dieser Antwort damals nicht so viel anfangen. Wir hatten gerade eine schmerzliche Erfahrung mit einer Patenstelle gemacht, die mir eher den Wunsch nach „weniger" als nach „mehr" gab. Eine junge Frau hatte vor Kurzem ihr College abgeschlossen und kam mit ungebremster Begeisterung auf uns zu. „Es war so schön, dieses Wochenende eure Kaninchen zu beobachten", schrieb Wendy in einer E-Mail nach einer unserer Veranstaltungen. „Ich würde eure Organisation sehr gerne unterstützen und ein kleines Kaninchen aufnehmen.

Meine Eltern konnte ich auch von der Idee überzeugen, aber ich fürchte, sie könnten es sich bald wieder anders überlegen. Deshalb wollte ich fragen, ob es möglich wäre, die nötigen Schritte etwas zu beschleunigen. Vielen Dank im Voraus."

Auf unserer Website und den Formularen steht klar und deutlich, dass wir nicht empfehlen, eine Patenschaft zu überstürzen. Aber Wendy hatte früher schon ein Kaninchen gehabt, also wusste sie, auf was sie sich einließ. Doch auch wir hatten inzwischen viel Erfahrung gesammelt. Es waren mittlerweile mehr als hundert Familien, die wir als Paten betreuten, und mit ebenso vielen Familien hatten wir früher schon Patenschaften durchgeführt. So konnten wir beobachten, dass es oft um die sechste Woche herum einen Wendepunkt gab, wenn die Leute sich entweder langfristig für Kaninchen engagierten oder sich wieder aus dem Programm zurückzogen. Längst hatten wir auch herausgefunden, dass sehr große Liebe zu den Kaninchen und die besten Absichten keine Garantie für eine langfristige, feste Beziehung zu dem Tier darstellten.

Ich erinnere mich an eine sehr liebenswürdige Familie, die zu uns gekommen war, um ein Kaninchen mitzunehmen. Doch dann erwähnten sie, dass sie nicht sicher wären, ob ihre beiden Pit Bulls sich mit dem Kaninchen anfreunden würden. Ich kam mir schon fast wie *Captain Obvious* vor, als ich der Familie erklären musste, dass ich ihnen in dem Fall kein Kaninchen ausleihen konnte. Der Vater sah seine Kinder an und meinte schulterzuckend: „Na gut, aber wir haben es versucht."

Nun versuchten wir es mit Wendy. Sie versprach, unseren nächsten Workshop zu besuchen. Inzwischen hatten wir erfahren, dass sie wieder bei ihren Eltern eingezogen war, nachdem sie ihren Collegeabschluss in naturwissenschaftlichen Fächern gemacht hatte. Auf mich wirkte sie wie die perfekte Kaninchen-Patin. Sie wollte auf jeden Fall ein Kaninchen mit Schlappohren, doch davon hatten wir nur ein einziges, das noch nicht lange bei uns war und noch nicht weggegeben werden konnte. Doch am Abend vor dem nächsten Workshop schenkte eine Familie uns ein Schlappohr-Kaninchen, das besonders lieb und geduldig im Umgang mit den Kindern der Familie war. Die Familie wollte das Kaninchen weggeben, weil es vielen Menschen eine Freude machen und Liebe und Trost bringen sollte.

Manchmal passen Dinge einfach zusammen. Die Leute wussten, dass wir gerade anfingen, eine Therapie-Kaninchengruppe zu bilden, um mit ihnen Altenzentren, Krankenhäuser und Hospize zu besuchen. Das entsprach genau dem, was diese Familie sich für ihr Kaninchen wünschte: „Wir würden es ganz wunderbar finden, wenn unser Kaninchen überall, wohin es kommt, den Menschen Freude bereiten könnte."

An einem Mittwochabend holten wir das Tier ab. Die Rassen der Kaninchen mit hängenden Ohren heißen Lop oder Widder. Das Kaninchen dieser Familie gehörte zu einer besonders kleinen Rasse, die ursprünglich aus den Niederlanden stammte und *Holland Lop* oder Zwergwidder genannt wird. Es war ganz weiß und hatte blaue Augen. Ich schloss es sofort in mein Herz und gab ihm den Namen Wonderfluff, weil es mich an ein Wattebäuschchen erinnerte.

„Sie ist *wirklich* wunderbar", bestätigte Mom meine Namenswahl.

„Wir müssen gut auf die Kleine aufpassen, viele werden sie haben wollen", überlegte ich. „Wir machen es so wie mit Oreo und Taffy, wir werden sie nur für kurze Patenschaften aus der Hand geben und nicht zur Adoption zur Verfügung stellen. Ich habe der Familie versprochen, dass wir sie als Therapie-Kaninchen in die neue Gruppe von Tieren aufnehmen werden."

„Ja, wenn das der Plan ist, dann musst du auf jeden Fall gut aufpassen, die Kleine wird viele Herzen im Sturm erobern", lächelte meine Mutter mit einem Augenzwinkern.

„Ich fürchte auch", nickte ich, „dieses Kaninchen wird bestimmt manches Herz brechen, es ist so schön und so anhänglich."

Als wir Wendy noch am selben Abend von dem neuen Kaninchen mit Hängeohren erzählten, war sie total begeistert. Sie verstand, dass wir Wonderfluff nur für kurze Zeit ausleihen würden und dass sie auf jeden Fall den Workshop über Kaninchen-Haltung am nächsten Tag besuchen müsste. Danach würden wir ihr dann das Kaninchen übergeben. Wendy war begeistert, mit allem einverstanden und konnte es kaum erwarten, Wonderfluff kennenzulernen. Aber sie kam nicht zum Unterricht. Der Workshop war zu Ende und wir packten gerade unser Material wieder ins Auto, als sie mit quietschenden Reifen angebraust kam und direkt hinter unserem Auto parkte. Sie entschuldigte sich sehr. Da wir Wonderfluff samt Käfig und Zubehör mitgebracht hatten, übergaben wir ihr alles und nahmen ihr das Versprechen ab, nächsten Donnerstag zum Workshop zu kommen. Immerhin war sie erwachsen und hatte auch früher schon ein Kaninchen gehabt. Deshalb machte ich eine Ausnahme von unserer ansonsten sehr strengen Regel. Ich vertraute ihr.

„Ich glaube, sie ist eine wirklich gute erste Patin für dieses Kaninchen", sagte ich zu meinen Eltern.

„Vielleicht kann sie in Zukunft bei den Oster-Veranstaltungen mitmachen", überlegte Dad.

„Ich freue mich, dass sie einen Abschluss in den STEM-Fächern hat", ergänzte ich, „da wird sie bestimmt eine Vorbild-Patin werden."

Leider wurde sie das nicht. Wendy kam auch eine Woche später nicht zum Unterricht. Unsere Mails an sie blieben unbeantwortet. Über einen Monat lang hörten wir nichts von ihr. Dann schrieb sie: „Hallo zusammen! Wonderfluff ist ganz wunderbar, sie ist gesund und glücklich und wirklich sehr sozial. Sie hoppelt die ganze Zeit herum und ist sehr anschmiegsam. Für meine Mutter und mich hat sie *Wunder* bewirkt. Wir gehen beide gerade durch schwere Zeiten und sie hilft uns, psychisch stabil zu bleiben. Ich weiß, dass ihr gesagt habt, dass eine Adoption nicht möglich ist, aber ich würde Wonderfluff gerne für immer behalten. Bitte schreibt mir, ob und wie wir das arrangieren können. Im Anhang einige Fotos von dem wunderbaren Engelswesen."

Einerseits freute ich mich, weil Wendys Mail und die Fotos mir bestätigten, dass Therapie-Kaninchen etwas bei den Menschen bewirken konnten. Aber wir hatten trotzdem geplant, dass Wonderfluff Teil der *Peacebunny*-Familie sein würde und hatten das auch der Familie, die uns Wonderfluff übergeben hatte, versprochen. Wendy hatte das gewusst und war damit einverstanden gewesen. Also gaben wir ihr und ihrer Familie noch ein bisschen Zeit und verlangten nicht die sofortige

Rückgabe, aber wir schrieben unmissverständlich zurück, dass sie ihr Wort halten solle.

Doch sie hatte andere Pläne.

„Ich möchte euch so herzlich danken, dass Wonderfluff durch euch in mein Leben kam. Nun sind schon fast sechs Monate vergangen, seit ich sie bekommen habe, und sie ist einfach das perfekte Haustier für mich. Ich liebe sie mehr als alles auf der Welt. Deshalb kann ich sie nicht zurückgeben. Ich denke, für die Familie, in der sie vorher war, wird das auch in Ordnung sein. Immerhin hat sie es sehr gut bei mir. Sie wird sehr geliebt, ich sorge gut für sie, sie lebt in Sicherheit, hat frisches Grünzeug, Platz zum Spielen und einen liebevollen Spielkameraden (mich). Aber ich will, dass auch alles seine Richtigkeit hat, und möchte gerne die Adoptionsgebühr bezahlen, die ihr dafür haben wollt."

Meine Eltern und die Leute, von denen wir uns beraten ließen, waren sprachlos. Ich auch. Immerhin hatte ich dieser Frau vertraut. Das war wohl ein Fehler gewesen. Wie sollte ich Erwachsenen jemals wieder vertrauen? Wendy hatte unsere Vereinbarung völlig ignoriert und sich etwas genommen, was ihr nicht gehörte – und nun wollte sie auch noch dafür bezahlen. Das Kaninchen war keine Sache und sie hatte nicht das Recht, darüber zu bestimmen, was mit ihm geschah. So etwas war uns noch nie passiert und ich wusste nicht, wie ich mich verhalten sollte.

Wir hatten keine Regelungen für den Fall, dass eine Patenstelle ein Kaninchen nicht mehr zurückgibt. *Wer würde schon auf die Idee kommen, sich ein Kaninchen unrechtmäßig anzueignen?* Damit war ja nicht zu rechnen gewesen. *Würde ich Wonderfluff jemals zurückbekommen? Sollte ich um sie kämpfen?*

Außerdem belastete es mich, dass ich durch Wendys Verhalten nun der anderen Familie gegenüber mein Wort gebrochen hatte. Sie hatten sich von ihrem Kaninchen getrennt, um es als Therapie-Tier zur Verfügung zu stellen, und ich hatte ihnen versprochen, Wonderfluff so einzusetzen. Damit waren auch mein Ruf, meine Verlässlichkeit und meine Integrität beschädigt. Wenn die Leute sich nicht auf mich verlassen konnten, war diese Arbeit, die wir aufbauten, kaum möglich.

Bei unserer nächsten Veranstaltung sprach ich mit unseren erwachsenen Freiwilligen über diese Geschichte und sie erzählten mir, wie sie mit ähnlichen Erfahrungen in ihrem Leben umgegangen waren. Ein Vater legte mir die Hand auf die Schulter und sagte: „Caleb, wenn du älter wirst, wirst du feststellen, dass manches, was früher wie ein Ungetüm vor dir stand, mit der Zeit immer kleiner wird."

Wahrscheinlich war das in vielen Fällen so, aber nicht immer. Manche Erfahrungen wurden mit der Zeit nicht kleiner, wie der Verlust von Snickers oder die Freude darüber, Paxton gefunden zu haben. Außerdem ging es hier um einen Vorteil für Wendy, wofür meine ethischen Werte über den Haufen geworfen wurden. Das war in meinen Augen ein ziemlich großes Thema.

„Gehört es zum Erwachsensein, schlechte Dinge zu akzeptieren?", fragte ich meinen Vater.

„Ja und nein", sagte er.

„Dann nehme ich das Nein", sagte ich mit Nachdruck.

Welche Rolle spielte Vergebung in diesem Fall? Was mein eigenes gebrochenes Versprechen betraf, konnte ich beten und diesen Punkt zwischen Gott und mir klären. Aber ich konnte die früheren Besitzer von Heavenfluff nicht mehr erreichen. Ich konnte ihnen nicht berichten, wie die Dinge sich entwickelt hatten. Außerdem stellte ich mich selbst infrage und fand es schwierig, meiner Intuition weiterhin zu vertrauen. Ich hatte Wendy so anders eingeschätzt. Damit konnte ich mich nicht mehr auf mein Bauchgefühl und meine Menschenkenntnis verlassen. Musste ich jetzt einfach „erwachsen" werden und dies als den Lauf der Dinge akzeptieren?

Irgendwie wollte ich das Thema für mich abschließen, was wohl nur durch ein Gespräch mit Wendy möglich sein würde. Am Ende ihrer letzten E-Mail hatte sie meine Motive angezweifelt und mir vorgeworfen, Wonderfluff nur deshalb zurückzuverlangen, weil ich möglichst viel Geld für die Adoption bekommen wollte. Andererseits hatte sie zu keinem Zeitpunkt irgendetwas bezahlt. Es gab weder Rechnungen noch schriftliche Vereinbarungen. Alles hatte auf Vertrauen basiert.

Dann kamen im Abstand von einem Monat noch zwei weitere E-Mails von ihr.

„Es tut mir leid, dass die Dinge nicht so gelaufen sind, wie ihr euch das vorgestellt habt", schrieb sie. „Aber ihr könnte euch absolut sicher sein, dass dieses Kaninchen für den Rest seines Lebens gut versorgt sein wird. Ich werde auf jeden Fall immer vollständig für das Kaninchen und seine Versorgung aufkommen."

In der zweiten Nachricht entschuldigte sie sich dafür, dass sie noch kein Geld geschickt hatte und erklärte, dass ihr Vater nach kurzer Krankheit verstorben war. Das kleine Kaninchen, das sie von uns bekommen hatte, war für die ganze Familie eine Hilfe, weil es so viel Ruhe und Liebe in diese schwierige Situation brachte. Mir half es sehr, das zu lesen. Als meine Familie und ich dann zusammen für Wendy und ihre Familie beteten, fiel die Last von mir ab. Ich konnte mir nicht vorstellen, was es bedeuten musste, einen Elternteil zu verlieren. Eigentlich war ich froh, dass Wendy einen kleinen Freund hatte, der ihr half, diesen Schmerz auszuhalten. Ich wollte mich darauf verlassen, dass das Kaninchen ein lebenslanges Zuhause hatte und geliebt werden würde.

Hirsch-Oma erinnerte mich daran, dass Wonderfluff Gottes Kaninchen war, wie alle *Peacebunnys* – sie gehörte weder mir noch Wendy, auch nicht den Leuten, die sie davor hatten. Egal, wie sehr jemand dieses liebenswürdige Kaninchen für sich beanspruchen wollte, es war Gottes Geschöpf – auf der Erde, um ein Segen zu sein. Wonderfluff lehrte mich, dass auch Dinge, die vordergründig sehr negativ erscheinen, in Wirklichkeit gute Aspekte haben können.

Vertrauen beruht auf Glauben. Mir fiel es nach dieser Erfahrung zunächst schwerer als vorher, Erwachsenen zu glauben, aber Gott stellte mein Vertrauens-Fundament wieder her. Ich wollte auch weiterhin vom Guten ausgehen und anderen zutrauen, dass sie das Richtige tun würden. Hoffentlich lag ich damit nicht falsch. Aber ich wollte mir meine innere Offenheit bewahren, weil damit alles möglich ist.

KAPITEL ACHT

Von oben betrachtet

Draußen war es neblig und kalt, als wir nach mehreren Stunden in der Demenz-Abteilung eines Pflegeheims wieder ins Auto stiegen. Die Kaninchen waren hinten im Auto verstaut, der Motor lief und allmählich strömte auch wieder Wärme aus den Lüftungsschlitzen. Es gab immer die unterschiedlichsten Reaktionen, wenn ich mit den Kaninchen auf eine Demenz-Station ging, wo die Patienten sich irgendwo zwischen leichter Demenz und schwerer Alzheimer-Erkrankung bewegten. Manche lächelten sanft, andere erzählten Geschichten aus ihrer Kindheit. Fast immer sagte jemand: „Hallo, Peter", streichelte ein Kaninchen, sah mich an und ergänzte: „Das ist Peter Hase." Offensichtlich erinnerte die Person sich dann an die Kinderbücher von *Peter Rabbit*, dem Hasen, der seit über hundert Jahren im englischsprachigen Raum Erfolge feiert.

Zu Hause ging ich direkt in die Speisekammer, holte mir eine Schachtel Kekse, setzte mich an den Küchentisch und begann, unseren bevorstehenden Terminplan auszuarbeiten. Im Vergleich zum restlichen Jahr war der Winter unsere ruhige Zeit. Da konnte ich ohne Stress die Anfragen der Leute bearbeiten, die Feiern und Veranstaltungen fürs kommende Frühjahr planten.

Das war normalerweise ein bisschen langweilig. Aber heute nicht! Wir hatten die Anfrage einer städtischen Freizeitabteilung erhalten, die in einem Park an einem großen See eine Veranstaltung plante. Da ich die Gegend nicht kannte, sah ich mir die Adresse im Internet an und entdeckte dabei eine große Insel mitten in diesem See. Das brachte mich in Schwung. Schnell öffnete ich Google Maps und zoomte immer weiter hinein, bis ich Minnesota fand, dann die Zwillingsstädte und – hier war sie: eine Insel im See, die nicht mehr zum Areal des Parkes gehörte.

Mithilfe der kleinen Maßstabsanzeige schätzte ich die Insel grob auf etwa zwei Hektar Fläche. Ein paar weitere Klicks und schon hatte ich die Information über den Eigentümer. Tatsächlich! Sie war in privatem Besitz! Ganz in unserer Nähe! Ich rief nach Mom, Dad, Paxton und allen, die gerade sonst noch im Haus herumhoppelten.

Meine Eltern kamen angerannt und rechneten wohl damit, Flammen oder Blut zu sehen. Stattdessen saß ich ganz unversehrt am Küchentisch und zeigte auf den Computerbildschirm.

„Es ist unglaublich!", rief ich.

„Was ist unglaublich?", fragte meine Mutter.

„Sie gehört nicht der Stadt!" Ich war so aufgeregt. „Die Insel ist in Privatbesitz."

Inzwischen suchte ich schon seit etwa einem Jahr nach einer privaten Insel, die zu Peacebunny Island hätte werden können. Immerhin bezeichnet sich Minnesota als das Land der zehntausend Seen, da musste es doch wenigstens eine Insel für mich geben. Aber jede einzelne Insel, die infrage kam und die ich mir näher angeschaut hatte, gehörte der Stadt oder dem Land, und ich befürchtete, dass der bürokratische Aufwand für die Verpachtung des Landes und die Gründung eines Unternehmens mehr war, als ich mir zumuten wollte, trotz der Unterstützung durch meine Eltern.

Doch bei dieser Insel in dem See schien das anders zu sein. Ich hatte sie entdeckt, ohne sie zu suchen. Konnte es sein, dass sie für mich bestimmt war? Aufgeregt und voller Hoffnung schrieb ich an den Besitzer, eine Familienstiftung, deren Adresse ich auf der Website des Bezirks fand. Zu meiner Überraschung hatte ich schon nach einer Woche die Antwort. Darin stand im Wesentlichen: „Wir würden gerne mehr über Ihr Hasenprojekt erfahren und uns zu einem persönlichen Gespräch treffen."

Das Treffen fand schon bald statt. Darauf folgten Monate der Vorbereitung und Aushandlung der Verträge. Je länger ich mich mit der Insel beschäftigte, desto mehr gefiel sie mir. Sie lag nahe an einer öffentlichen Bootsanlegestelle und wir würden richtig viel Platz für alles haben. Aber es gab auch viel zu klären. Welche Genehmigungen würden wir brauchen, um mehr als vier erwachsene Kaninchen zu halten? Könnten wir auch etwas auf der Insel bauen? Unter welchen Bedingungen? Wo würde das Boot anlegen, das Kaninchen und Besucher hin- und hertransportieren würde? Wie lösen wir das Toilettenproblem? Wohin mit dem Müll? Sicherheit? Versicherungen? …

Die Liste an Fragen war endlos, verwirrend, anstrengend, frustrierend und superspannend. Jeden Tag beschäftigte ich mich mit demselben Thema: *Was muss ich tun, damit das mit der Insel funktioniert?*

Tagesthema

Eines Donnerstags, als wir wieder mit Kadens Familie bei dem Gemeinschafts-Essen waren, schlug seine Mutter vor, dass wir uns doch auch einmal an einem Samstag treffen könnten. Was für eine brillante Idee. Darauf war bisher noch keiner von uns gekommen.

Am darauffolgenden Samstag trafen wir uns vor dem Gebäude, wohin wir ein paar Kaninchen zu einer Firmenfeier brachten. Unsere Ehrenamtlichen hätten diesen Termin auch locker ohne uns geschafft, aber für uns war es toll, dass wir „unseren Leuten" die Kaninchen zeigen konnten und sie einmal miterlebten, was wir immer so machten.

Es war zum ersten Mal, dass wir mitten im Winter eine Outdoor-Veranstaltung durchführten, und wir waren alle sehr dick eingepackt. Die Gastgeber hatten Strohballen organisiert, auf denen man sitzen konnte, der Nikolaus kam auch, die Leute machten Fotos und alle freuten sich über die Kaninchen, die interessiert am Schnee schnupperten. Einige Kaninchen waren in sehr lustiger Stimmung und tollten im Schnee herum und die Kinder jubelten ihnen zu. Es gab auch einen warmen Pausenraum mit Gebäck und heißen Getränken, den wir reihum aufsuchten.

Als wir nach der Feier die Kaninchen einpackten, waren sich beide Familien sicher, dass wir unbedingt wieder an einem anderen Nicht-Donnerstag zusammenkommen sollten. Ich nahm meinen Vater kurz beiseite. Die Eigentümer der Insel waren zuversichtlich, dass wir bald eine Einigung erzielen würden und hatten uns kürzlich die Erlaubnis erteilt, erstmals die Insel zu besuchen und uns umzusehen. Ich schlug vor, das mit „unseren Leuten" zusammen zu machen. Dad war einverstanden.

Kadens Reaktion werde ich nie vergessen. Seine Augen wurden immer größer, während ich ganz selbstverständlich von meiner Insel sprach und fragte, ob sie Lust hätten, gemeinsam mit uns die Insel zum ersten Mal zu betreten.

„Du willst also eine Insel kaufen", sagte er und versuchte offensichtlich, eine Information zu verarbeiten, die vollkommen verrückt und gleichzeitig absolut genial klang und vielleicht das Coolste war, was er jemals gehört hatte.

„Richtig!", sagte ich.

Er kratzte sich am Kopf. „Und du hast zwar kein Geld, um eine Insel zu kaufen, aber du suchst nach einer Insel, die du mieten kannst, um herauszufinden, ob du eine Insel kaufen willst?"

„Genau."

„Und diese Insel ist für Kaninchen, die dort spielen können und gleichzeitig darauf vorbereitet werden, in Leiterwagen und auf Tischen zu sitzen und als Therapie-Kaninchen eingesetzt zu werden, falls sie Lust darauf haben?"

„Ja."

„Könnte ein Mensch von dieser Insel aus auch *angeln*?"

„Warum nicht", sagte ich und war kurz verwirrt von der unerwarteten Frage. „Sie ist von Wasser umgeben. In einem See. Mit Fischen. Ja, warum nicht auch angeln!"

Über sein Gesicht breitete sich ein strahlendes Lächeln aus. „Das. Ist. Unglaublich."

Von da an war die Insel donnerstags immer unser Tagesthema und wir planten, was wir auf der Insel bauen und haben wollten. Besonders schön fand ich die Vorstellung, einen Leuchtturm aus Holz zu bauen, mit einer Grundfläche von drei mal fünf Metern, einer Rampe für die Kaninchen und einem Ausguck für die Kinder. Wir bauten davon sogar ein maßstabsgetreu verkleinertes Modell aus Pappe. Uns kamen immer mehr Ideen und wir träumten von einem Gartenlabyrinth, von Baumhäusern und Übernachtungsmöglichkeiten in Hängematten. Unsere Mütter schlugen vor, verschiedene Wildblumen zu pflanzen, damit es „richtig bunt zuginge" auf unserer Insel.

Ich nickte höflich. Eine bunte Blumenpracht erschien mir vergleichsweise unwichtig, solange man noch die Aussichtsplattform des Leuchtturms planen konnte.

An einem freundlichen Tag im Februar, bei minus 15 Grad Celsius, trafen wir „unsere Leute" auf einem Parkplatz neben dem öffentlichen Bootsanleger. Wir waren sehr warm angezogen und sahen nicht wie typische Inselbesucher aus. Kein Hawaii-Hemd in Sicht. Normalerweise wären wir mit Kanus zur Insel gepaddelt, aber um diese Jahreszeit war hier im hohen Norden alles zugefroren. So gingen wir zum Ufer und betraten dann das Eis.

Ich gehe auf Wasser, dachte ich und fand die Situation ziemlich bemerkenswert. Doch wir waren nicht die Einzigen, überall waren Menschen auf dem gefrorenen See unterwegs. Sie fuhren mit Schneemobilen, saßen auf Klappstühlen und angelten durch kleine Löcher, die sie ins Eis gehackt hatten; manche hatten sich auch Häuser aus Eis gebaut, die mit Teppichen ausgelegt waren und in denen man Fernseher und Betten sehen konnte. Es war also wirklich nichts Besonderes, dass ich auf dem Wasser ging, solange es so festgefroren war. Trotzdem fand ich es beunruhigend und prüfte bei jedem Schritt mit einem Stock das Eis, bevor ich meinen Fuß daraufsetzte.

Kadens kleine Schwestern ließen sich von uns abwechselnd im Schlitten ziehen und riefen uns Kommandos zu, als wären wir Schlittenhunde. Eisiger Wind schnitt mir ins Gesicht. Obwohl ich viele Schichten von Thermowäsche und Funktionskleidung trug, fror ich. Ich konnte mir nicht erklären, wie die Schlittenhunde es schafften, so weite Strecken zurückzulegen, ohne zwischendurch Pause zu machen und heißen Kakao zu trinken. Doch auch wenn es nicht gerade gemütlich war, wir ließen uns nicht aufhalten. Wir waren schließlich auf einer wichtigen Expedition.

Die Insel war etwa eineinhalb Kilometer vom Parkplatz entfernt, aber wie blieben immer wieder stehen, rutschten und alberten herum und brauchten eine Dreiviertelstunde. Unterwegs erzählte ich das Wenige, das ich über die Insel wusste: Die Familie, der die Insel gehörte, lebte weit entfernt und konnte nicht oft vorbeikommen, aber andere Leute wanderten dort oder fuhren mit Allrad-Quads herum.

„Ich frage mich, wie sie die Quads auf die Insel bekommen", überlegte Kaden. „Wahrscheinlich muss man alles Schwere im Winter auf die Insel schaffen, bevor das Eis schmilzt."

Ich konnte sehen, wie sein Gehirn arbeitete. Er schmiedete bereits Pläne.

„Wir könnten im Winter Eisangelwettbewerbe veranstalten", schlug er vor, „und im Sommer normale Angelwettbewerbe."

Er war immer noch am Überlegen, als wir schon die Insel erreicht hatten.

„Und Lagerfeuer", fuhr er fort, „natürlich mit Marshmallows."

„Vielleicht könnten wir ein Drachenflugfestival veranstalten", ergänzte eine seiner Schwestern.

Obwohl der Höhenunterschied zwischen dem Eis und der schneebedeckten Insel gering war, empfand ich diesen Moment, als ich das Land betrat, doch als einen großen, besonderen Schritt. Ich musste noch einen rutschigen Felsvorsprung hinaufklettern und schon stand ich auf der ebenen Fläche der Insel.

Nach ein paar Schritten blieb ich stehen und schaute zurück. Kaden war direkt hinter mir, und gleich danach kamen unsere Eltern und Kadens Schwestern.

„Ich wünschte, ich hätte eine Fahne mitgebracht, um sie in die Erde zu rammen", sagte ich, „dann wäre das jetzt ein bisschen offizieller."

„Wir sind noch nicht so weit", sagte mein Vater.

„Aber ich weiß es genau, das hier wird *Peacebunny Island* sein."

Ich stellte mir vor, wie wir im Frühjahr zurückkommen würden. Meine Gedanken überschlugen sich, so viele Ideen jagten durch meinen Kopf. Ich holte ein kleines Tagebuch aus meiner Tasche und begann, alles aufzuschreiben, aber ich kam kaum hinterher. Unglaublich, nun stand ich wirklich und wahrhaftig auf dieser Insel. Wie lange hatte ich Inseln auf dem Bildschirm betrachtet. Jetzt war es echt. Ich legte mein Notizbuch zur Seite und konzentrierte mich, um mir alles genau einzuprägen.

Die anderen waren nicht weniger aufgeregt. Kaden machte in Gedanken naturwissenschaftliche Experimente auf der Insel und baute alles mögliche. Seine Mutter sprach davon, was man den Kindern hier alles beibringen könnte. Ich studierte das Gelände und versuchte, von einem Ende der Insel zum anderen zu schauen. Die etwa zwei Hektar Fläche erinnerten von der Größe her ungefähr an ein *Major League* Baseball-Feld. Während ich von Baum zu Baum durch den Schnee stapfte, versuchte ich, die Baumarten zu identifizieren. Dann näherten wir uns einer kleinen Anhöhe.

„Der perfekte Platz für unseren Leuchtturm", sagte ich.

Mein Vater nickte.

„Groß genug ist der Platz", sagte Kaden.

„Woran denkst du, Junge?", fragte mich Kadens Mutter.

„Ich mag es, wie sich die Höhe der Insel an manchen Stellen verändert", sagte ich. „Es ist so schön. Irgendwie kann ich mir genau vorstellen, wie es im Frühling aussehen wird. In meinem Kopf ist das Bild so klar, als ob ich es schon gesehen hätte."

Während wir weiter um die Insel gingen, sah ich auch den Sommer auf der Insel vor meinen inneren Augen. Wir würden kleine Hütten bauen, Erkundungen machen, Ehrenamtliche für Workshops einladen und bis in den Herbst hinein alle möglichen Veranstaltungen abhalten.

„Da hier im Winter so viele Leute auf dem Eis unterwegs sind, könnten wir vielleicht auch eine Weihnachtsveranstaltung mit Weihnachtsmann und Kaninchen auf die Beine stellen", überlegte ich.

Am nächsten Tag teilte ich meine Eindrücke von der Insel mit einigen der Erwachsenen, die uns mit dem Papierkram und den Vorschriften im Zusammenhang mit der Insel halfen. Dann schickte ich eine E-Mail an die Besitzer und schrieb, wie gut uns alles gefallen habe und dass ich hoffte, wir könnten jetzt bald alles unter Dach und Fach bringen. Dabei versuchte ich, halbwegs sachlich zu bleiben und nicht zu begeistert zu klingen. Die Papiere waren ja noch nicht erledigt, und wir hatten noch gar nicht angefangen, das Geld aufzutreiben, das nötig sein würde. Nein, es war noch zu früh, meine Mutter zu bitten, den Käsekuchen zu backen, den es immer gab, wenn wir etwas zu feiern hatten. Aber riechen konnte ich ihn schon …

Feier des Lebens

Da Noah und Markus bei unserer Ortsbesichtigung nicht mit dabei sein konnten, weil es Markus in diesem Winter nicht so gut ging, war es mir besonders wichtig, den beiden alle Details genau zu berichten. Ich tat das gerne, denn was gibt es Schöneres, als gute Neuigkeiten mit guten Freunden zu teilen? Während ich ihnen erzählte, was mir an Ideen durch den Kopf ging, entwickelten sich meine Pläne weiter, wurden verbessert und konkretisiert.

Wenn ich so im Schlafzimmer der Jungs saß und mit ihnen redete, war ihr Hund Champagne auch oft dabei und sah so aus, als würde er ganz genau zuhören. Auch das Kaninchen von Markus schien ganz interessiert bei der Sache zu sein.

Kaninchen sind gute Zuhörer und von daher ideal für Menschen, die mit Trauer und Traurigkeit zu kämpfen haben. In diesem Bereich hatten wir noch nicht viel Konkretes unternommen, aber darüber nachgedacht haben wir von Anfang an. Seit ich in Sandy Hook war, träumte ich davon, durch meine Kaninchen andere Menschen zu trösten. Auch wenn wir so etwas noch gar nicht offiziell im Angebot hatten, kamen immer wieder Anfragen aus dieser Richtung – besonders von Menschen, die von unseren Einsätzen in Alten- und Pflegeheimen und auf Demenzstationen gehört hatten. Irgendwie ahnten viele Leute, dass Kaninchen gut zuhören, besänftigen und Trost spenden können.

Eines Tages rief uns der organisatorische Leiter einer *Highschool* aus unserer Gegend an und erzählte von einer Gedenkfeier für zwei Schüler, die bei einem Autounfall ums Leben gekommen waren. Er wollte außer den Trauerbegleitern und Seelsorgern auch Therapie-Kaninchen dabeihaben und fragte, ob wir uns das vorstellen könnten. Dabei hatte er keine weiteren konkreten Vorstellungen oder Erwartungen. Er hatte nur von uns gehört und überlegt, dass die Anwesenheit von Kaninchen den Kindern vielleicht helfen könnte.

Ein paar Tage später waren wir an dieser Schule. Wir setzten drei Kaninchen auf einen Tisch vor den Eingang zu dem Saal, in dem die Trauerfeier stattfinden sollte. Manche Leute sahen kurz zu den Kaninchen, während sie in den Raum gingen, streichelten sie flüchtig oder sagten „Hallo". Aber sie waren innerlich angespannt, ein belastendes Ereignis stand ihnen bevor. Doch als die Türen zu dem Saal sich ein paar Stunden später wieder öffneten und die Leute wieder herauskamen, reagierten sie ganz anders. Fast alle blieben stehen und wollten ein bisschen Zeit mit den Kaninchen verbringen, um ihren Schmerz zu verarbeiten. Sie wollten ihnen etwas in die Löffel flüstern oder ein bisschen Zärtlichkeit geben und empfangen. Die Trauer lag schwer auf allen und die Kaninchen konnten in dieser Situation tatsächlich helfen.

Bald darauf wurden die Kaninchen wieder zu einer sogenannten „Feier des Lebens" eingeladen. Dieses Mal wurde von einem neunjährigen Jungen namens Daniel Abschied genommen. Die Szene war uns vom letzten Mal her schon etwas vertraut. Eltern, Lehrer, Klassenkameraden und Freunde strömten in die Grundschule und füllten die Aula, um diesen Viertklässler zu ehren, der ein paar Tage davor bei der Geburtstagsfeier seines Klassenkameraden ertrunken war. Anfangs war die Trauer schier unerträglich, aber es wurde tatsächlich besser, als die Kinder dann nach dem offiziellen Teil in der Aula zwischen den

Bastelstationen umherwanderten und auch bei den Kaninchen vorbeikamen. Allmählich waren auch wieder Frieden und Hoffnung wahr-
nehmbar. Wie in Newtown nach dem Schul-Massaker dachte ich darüber nach, dass für diese Menschen hier die ganze Welt stehen geblieben
war und sich für sie alles für immer verändert hatte.

Wir waren einen ganzen Tag lang an dieser Schule und hatten den
Eindruck, dass nach und nach alle Kinder bei Tinkerbell, Andre the
Giant und Creampuff vorbeigekommen waren. Sie konnten die Kaninchen umarmen, ihnen etwas ins Ohr flüstern und ihnen von Daniel erzählen, von ihrem Freund, den sie vermissten. Auch die Eltern standen
Schlange, um etwas Zeit mit den Kaninchen verbringen zu dürfen. Eine
Frau hatte Tinkerbell lange auf dem Schoß und weinte. Als sie gehen
wollte, kam Andre angehoppelt und nahm den frei gewordenen Platz
auf ihrem Schoß ein. So hatte die Frau noch eine zweite Runde Kuschel-
zeit mit einem weiteren Kaninchen.

„Das ist das erste Mal, dass ich ein Kaninchen im Arm habe", sagte
sie dann. „Es war, als hätte dieses Kaninchen *gewusst*, dass ich es brauche, und deshalb ist es zu mir gekommen."

„Wahrscheinlich wusste es das wirklich", gab meine Mutter ihr recht.

Sie streichelte Andre und blies ein bisschen in sein flauschiges Fell
am Nacken.

„Ich denke, Andre spürte, dass Sie diese Umarmung ebenso brauchen wie die Kinder", sagte Mom.

„Das stimmt", bestätigte sie und weinte wieder.

Ich verstand, dass gerade die leisen Stimmen das sagen, was die Menschen in solchen Situationen besonders dringend hören müssen. Das
galt auch für unsere Besuche in den Hospizen. Der Leiter eines Senio-
renzentrums hatte uns auf die Idee gebracht, dorthin zu gehen. Meine
Eltern und ich sprachen darüber und wir stimmten überein, dass wir
das auf jeden Fall auch tun wollten.

Als wir zum ersten Mal zu einem Hospiz fuhren, war ich ziemlich
nervös. Ich hatte unsere ruhigsten und sanftesten Kaninchen ausgesucht. Auf der Fahrt war ich still und ich fragte mich, wie das wohl

gleich werden würde. Ich war noch nie mit Menschen in Berührung gekommen, die wussten, dass sie bald sterben würden. Meine Mutter erklärte mir, dass manche noch einen oder zwei Monate zu leben hatten, vielleicht sogar länger, während andere vielleicht nur noch ein paar Tage hier sein würden.

„Wissen sie das?", fragte ich.

Mom nickte.

„Haben sie viel Besuch?", wollte ich weiter wissen.

„Das ist ganz unterschiedlich. Manche schon, andere nicht."

„Ich kann mir gut vorstellen, dass sie gerne etwas Zeit mit einem lieben, kuschligen Tier verbringen möchten", überlegte ich.

Im Hospiz angekommen, brachte man uns auf eine Etage, die sich nicht von einer Krankenhausstation unterschied. Fast alle Patienten lagen im Bett. Manche hatten Einzelzimmer, andere teilten sich ein Zimmer mit einer zweiten Person und hatten einen Vorhang als Sichtschutz zwischen sich. Ein paar Leute saßen auch im Rollstuhl. Es war sehr ruhig, unangenehm ruhig. Etwa die Hälfte der Patienten begrüßte uns mit einem angedeuteten Winken oder durch Blickkontakt. Einige wirkten auch neugierig, als sie mich mit meinem Leiterwagen voller Kaninchen ankommen sahen. Ein paar lächelten.

Ich hatte acht Kaninchen dabei, darunter Oreo und Whatchi, dazu einen *Jersey Wooly* namens Pers. *Jersey Wooly* ist eine Rasse, die aus der Kreuzung von Angorakaninchen mit Farbenzwergen entstand. Die Tiere sind dafür bekannt, dass sie besonders freundlich und ausgeglichen sind. Ich überließ dem Pflegepersonal die Entscheidung, wann ich zu wem gehen sollte. Wenn sie mir ein Zeichen gaben, dann zog ich meinen Wagen mit einem Kaninchen neben das Bett des Patienten und stellte mich ruhig in die Nähe.

Ich fragte mich, was die Aufgabe der Kaninchen war. Sollten sie den Kranken das Sterben erleichtern oder die Patienten eher daran erinnern, dass sie noch am Leben waren? Ich habe die Antwort nicht herausgefunden, und wahrscheinlich geht mich das auch nichts an. Auf jeden Fall konnte ich sehen, dass die Zeit mit den Kaninchen den Patienten half, sich zu entspannen und ihre Schmerzen, Ängste und Sorgen zumindest eine Zeit lang zu vergessen. Egal, wie lange die Kranken das Kaninchen bei sich hatten, ob es sechzig Sekunden oder zehn Minuten waren, sie konnten ihre Finger in dem Fell vergraben und erhielten kleine Fellnasen-Küsse. Sie waren in ihrem Bett nicht allein, sondern ein liebes, gefühlvolles Wesen schenkte ihnen seine Zuneigung. Wenn man nicht mehr viel Zeit hat, was könnte man sich dann mehr wünschen als Liebe?

Manchmal waren diese Besuche für die Angehörigen ebenso wichtig wie für die Sterbenden, und auch ich wurde manchmal gebraucht, um zu umarmen und umarmt zu werden.

Nach dem Besuch gingen Mom und ich eine Etage tiefer, um unsere Käfige und Decken wieder aus dem Stationszimmer zu holen. Dabei fiel mir auf, dass die Pflegekräfte auch Kontakt zu den Kaninchen aufgenommen hatten, mit hoher Stimme und in Babysprache mit ihnen sprachen und nahe herankamen, um das weiche Fell zu streicheln. Die Kaninchen wussten offenbar, dass auch das Personal eine Ermutigung brauchte. Unsere Mitarbeiterin nahm Whatchi und setzte ihn der Pflegedienstleitung auf den Schoß, nachdem sie vorher eine der Fleece-Decken untergelegt hatte.

„Oh, Sie haben ja keine Ahnung, wie nötig wir diesen Besuch heute haben", seufzte die Krankenschwester erfreut.

„Irgendwie schaffen Kaninchen es immer, dass ein Tag besser wird."

Es sprach sich herum. Ohne dass wir die Werbetrommel rühren mussten, fanden uns die Leute, wenn sie Kaninchen brauchten. Die Kaninchen freuten sich über die zusätzlichen Streicheleinheiten und genossen die Zuwendung. Eines Nachmittags waren meine Eltern mit ein paar Helfern an einer Universität in unserer Gegend, wo wir den Studenten, die im Prüfungsstress waren, unsere Kaninchen zur Verfügung stellten. Als sie wieder zusammenpackten, kam eine Frau auf sie zu und bat um ein Gespräch mit der leitenden Person des Teams. Meine Mutter ging mit ihr in eine ruhige Ecke, wo sie ungestört reden konnten.

„Ich weiß, was ich jetzt sage, klingt ein bisschen verrückt", begann die Frau.

„Kein Problem", unterbrach Mom lächelnd, „wir haben schon viele verrückte Geschichten gehört."

„Gut." Die Frau lachte unsicher. „Eine sehr enge Freundin von mir wird nächstes Wochenende ein Fest für das Leben ihrer Tochter feiern. Ich habe gerade mir ihr telefoniert und meine Freundin würde es toll finden, wenn Sie und Ihre Kaninchen dabei sein könnten."

Normalerweise sind wir Monate im Voraus ausgebucht, aber an diesem Samstag war eine Lücke in unserem Terminkalender. Es war das erste Wochenende nach dem Ende des ersten Schulhalbjahres. Ich hatte mein Halbjahreszeugnis bekommen und wir wollten als Familie etwas Zeit für uns haben.

„Am Samstag wäre ihr erster Geburtstag", erklärte die Frau weiter.

Meine Mutter hatte genug gehört. Ohne Worte schloss sie die Frau in ihre Arme. „Wir werden sehr gerne dazukommen", sagte sie.

Am folgenden Wochenende trafen wir zunächst die Gastgeber und erfuhren, dass sie ihre Tochter nur im allerengsten Familienkreis beerdigt hatten. Sie wollten damals unter sich bleiben und ihren Schmerz nicht in die Öffentlichkeit tragen. Meine Mutter hatte Tränen in den Augen, während sie zuhörte, und ich wunderte mich, dass sie halbwegs die Fassung bewahren konnte. Seit dem Tod des Mädchens waren sieben Monate vergangen, und nun wollten die Eltern ein Fest für ihr Leben feiern, mit Verwandten und Freunden, ein schönes, besonderes und auch fröhliches Fest, an das man sich auch später noch gerne erinnern würde.

„Wir wünschen uns, dass unser Fest von Freude erfüllt sein wird", erklärten die Eltern, „das wird uns allen helfen, innerlich zu heilen."

Sie hatten ihren Garten in ein Festgelände verwandelt; die Kinder konnten sich schminken lassen, es gab verschiedene Spielstationen, Bastel-Tische und Essensangebote. Wir bauten unsere Gehege am Eingang des Gartens auf, sodass die Gäste den Kaninchen gleich am Anfang begegneten und sie am Ende noch Zeit mit ihnen haben konnten. Insgesamt war das Fest vor allem auf Kinder ausgerichtet, aber wir wussten ja auch schon von den anderen Einsätzen, dass die Erwachsenen den

Trost vielleicht noch nötiger hatten als die Kinder. Die Kaninchen waren für alle da und für jede Begegnung offen.

Eine Szene brachte dann alles auf den Punkt. Gegen Ende der Feier saßen zwei kleine Mädchen und ein noch kleinerer Junge bei Fudge im Gehege. Die Mädchen waren wohl etwa fünf Jahre alt, der Junge vielleicht drei. Er beugte sich vor und flüsterte etwas in die weichen Löffel von Fudge. Dann drehte er seinen Kopf zur Seite und legte sein Ohr vor den Mund des Kaninchens, um dessen Antwort gut zu verstehen.

Die Mädchen fragte ihn, was das Kaninchen sagte, und er antwortete mit tiefer, übertrieben ernster Stimme: „Das Kaninchen sagte, man soll dem Jungen noch einen Hotdog geben!"

Die Umstehenden fingen an zu lachen, wiederholten den Satz des Jungen, und das Lachen breitete sich im ganzen Garten aus. Der Gott, der uns mit Tränen geschaffen hat, um unsere Trauer auszudrücken, hat unseren Körpern auch die Fähigkeit zum Lachen gegeben.

Damit war geschehen, was die Gastgeber sich von unserem Einsatz erhofft hatten. Die Kaninchen hatten ihre Aufgabe erfüllt.

Kaninchenspucke

Der Frühling kam und in Sachen Inselkauf konnte es endlich weitergehen. Monatelang hatten wir uns mit rechtlichen und logistischen Fragen herumgeschlagen, nun hatte ich grünes Licht, die Insel im Sommer nutzen zu können. Seit dem ersten Besuch mit „unseren Leuten" im Winter war ich noch mehrfach dort gewesen, zuletzt war ich sogar mit einem Kanu über den See gefahren und hatte eine herrlich matschige Insel vorgefunden. Eis und Schnee waren geschmolzen und auf dem Boden lag eine dicke Schicht weicher, brauner Blätter, die im letzten Herbst von den Bäumen gefallen waren. Ungeduldig wartete die Natur darauf, endlich wieder zu wachsen und zu blühen; am Ufer reckten sich die Weiden elegant in die Höhe, bereit, in neues Grün gehüllt zu werden. Ich bewunderte das alles und fand Gottes Schöpfung wirklich herrlich.

Doch noch mehr freute ich mich, dass es Markus wieder besser ging. Er verbrachte wieder mehr Zeit zu Hause als in der Klinik, was allein schon ein großer Grund zur Freude war.

Im März 2017 richtete ich meine Aufmerksamkeit besonders auf unsere Angora-Kaninchen und die wirtschaftlichen Möglichkeiten, die wir durch sie hatten. Um Erfahrung in dem Bereich zu sammeln, fuhren wir mit den beiden Kaninchen Amelia Earhart und Quiet Wyatt zu einem nationalen Angorakaninchen-Wettbewerb im Bundesstaat Iowa. Es war spät am Freitagabend, als wir dort ankamen, und am nächsten Morgen wurde ich nur mit Mühe und sehr spät wach. Ich war wie gelähmt vor Müdigkeit und hätte mein Frühstück einatmen müssen, um noch rechtzeitig zu dem Wettbewerb zu kommen.

Wir wollten die anderen Züchter beobachten und von ihnen lernen. Außerdem hatten wir Amelia und Wyatt für den Wettbewerb der Juniorenabteilung angemeldet. Wenn wir schon da waren, warum nicht?

Zu Hause hatten wir den beiden Angorakaninchen noch die Nägel geschnitten und sie hatten den ganzen Morgen damit zugebracht, sich gegenseitig den Pelz zu lecken, durch die Gitterstäbe ihrer Käfige hindurch. So hatten sie sich auf ihre Art hübsch gemacht, während ich noch schlief, und ich fand, sie hatten das ziemlich gut hingekriegt. Sie sahen wirklich umwerfend aus, dachte ich, während ich sie im Leiterwagen in das Kongresszentrum fuhr.

Doch auf das, was ich dann sah, war ich nicht vorbereitet. Wir gingen eilig durch die großen Tore in die Halle und fanden uns plötzlich in einem Paralleluniversum wieder. Hier herrschte Perfektion auf einem ganz anderen Level. Es war, als wären wir in Jeans und T-Shirt zur Oscar-Verleihung erschienen. Schon allein die Sockel, auf denen die Kaninchen saßen, waren überwältigend. Manche sahen aus wie Spinnräder oder Töpferscheiben, auf denen die Tiere sich langsam drehten, während ihre Besitzer mit großen Haartrocknern und Bürsten noch letzte Feinheiten an ihnen zurechtzupften, bis das Fell der Tiere einem riesigen Wattebausch glich.

„Wow", sagte ich nur noch und starrte ungläubig von einem ausgestellten Kaninchen zum nächsten. Ich war kein Jurymitglied, aber ich konnte mir gut vorstellen, wer hier heute die Preise abräumen würde. Manche Kaninchen hoben sich einfach zu deutlich von dem Rest ab, wie zum Beispiel ein braunes Kaninchen aus Frankreich, das wie ein zum Leben erwecktes Kaninchen-Idealbild aussah.

„Wahnsinn!", begann Mom zu lachen. „Hier tanzt kein einziges Härchen aus der Reihe."

Ich staunte immer noch, reglos und voller Bewunderung. Die Kaninchen sahen überirdisch aus, aber wie viel Pflege diese Leute in ihre Tiere investierten! „Unglaublich", murmelte ich schließlich.

Dann setzten wir unsere beiden Tiere an ihren Platz und machten einen Rundgang. Wir schauten in alle Käfige und hatten das Gefühl, von Supermodels umgeben zu sein. Die meisten Besitzer waren immer noch dabei, alles perfekt zu machen. Sie schienen sich gegenseitig zu kennen und mit Wertschätzung zu behandeln. Wir erfuhren, dass Betty Chu leider nicht gekommen war. Sie war die unangefochtene Königin der Angorakaninchen-Züchterinnen und -Züchter, eine ehemalige Professorin aus Nord-Kalifornien, die drei Jahrzehnte lang Angorakaninchen gezüchtet und mehr als fünfzig Spitzenpreise gewonnen hatte. Sie hatte es mit dem längsten Kaninchenhaar der Welt von mehr als fünfunddreißig Zentimetern ins Guinnessbuch der Rekorde geschafft und bis heute hatte niemand diese Länge übertroffen. Ich hätte sie gerne kennengelernt.

Doch obwohl alle sehr detailversessen an ihren Tieren herummodellierten, herrschte eine freundliche, warmherzige Atmosphäre. Die Leute wollten zeigen, wie viel Arbeit und Liebe sie in ihre Kaninchen investierten; nur darum schien es hier zu gehen. Meine Eltern und ich wechselten immer mal wieder fragende Blicke, unsicher, ob wir und unsere Kaninchen hierhergehörten.

Nur eine Begegnung fiel nicht so freundlich aus. Wyatt hatte überraschend den Preis für die beste Wolle gewonnen. Mein Kaninchen war sicher nicht das schönste bei diesem Wettbewerb, aber offenbar mochten die Preisrichter sein Fell. Allerdings ist bei den Züchtern von Angorakaninchen eine Auszeichnung für das beste Fell etwas, um das man durchaus beneidet wird. Dieser Preis würde den Wert meiner Angora-Fasern erheblich in die Höhe treiben.

So kam dann auch die Mutter einer Teilnehmerin auf mich zu und fragte, welche Haarpflegeprodukte ich für Wyatts Fell verwendete. Dann fiel ihr Blick auf Amelia, unser zweites Kaninchen, und sie ergänzte: „Und was nimmst du für sie?"

„Kaninchenspucke", grinste ich und erinnerte mich an heute Morgen, als die beiden sich gegenseitig so hingebungsvoll abgeleckt hatten.

Ich war immer noch ziemlich überrascht und erstaunt, dass Wyatt einen Preis gewonnen hatte, vielleicht klang ich deshalb ein bisschen arrogant – oder vielleicht war ich einfach auch zu ehrlich.

Empört starrte die Frau meine Mutter an.

„Na schön, du musst mir das nicht sagen, wenn du nicht willst", giftete sie, „trotzdem ist dein Verhalten eine Frechheit."

„Ich nehme wirklich keine Pflegeprodukte. Die Tiere leben in Gruppen und pflegen sich gegenseitig", versuchte ich klarzustellen.

Sie ahnte wohl nicht, dass wir zum ersten Mal hier waren und eigentlich von allem gar keine Ahnung hatten. Unsere Aschenputtel-Geschichte empfand sie wohl als Lüge und Provokation.

„Kaninchenspucke, selbstverständlich", zischte sie und rauschte davon.

Nach diesem interessanten Ausflug in die Welt der Angorakaninchen-Züchter verbrachte ich die nächsten Wochen damit, meine Bewerbung für den *MN Cup* vorzubereiten, bei dem Jugendliche aus Minnesota ihre Geschäftsideen vorstellen und finanzielle Unterstützung gewinnen können.

Ich hatte einige Jahre vorher schon einmal daran teilgenommen. Damals hatte ich mein STEM-Projekt präsentiert, bei dem der naturwissenschaftliche Unterricht durch Kaninchen unterstützt wird. Bei meinem ersten Versuch war ich aber schon in der ersten Runde ausgeschieden. Das war für mich damals okay. Ich war eher angetreten, um etwas zu lernen, als um zu gewinnen (wobei ich das beträchtliche Preisgeld, das an den Gewinner und die zwei Halbfinalisten in jeder Kategorie ging, schon auch gerne gewonnen hätte).

Der Wettbewerb wurde von der *Carlson School of Management* der *University of Minnesota* durchgeführt, und die Gewinner der verschiedenen Abteilungen und Kategorien bekamen neben dem Preisgeld auch Coaching, Ermutigung durch Mentoren, Kontakte zu relevanten Firmen und ein Startkapital.

Ich nahm in der Kategorie für Unternehmer unter achtzehn Jahren teil und stellte bei meinem zweiten Versuch meine Angora-Geschäftsidee unter dem Namen *Peacebunny Island, Inc.* vor. Meine Bewerbung enthielt eine Beschreibung meiner Idee, des Geschäftsplans, des Marktes und der Art und Weise, wie sich das Geschäft entwickeln sollte. Außerdem fügte ich ein Foto meines wichtigsten Geschäftspartners bei: Whatchamacallit.

Im Spätsommer würden die Halbfinalisten bekannt gegeben werden. Das Finale – eine ausführliche Präsentation vor einer Jury – würde dann im Herbst stattfinden.

Bis dahin musste ich mich gedulden, was mir aber nicht schwerfiel, denn wir steuerten auf unsere zunehmend geschäftige Ostersaison zu.

Nicht persönlich gemeint?

Gleichzeitig gab es in Bezug auf die Insel gute Fortschritte. Als wir schließlich alle Formalitäten geregelt hatten und unmittelbar davorstanden, die Insel endgültig zu pachten, informierte ich auch die freiwilligen Helfer über unsere Pläne. Die Kinder waren begeistert und die Erwachsenen boten ihre Hilfe an, für was auch immer auf *Peacebunny Island* gebraucht werden würde.

Auch auf unserer Website berichtete ich nun über die unmittelbar bevorstehende Erweiterung.

Ein paar Tage später erfuhr ich allerdings, dass sich alles verändert hatte. Bis dahin war der Kontakt zu den Eigentümern und deren Anwalt offen und freundlich gewesen. Sie bewunderten mich dafür, wie mutig ich meinen großen Traum umsetzte. Bei unserem letzten Treffen entstand ein offizielles Foto vom Handschlag zwischen dem Vertreter der Eigentümer und mir. Nun war mein Team gerade dabei, einen Pachtvertrag mit Kauf-Option auszuformulieren.

Alles verlief planmäßig, bis dieser Anruf des Eigentümers kam: Die Familie hätte sich anders entschieden. Ich hatte das Telefon auf laut gestellt und konnte nicht fassen, was ich hörte. Es begann mit: „Es tut mir leid", und endete mit: „Bitte nehmen Sie das nicht persönlich, die Entscheidung beruht auf rein geschäftlichen Gründen." Ich hatte Mühe, das Gehörte zu verarbeiten. Mir brach das Herz.

Das Klicken des aufgelegten Hörers war das schrecklichste Geräusch, das ich jemals gehört hatte. Ich drehte mich zu meinen Eltern um und schüttelte ungläubig den Kopf.

„Was war das?", stammelte ich. „Sie haben sich anders entschieden? Ohne Erklärung? Ist damit jetzt alles vorbei?"

Meine Eltern waren ebenso ratlos wie ich.

Ich war wütend, empört und grenzenlos enttäuscht. Und diese Gefühle richteten sich alle gegen mich selbst. Meine Gedanken drehten sich in einer endlosen Schleife im Kreis: *Du bist noch ein Kind. Als ob so ein Traum jemals in Erfüllung gehen könnte! Wie konntest du denken, dass so etwas realistisch wäre? Kein Mensch außer dir hat wirklich daran geglaubt. Sie haben dir nur nicht widersprochen, um dir nicht wehzutun. Was für eine unglaubliche Zeitverschwendung! Sieh endlich ein, dass das verrückt ist. Das ist komplett unrealistisch und wird nie funktionieren.*

Sehr viel später erfuhren wir, dass die Eigentümer sich entschieden hatten, auf der Insel ein Haus mit einem eigenen Zugang zum See zu bauen. Natürlich war es in ihren Augen klüger, sofort Gewinn zu machen, als ihre Insel einem Kind zu vermieten, das ein gemeinnütziges

Projekt auf der Insel gründen wollte. Wir hatten noch keinen Vertrag unterschrieben und es war ihr gutes Recht, über ihr Eigentum zu verfügen, wie sie wollte, also es zu verkaufen, zu behalten oder zu vermieten.

Trotzdem hatte ich damals das Gefühl, mein Lebensglück sei zerstört worden. Ich war so kurz davor. Wie sollte ich jemals wieder mit einem anderen Projekt so weit kommen? Wollte ich es überhaupt noch einmal versuchen? Wie trauert man um einen geplatzten Traum?

Die Kaninchen halfen mir. Aber manches musste ich für mich selbst klären. Dazu zählte auch die Frage, wie ich das jetzt allen mitteilen sollte.

Der Donnerstag kam und ich wollte nicht mit zu unserem gemeinsamen Essen gehen. Ich wollte „unsere Leute" nicht so enttäuschen. Außerdem wollte ich diese neue Realität auch gar nicht aussprechen.

Es war so schmerzlich, wie ich es befürchtet hatte. „Wir bekommen die Insel nicht", sagte ich, sah am Tisch entlang alle einmal kurz an und senkte dann den Blick auf meinen Teller. Es waren Spaghetti, die wie ein matschiger Haufen aussahen – genau wie mein Traum.

„Warum?", fragte Kaden.

„Ich dachte, es wäre alles so gut wie sicher", antwortete ich leise, „dann riefen sie an und sagten, sie hätten sich anders entschieden."

Kaden versuchte, die Situation zu begreifen. „Also sind alle unsere Pläne gestorben? Oder liegen sie nur auf Eis? Wie endgültig ist diese Entscheidung der Eigentümer?"

„Gute Frage", seufzte ich. „Es klang endgültig."

Wenigstens war das zweite Schulhalbjahr so gut wie vorbei. Ich steckte in der Enttäuschung fest wie in Treibsand und konnte mich kaum auf etwas anderes konzentrieren. Im Sommer würde ich mich neu ausrichten, oder vielleicht eher auch zurückbesinnen; ich würde wieder Kind sein, mit Noah und Markus spielen und Zeit mit den Kaninchen verbringen. Einige der Leute vom *Rotary Club* halfen mir, wieder Mut zu fassen und nach vorne zu schauen.

„Caleb, das ist jetzt dein erster großer Rückschlag", sagte einer der Männer. „Leider kann ich dir versprechen, dass es nicht der letzte sein wird. Nur wenn du nie wieder etwas wagst, wirst du keine Enttäuschungen mehr erleben."

„Betrachte es als Geschenk", sagte ein anderer. „Jetzt kannst du herausfinden, ob du einfach nur in diese Idee verliebt warst oder ob du wirklich entschlossen bist, dein Insel-Projekt wahr werden zu lassen."

„Ich dachte, die Leute mögen mich", klagte ich.

„Bestimmt mochten sie dich, da bin ich mir sicher", tröstete er mich. „Aber du musst lernen, zwischen dir als Person, deinen Ideen und deinem Erfolg zu unterscheiden. Es ging um deinen Herzenswunsch. Aber nicht um deine *Identität*."

Später an diesem Wochenende brachte meine Uroma auf den Punkt, was auch meine Eltern und Großeltern schon zu sagen versucht hatten. „Manchmal ist eine geschlossene Tür auch ein Segen." Nur langsam kam dieser Gedanke auch in meiner Seele an.

Ich verstand, was gemeint war, aber ich fühlte es nicht. Noch ein letztes Mal wollte ich zu der Insel fahren. Es schien mir wichtig, meinem Traum direkt in die Augen zu sehen, während ich mich von ihm verabschiedete. Ich ging am Ufer entlang und irgendwie kam ich innerlich zur Ruhe. Vielleicht waren wir wirklich vor etwas bewahrt worden, das nicht gut für uns gewesen wäre? Vielleicht würde die Zukunft noch etwas Besseres bringen? Ich empfing, wofür ich gebetet hatte, auch wenn ich es mir anders vorgestellt hatte. Die Traurigkeit war noch da, aber ich konnte Gott neu vertrauen, dass er eine andere Tür öffnen würde.

Später am Abend dieses Tages saß ich in meinem dunklen Zimmer auf dem Teppich und dachte nach. Nach einiger Zeit sah ich zwei Augen, die zu mir hochschauten: Paxton. Er war aus dem Wohnzimmer gekommen und hatte sich neben mich gesetzt. Ihm ging es jetzt gerade nicht darum, mich zu trösten oder zu verstehen, wie alle Kaninchen es in den letzten Tagen oft getan hatten. Nein, ich kannte diesen Blick von ihm. Wenn er mich so ansah, dann fragte er: „Okay, was machen wir jetzt?"

Neue Hoffnung keimt auf

Aus diesem Rückschlag lernte ich etwas, was ich mir gerne einprägen wollte: Scheitere schnell! Das klingt zunächst falsch, ist aber ein guter Gedanke. Wenn etwas nicht klappen konnte, dann wollte ich nicht mehr Zeit, Energie und Ressourcen darauf verwenden als unbedingt nötig. Ich wollte aus der Niederlage meine Lehren ziehen und dann möglichst rasch weitergehen, bereit für Neues.

Darüber und über geschlossene Türen dachte ich nach, während Mom die Kaninchen und mich zu einer stationären Therapieeinrichtung brachte, etwa eine Dreiviertelstunde nördlich von ihrem Büro. Soweit ich das verstanden hatte, handelte es sich um eine spezielle Jugendstrafanstalt für männliche Jugendliche. Wir kamen nach Einbruch der Dunkelheit an und hatten zunächst Mühe, überhaupt den Eingang zu finden. Als wir das geschafft hatten, verloren wir auf dem riesigen Gelände sofort die Orientierung. Die Gebäude waren nicht beschriftet und durch lange Straßen voneinander getrennt. Darüber hinaus waren alle Türen, die wir ausprobierten, verschlossen. Unsere Frustration wuchs.

In der Wegbeschreibung stand, dass wir zum gelben Gebäude gehen sollten. Doch weil alles so dunkel war, konnten wir nicht herausfinden, welches der zahlreichen Häuser gelb war.

Wir wollten nicht zu spät kommen oder die Vereinbarung nicht erfüllen. Wir waren gestresst und unsere Vorfreude auf diesen Einsatz deutlich gedämpft. Endlich trafen wir einen Mann, der sich als „Therapeut, der gerade nicht im Dienst ist" vorstellte. Immerhin zeigte er uns das richtige Gebäude und wies uns an, im Eingangsbereich zu warten. Ich versuchte, eine Zeitschrift zu lesen.

Nach einer halben Stunde kam er wieder vorbei und erklärte, dass sich „wegen eines Vorfalls" alles verzögert hätte. Wieder ein paar Minuten später wurden wir schließlich zu einem anderen Gebäude gebracht, wo wir auf die fünf Teilnehmer des Treffens warten sollten. *Nur fünf? Dieser ganze Aufwand für fünf Jugendliche?* (Damit hatte ich wieder ein

Thema, mit dem ich mich auseinandersetzen musste: Ab wie vielen Personen lohnte sich die Fahrt zu einem Einsatz überhaupt?)

Ich war müde, es war mitten in der Schulwoche, wir hatten noch eine lange Heimfahrt vor uns, wir würden sehr spät im Bett sein und Mom musste morgen früh wieder ins Büro ... – war es das alles wert?

Dann hörte ich die Stimmen der Jugendlichen, die immer lauter und begeisterter wurden. Ich sah aus dem Fenster und konnte eine Gruppe von nicht fünf, sondern fünfzehn Jugendlichen erkennen, die mit ihren erwachsenen Begleitern zusammen auf unser Gebäude zukamen. Mein Puls stieg. Ich wurde nervös. *Wie wird das wohl werden? Warum waren diese Jugendlichen überhaupt in dieser Einrichtung?* Doch für solche Sorgen war es nun definitiv zu spät. Sie drängten herein, und ich wurde von ihrer Vorfreude und Energie mitgerissen. Sie wussten nicht, was auf sie zukommen würde – genauso wenig wie ich –, aber die Stimmung im Raum war gut und die Erwartungen positiv. Wir rückten ein paar Stühle zurecht, machten Platz für alle, dann bauten wie die Gehege auf. Ich stellte ihnen die Kaninchen vor, die ich mitgebracht hatte: Little John, Sherwood und Fudge.

Und plötzlich verband uns etwas Freundschaftliches. Die Jugendlichen hatten super viele Fragen und verhielten sich respektvoll, sowohl uns Zweibeinern als auch den Vierbeinern gegenüber.

„Dieser hier ist ja riesig. Ist er der Vater von dem?"

„Nein, das ist nur seine Rasse, so wie manche Menschen größer oder dicker sind als andere", erklärte ich. „Fudge ist ziemlich muskulös, fühl mal hier, das sind alles Muskeln."

„Also sind sie nicht verwandt?", fragte ein anderer.

„Nicht wirklich. Aber sie leben alle zusammen und verhalten sich wie Brüder. So gesehen sind sie auch so etwas Ähnliches wie eine Familie."

Keiner der Jungs war mit Haustieren aufgewachsen, erfuhr ich dann. Zwei der Jugendlichen hatten offensichtlich Angst vor den Tieren. Ein Junge hatte noch nie in seinem Leben das Fell eines lebendigen Tieres auch nur *berührt*. Das konnte ich mir gar nicht vorstellen. Schon bevor wir Kaninchen hatten, gab es in meiner Kindheit immer wieder Kontakt zu Tieren: Meine Eltern gingen mit mir in Tierparks und Streichelzoos, und ich nahm an Kinderveranstaltungen im Zoo teil. Es war nicht mein Verdienst, was aus mir geworden war. War es Vorsehung, ein Vorrecht oder einfach nur Glück? Ich hatte keine Ahnung. Jedenfalls konnte ich jetzt mein Wissen und meine Erfahrung mit diesen Jugendlichen teilen.

„Zahme Kaninchen leben etwa zehn Jahre", erzählte ich und stellte die Frage, die ich immer fragte, wenn ich so eine Veranstaltung durchführte. „Wie alt werdet ihr in zehn Jahren sein?"

„Ich bin jetzt sechzehn", antwortete einer, während er den Arm hob, „also werde ich sechsundzwanzig sein." Ich versuchte, nicht auf die zahlreichen Verbände zu starren, die seine Arme und Handgelenke bedeckten.

„Ich werde vierundzwanzig sein", sagte ein anderer und stieß den Jungen an seiner Seite in die Rippen.

„Stellt euch jetzt einmal diese nächsten zehn Jahre vor", sprach ich weiter. „Mit zweiundzwanzig seid ihr vielleicht mit dem College fertig oder ihr arbeitet schon. Mit vierundzwanzig habt ihr vielleicht eine eigene Wohnung oder ihr gründet eine Familie."

Nervöses Lachen. Aber alle hörten mir zu.

Ich wandte mich dem zu, der zuerst geantwortet hatte. „Angenommen, du würdest heute ein junges Kaninchen aufnehmen, dann müsstest du dir überlegen, wie dein Leben in zehn Jahren aussehen wird. Vielleicht wohnst du in einer Wohngemeinschaft oder du baust dir ein Haus. Dann lebt das Kaninchen wahrscheinlich immer noch. Deshalb sage ich den Leuten, die sich ein Kaninchen anschaffen wollen, sie sollen sich die nächsten zehn Jahre ihres Lebens vorstellen. So etwas muss man gut überlegen. Man braucht einen Plan, um gut für das Kaninchen zu sorgen, um für sich selbst gut zu sorgen und auch für seine Familie, wenn man dann eine hat."

Es ist immer herausfordernd für meine Zuhörer, sich ihre nächsten zehn Jahre vorzustellen. Aber an diesem Abend hatte das Thema eine noch größere Bedeutung als sonst. Ich ermutigte die Jungs, große Pläne zu entwickeln, große Träume zuzulassen. Was würde ihr nächster Schritt sein? Was würden sie gerne machen? Was würden sie machen, wenn sie nicht scheitern könnten? Dann stellten sie mir dieselben Fragen und ich erzählte ihnen von meiner Insel.

„Alles zerbrach und ich war – ich bin – schrecklich enttäuscht", gab ich zu.

Eine Hand ging hoch: „Wie alt muss man sein, um auf der *Peacebunny*-Insel mitmachen zu können?"

„Cool, da komm ich auch mit", grinste ein anderer.

Dann redeten alle durcheinander. Ich wusste nicht, wie dieser Jugend-Strafvollzug funktionierte, wie lange sie noch hier leben mussten und was sie danach erwartete. Aber darauf kam es in diesem Moment auch nicht an. Die Vision, die ich mit ihnen geteilt hatte, war auf einer anderen Ebene angesiedelt, außerhalb von Raum und Zeit. Diese Jugendlichen stellten sich *Peacebunny Island* vor, und jeder von ihnen hatte sein eigenes Bild im Kopf, das sich mit Sicherheit von meiner Vorstellung unterschied. Aber selbst, wenn sie nie dorthin kommen würden – dadurch, dass es diesen Ort in unseren Köpfen gab, war die Welt ein bisschen besser. Der Gedanke an die Insel gab ihnen Hoffnung auf eine Zukunft – und meine Hoffnung wurde wieder neu geweckt.

Mom und ich erklärten kurz, wie man bei uns Mitarbeiter werden kann, und wir beschrieben, was unsere Ehrenamtlichen machten. Dann fragten wir die jungen Männer, wofür sie sich einsetzen wollten, und wieder entstand eine lebhafte Diskussion. Die Kaninchen kannten ihre Berufung und ich war dabei, meine zu finden. Schließlich meldete sich ein Betreuer und erklärte, dass die Jugendlichen jetzt auf ihre Zimmer zurückmüssten.

„Hoffentlich sehen wir uns irgendwann wieder, Fudge."

„Bis irgendwann, Little John. Bleib sauber. Du bist voll in Ordnung, Bruder."

„Lass nicht locker mit der Insel, deine Haseninsel ist eine coole Idee", sagte einer der Jungs und strich sich eine Haarsträhne aus seinen tief liegenden, dunkel verschatteten Augen. „Vielleicht bewerbe ich mich bei euch, wenn ich hier raus bin."

Sie verließen den Raum nur zögernd. Dann war es ganz ruhig. Meine Mutter und ich bauten die Gehege ab und brachten die Kaninchen zum Auto. Ein Blick auf die Uhr am Armaturenbrett verriet, dass es unglaublich spät war. Ein eigenartiger Abend, ganz anders als sonst, ganz anders als das, was ich erwartet hatte. Aber die Kaninchen wunderten sich nicht. Eine Stunde lang verbanden sie uns zu einer Einheit, hielten die Zeit an, schufen eine heimelige Atmosphäre und verbreiteten Freude, Mut und Zuversicht. Als ich während der Heimfahrt in den Schlaf hinüberglitt, dachte ich daran, welche Gefühle ich in den Augen der Jungs gesehen hatte: Erschöpfung. Einsamkeit. Frustration. Verlust. Und ... Hoffnung.

Und ein bisschen etwas von ihrer Hoffnung hatte auf mich abgefärbt.

KAPITEL NEUN

Halt mal kurz an!

Der Sommer verging wie im Flug, und ehe wir uns versahen, kam ich auf die Mittelschule. Meine Eltern hatten inzwischen beide andere Arbeitszeiten als bisher, und ich wäre nach der Schule in ein leeres Haus gekommen. Deshalb besuchte ich die Mittelschule in einem anderen Bezirk und wohnte unter der Woche bei den Eltern meines Vaters. Werktags schlief ich oft bei ihnen und konnte von dort aus mit dem Bus zur Schule fahren. Meine Eltern holten mich am Spätnachmittag ab, wir aßen zusammen zu Abend und hatten noch ein bisschen Zeit, dann brachten sie mich wieder zu den Großeltern zum Schlafen. Wie immer, wenn sich etwas veränderte, brauchten wir alle ein bisschen Zeit, um uns daran zu gewöhnen, aber die Regelung kam meinen Eltern und ihrer beruflichen Situation entgegen und ich war auch gerne bei Oma und Opa.

Abgesehen davon veränderten sich unsere gewohnten Aktivitäten nicht. Eines Donnerstags saßen wir nach dem gemeinsamen Essen so lange mit „unseren Leuten" zusammen, dass ich bei meinen Eltern schlief. Am nächsten Morgen hatte ich erhebliche Mühe, in die Gänge zu kommen. Mein Körper fühlte sich bleischwer an und meine Augen waren wie zugeklebt. Aber Mom schob mich durch unsere Morgen-Routine, weil sie mich zur Bushaltestelle fahren wollte, und je später wir dort waren, desto mehr Stau hatte sie auf ihrem weiteren Weg zum Büro. „Bitte, Caleb, mach doch", seufzte sie, „fünf Minuten später loskommen bedeutet für mich, fünfzehn Minuten länger unterwegs sein."

„Ich weiß", stöhnte ich und versuchte, den Schlaf aus den Augen zu reiben, „ich muss nur noch meine Füße irgendwie in diese Socken kriegen und meine Schuhe finden."

Als ich endlich zum Auto kam, saß meine Mutter mit laufendem Motor am Steuer. Es war jetzt zu spät für meinen Bus und sie musste mich bis zur Schule fahren. Mom kurvte durch alle Seitenstraßen und nutzte jede denkbare Abkürzung. Ich starrte aus dem Fenster und versuchte, meine Augen und mein Gehirn zu synchronisieren.

Ich kannte alle Häuser, an denen wir vorbeifuhren, auch die zwei Hektar große Farm hinter dem weißen Lattenzaun am Kreisverkehr. Früher war hier ein Milchviehbetrieb gewesen, der sich einst über viele Hektar in alle Richtungen erstreckt hatte. Jedes Mal, wenn wir daran vorbeifuhren, schaute ich mir die dreistöckige weiße Scheune an und dachte darüber nach, wie viel einfacher unser Leben wäre, wenn wir die Kaninchen hier unterbringen könnten, statt immer die Dreiviertelstunde nach Hastings fahren zu müssen.

Hätte ich jemals ein Fahrzeug oder irgendein anderes Lebenszeichen vor dieser ehemaligen Milchfarm gesehen, dann hätte ich Mom gebeten, kurz anzuhalten, um herauszufinden, ob die Kaninchen vielleicht hierher umziehen könnten. Aber obwohl wir seit Monaten an diesem Bauernhof vorbeifuhren, sah er immer gleich verlassen und menschenleer aus. Es hatte auch noch nie ein Licht im Haus gebrannt.

Ein paarmal hatten wir trotzdem schon angehalten und Zettel unter der Tür durchgesteckt, aber es hatte sich nie jemand bei uns gemeldet. Ich fand sogar den Namen der Eigentümer im Internet und schrieb ihnen einen Brief, aber es kam keine Antwort. Trotzdem sah der Vorgarten nicht verwildert aus, auch wenn man ihn sicher besser hätte pflegen können.

Doch ausgerechnet an diesem Freitagmorgen, als wir durch den Kreisverkehr fuhren, stand ein Auto in der Einfahrt der Farm.

„Mom, halt mal kurz an! Da ist ein Auto!"

Mom fuhr an der Ausfahrt, die wir normalerweise aus dem Kreisverkehr nehmen, vorbei, drehte eine zweite Runde und fuhr auf das

Farmgelände. Ein Schotterweg führte zum Bauernhaus. Sehnsüchtig betrachteten wir die ausladende, weiß gestrichene Scheune mit ihrer silbernen Wetterfahne auf dem Dach und den beiden Silos an der Seite. Dann parkten wir hinter dem Auto und ein älterer Herr empfing uns mit einem freundlichen Lächeln. Wir gingen ihm entgegen, winkten, lächelten und hofften von ganzem Herzen auf eine freundliche Begegnung.

Ich hatte schon zwei verschiedene Farmen teilweise gepachtet, und geschäftliche Besprechungen waren für mich kein Neuland mehr. Mein kleiner Vortrag über die Kaninchen war immer abrufbereit, und ich konnte mein Anliegen interessant vortragen und auf den Punkt bringen. Ich war mir sicher, dass es mir auch dieses Mal gelungen war. Jedenfalls sah der Gesichtsausdruck des Mannes vielversprechend aus, als ich endete.

„Du suchst also nach einem Ort, an dem deine Kaninchen zwischen den Veranstaltungen leben können?"

„Ja", antwortete ich.

„Das klingt richtig gut", sagte er, nahm seinen Hut ab und fuhr sich mit den Fingern durch die Haare, „allerdings ist es so, dass ich die Farm gestern verkauft habe."

Ich sackte innerlich zusammen.

„An meinen Bruder", ergänzte er eilig. „Seine Tochter liebt Tiere. Vielleicht solltest du sie anrufen. Ich gebe dir ihre Nummer."

„Farm Lady juhuu!"

Den restlichen Schultag über träumte ich davon, mit Noah, Markus und „unseren Leuten" das Gelände dieses verlassenen Milchbauernhofes zu erkunden. Eine Idee jagte die andere. Schon war es Nachmittag, Dad holte mich an der Bushaltestelle ab, und wir fuhren nach Hause. Ich warf meinen Rucksack neben die Tür und stürmte in die Küche, um zu sehen, was es zum Abendessen gab. Pax wartete auch schon auf mich und ich freute mich darauf, ihm alles zu erzählen.

Aber zuerst brauchte ich etwas zu trinken. Ich öffnete den Kühlschrank und sah gleichzeitig zu Mom, die am Herd stand und mit der einen Hand etwas umrührte, was aussah wie Tortellini mit Käsesoße. Mit der anderen Hand hielt sie das Telefon, das sie jetzt auf laut stellte. Eine Frau sprach mit ihr und ich nahm an, jemand wollte sein Kaninchen loswerden. Wenn bei uns das Telefon klingelte, was das fast immer der Grund. Aber dann verstand ich, dass es um mich und um die Farm ging. Meine Mutter stellte mich der Person am Telefon vor.

„Caleb, das ist die Frau, deren Familie die Farm gehört, die wir heute Morgen besucht haben."

Ich sah Mom mit aufgerissenen Augen an. *Wirklich?*

Sie gab mir das Telefon und nickte mir aufmunternd zu. Auch in ihren Augen sah ich ungläubiges Staunen.

„Guten Tag, vielen Dank für Ihren Anruf", sagte ich. „Ich komme gerade von der Schule und freue mich, dass ich mit Ihnen über die Farm reden kann. Ich hätte da ein paar Ideen …"

Während der folgenden Minuten hielt ich als junger Kaninchen-Unternehmer einen der wichtigsten Vorträge meiner bisherigen Laufbahn. Ich schloss mit dem Vorschlag, dass wir uns persönlich begegnen sollten, und die Frau war einverstanden: „Morgen um 17 Uhr könnte ich auf der Farm sein. Hätten Sie da Zeit?"

Ich sah zu meinen Eltern, faltete die Hände unter dem Kinn und sah sie eindringlich an. *Bitte, bitte, bitte!*

Sie nickten und Mom beugte sich über das Telefon: „Wir kommen gerne."

Unglaublich! Seit zwei Jahren träumte ich davon, meine Kaninchen in genau dieser Farm unterzubringen, und nun sah es plötzlich so aus, als könnte es möglich werden. Alle Kaninchen würden auf diese Farm in unserer Nähe umziehen. Begeistert erzählte ich Paxton, dass seine Kinder, Enkel und Urenkel samt den Cousins und Cousinen, Freunden und Nachbarn vielleicht bald ein neues Zuhause haben würden – falls ich das morgen gut machen würde. Als ich nach dem Gespräch den Namen der Frau in unserem Familienhandy als neuen Kontakt speichern wollte, hatte ich ihn vergessen. Der Anruf war so plötzlich gekommen, dass ich nicht mitgeschrieben hatte. Also gab ich die Frau ein als: „Farm Lady juhuu!" (mit Ausrufezeichen).

Am nächsten Morgen erwachte ich voller Freude. Was für eine erstaunliche Wendung! Vor ein paar Wochen war ich so enttäuscht, weil das mit der Insel nicht geklappt hatte. Jetzt war ich wieder bester Laune. Allerdings bemühte ich mich, meine Begeisterung etwas zu zügeln, um mich für eine mögliche Enttäuschung zu wappnen. Manchmal boten die Leute einem leichtfertig etwas an, was sie aber tatsächlich gar nicht zu geben bereit waren. Oder sie änderten ihre Meinung. Ich streichelte Paxtons samtweiche Löffel und dachte an mein Gebet von gestern Abend. Da hatte ich mir von Gott gewünscht, dass er diese Tür bitte schnell wieder schließen würde, falls die Farm nicht für unsere Kaninchen bestimmt sein würde.

Aber ... es wäre so supergut!

Den ganzen Tag wartete ich darauf, dass die Zeit vergehen würde und dachte über unsere bisherigen Farm-Erfahrungen nach. Auf dem ersten Hof war die kleine Scheune zum perfekten Zuhause für meine wachsende Kaninchenschar geworden. Mithilfe der Ziegen und Schafe und der großen Weideflächen hatte ich darüber nachdenken können, ob ich für die Landwirtschaft geeignet war, und Farmer Chris war ein geduldiger Ausbilder für mich. Die Zeit, die ich mit Noah und Markus dort verbracht hatte, war wunderschön gewesen und gehörte zu den besonders kostbaren Erinnerungen meiner Kindheit.

Unsere jetzige Farm in Hastings war ein Lehrstück in Sachen Artenvielfalt. Wir konnten beobachten, wie perfekt sich Hühner, Bienen und Beeren-zum-Selbstpflücken ergänzten. Mit dem Bio-Obstgarten, den üppigen Wiesen und den immer reichlich vorhandenen Gemüseabfällen war es ein traumhaftes Zuhause für die Kaninchen. Auch ein paar Veranstaltungen hatten wir dort schon probeweise durchgeführt. Unter diesen paradiesischen Bedingungen führten die Kaninchen ein glückliches Leben, vermehrten sich und nahmen auch Tiere, die wir aus schwierigen Umständen herausholten, freundlich in ihre Gruppe auf. Das Ganze hatte nur einen Nachteil: Es war schrecklich weit weg.

Während der relativ kurzen Fahrt nach Savage dachte ich über das Gelände hinter dem weißen Zaun nach. Auch hier boten sich uns viele gute Bedingungen. Das Bauernhaus sah warm und einladend aus, insgeheim nannte ich es schon unser *Cottage*, unser kleines Landhaus. Durch die unmittelbare Nähe zu den *Twin Cities,* den Zwillingsstädten Minneapolis und Saint Paul, würde es leicht sein, ehrenamtliche Helfer einzuladen. Die Wiesen waren saftig grün, man könnte schöne Veranstaltungen dort durchführen. Beim Gedanken, wie Paxton das Gelände erkunden würde, lächelte ich. Nachdem er alles gesehen hätte, würde er sich noch eine Weile in die Sonne setzen, um sich dann in die Scheune zurückzuziehen, als wäre er der König in diesem Schloss.

Steine knirschten unter den Reifen. Wir bogen in den Weg ein, der zum Hintereingang der Farm führte. Durch die Autofenster sah ich lange Baumreihen, dazu die Scheune mit den beiden Silos und der Wetterfahne, die in der späten Nachmittagssonne glitzerte.

„Wie krass, dass wir schon da sind", staunte ich. „Das ist so nahe."

Dann warteten wir auf die Eigentümerin. Es wurde fünf Uhr, aber sie erschien nicht. Immer wieder verglich ich die Uhr im Auto mit den Handys. Langsam verstrichen die Minuten. Ich hatte den ganzen Tag darauf gewartet, dass es endlich 17 Uhr werden würde und ich *Farm Lady juhuu!* begegnen würde. Aber sie kam nicht. Ich bemühte mich, zuversichtlich zu bleiben, egal was als Nächstes passieren würde.

Sollten wir anrufen? Warten?

17.30 Uhr.

17.40 Uhr.

Nun waren schon vierzig Minuten vergangen.

Ich verlor den Mut. Hatten wir etwas falsch verstanden?

Snickers hätte das geliebt

Noch weitere zehn Minuten verstrichen, bis endlich das unverwechselbare Geräusch von Autoreifen auf dem Schotterweg zu hören war. Ein Wagen fuhr vor, eine Frau stieg aus, winkte und eilte uns entgegen.

„Es tut mir so leid", entschuldigte sie sich, „ich musste länger arbeiten und kam dann so schnell wie möglich hierher. Ich bin ja so froh, dass Sie noch da sind."

Sie führte uns ins Innere des zweistöckigen, weißen Bauernhauses und wir nahmen im Wohnzimmer Platz. Mein Herz klopfte vernehmlich. Den ganzen Tag über hatte ich mir die Sätze zurechtgelegt, die ich jetzt sagen wollte, angefangen von Snickers Geschichte bis zu meiner aktuell laufenden *MN Cup*-Bewerbung. Mit dem Traum von der Insel, die ich eines Tages kaufen wollte, würde ich schließen, einer Insel, auf der Hoffnung und Freundlichkeit herrschten und wo ich Kaninchen ausbilden wollte, die als Therapie-Tiere in Krisensituationen zum Einsatz kommen würden.

Ich wollte darüber sprechen, dass diese Farm zwischen den Ausflügen auf die Insel das Zuhause der Kaninchen werden würde. *Peacebunny Cottage* sollte hier entstehen.

Aber so weit kam ich gar nicht. Kaum hatten wir uns ein paar Minuten ausgetauscht, das STEM-Programm kurz erwähnt und ein paar Geschichten darüber erzählt, wie Whatchi, Oreo, Taffy und die anderen das Leben verschiedener Menschen berührt hatten, stützte die Eigentümerin der Farm mit einer entschlossenen Bewegung die Hände auf die Knie, lächelte, unterbrach uns und erklärte: „Ich habe genug gehört, um meine Entscheidung fällen zu können." Damit zog sie einen Briefumschlag aus ihrer Handtasche. „Ich möchte Ihnen die Schlüssel geben."

Die Schlüssel? Für die Farm?

Das konnte nicht sein. Oder etwa doch?

Es *war* wahr. Sie liebte Tiere und erzählte uns von den vierbeinigen Freunden, für die sie als Kind auf dem Bauernhof ihrer Eltern gesorgt hatte, und von den schönen Erinnerungen an die Besuche bei Tante und Onkel, die diese Farm hier bewirtschaftet hatten. Jetzt wohnte und arbeitete sie in leitender Funktion in einer Firma im äußersten Nordwesten von Minneapolis. Von dort aus war es für sie und ihre Familie zu weit, um sich um die Farm zu kümmern, und ihr Vater machte sich Sorgen, was langfristig mit dem Anwesen geschehen sollte.

„Ich freue mich sehr, wenn Sie auf die Farm aufpassen, sie einigermaßen instand halten, sich um alles Notwendige kümmern, Vandalismus vorbeugen und verhindern, dass Hausbesetzer auftauchen", sagte sie. „Ich würde gerne bei Gelegenheit auch mehr über alles erfahren, was Sie im pädagogischen Bereich und im Bereich der Krisenintervention alles machen. Aber heute habe ich dafür leider keine Zeit, ich muss schnell zurück zu meiner Familie. Es tut mir so leid, dass ich unsere erste Begegnung so kurz halten muss. Mein Zeitplan ist heute ziemlich durcheinandergeraten."

Mit diesen Worten reichte sie mir den Umschlag mit den Schlüsseln. Alle erhoben sich.

„Ich würde gerne morgen nach dem Gottesdienst schon mit dem Einzug beginnen", sagte ich.

„Alles, was sich jetzt hier entwickeln wird, freut mich außerordentlich", lächelte sie. „Es scheint wirklich ein perfektes Zusammenspiel zu sein, für Sie und für mich."

Damit ging sie und wir blieben allein zurück. Nun konnten wir uns in Ruhe umschauen. Am liebsten wäre ich für immer hiergeblieben. Ich fühlte mich, als würde ich träumen. *Vielleicht würde ein kleiner Erkundungsgang mir helfen, alles zu realisieren? Hatte das Gespräch hier gerade wirklich stattgefunden?*

Kaum war ich aus der Haustür getreten, entdeckte ich einen großen Fliederbusch, der sich noch nicht ganz entschieden hatte, ob er aufblühen oder auf wärmere Temperaturen warten sollte. Ich zeigte ihn meinen Eltern.

„Snickers hätte das geliebt, ihm hätte es hier gefallen", freute ich mich wehmütig.

Die lange Reihe der Kiefern vor mir bildeten einen perfekten Windschutz. Hier würde ich schon bald mit Noah und meinen anderen Freunden herumrennen. Wir könnten Stickball spielen, eine Variante von Baseball, aber mit Besenstielen und Gummibällen. Das Gelände war so riesig. Man könnte hier zelten. Die Kaninchen konnte man über große Flächen frei herumlaufen, Gras naschen und Löcher buddeln lassen. Allerdings gab es hier auch viel zu tun.

Ich rannte von einem Gebäude zum nächsten, probierte die Schlüssel und Lichtschalter aus, schaute in die Schubladen der Schränke und hinter jede Tür. Es gab unzählig viele spannende Konstruktionen und ein Zimmer war interessanter als das nächste. Mom machte Fotos von den Räumen und der Außenansicht. Dad begutachtete die Räume und entwarf erste Pläne für deren Nutzung, während ich überlegte, wo und wie wir die Kaninchen unterbringen könnten.

Es war für mich immer noch unfassbar, wie schnell sich alles entwickelt hatte. Die früheren Besitzer waren ins warme Florida gezogen, deshalb hatten wir nie ein Fahrzeug auf dem Gelände gesehen. Nur für eine Woche waren sie hierhergekommen, um den Kaufvertrag mit dem Bruder zu unterzeichnen. Und genau in dem Moment, als der Mann einmal hier auf dem Gelände war, kamen wir vorbei, sahen das Auto und sprachen ihn an. Wie unfassbar! Ebenso erstaunlich wie die Tatsache, dass die „Farm Lady juhuu!" uns das ganze Anwesen kostenfrei überließ und weder etwas für die Miete noch für die Nebenkosten verlangte, obwohl wir ihr das natürlich angeboten hatten. Ein weiteres Wunder war, wie schnell und unkompliziert uns unsere vielen Freunde ihre Hilfe für den bevorstehenden Umzug und die zukünftige Arbeit auf der Farm zusagten.

Gott ist gut.

Das Team

Der Umzug verlief reibungslos und die Kaninchen brachten neues Leben in den Milchbauernhof, der so lange brachgelegen hatte. *Peacebunny Cottage* war am Start.

Ich war unendlich dankbar für all die Hilfe und so stolz auf alles, was wir zustande brachten. Ganze Familien trugen Kaninchengehege, putzten Käfige und spielten auf der Wiese mit den Kaninchen. Mein Onkel Kris kam für zwei Wochen aus Missouri, kümmerte sich um die gesamte Elektrik und entwarf Modell-Gehege, nach deren Vorbild andere Helfer in Zukunft leicht Gehege nachbauen konnten. Immer mehr Dinge entstanden: Manche Leute bauten Tische und Spielgeräte für die Kaninchen oder Regale für die Scheune, andere legten einen Gemüsegarten an, spendeten Fahrräder oder putzten und versorgten die Tiere. Wir hatten sogar eine Tierpflegerin an Bord, Barb, die sich um die Nägel der Kaninchen kümmerte und sie körperlich untersuchte, während Todd, ein befreundeter Farmer, darauf achtete, dass wir immer genug hochwertiges Stroh hatten.

Das Gelände war groß, entsprechend umfangreich waren auch unsere Aufgaben und unsere Verantwortung. Von daher waren wir dankbar für ein paar gute landwirtschaftliche Maschinen, darunter einen Traktor und einen Frontlader – neue Geräte, die uns *geschenkt* wurden! Unfassbar, was sich alles entwickelt hatte – aus drei kleinen Kaninchen war so ein großer Betrieb geworden!

Die Spender der Landmaschinen waren eine promovierte Lehrerin, Dr. Bonnie, und ihr Mann. Wir kannten uns schon länger. Die Lehrerin hatte in der Anfangszeit an einem unserer Workshops über Kaninchenhaltung teilgenommen, ohne zu verraten, dass sie vom Fach war. Später half sie mir dabei, den STEM-Lehrplan für den Schulunterricht mit Kaninchen zu entwickeln. Sie und ihre Familie nahmen Andre the Giant bei sich auf, unser erstes Riesenkaninchen. Sie besuchten uns öfters, wir wurden Freunde und ich sagte irgendwann „Tante" zu ihr.

Während ich über mein mittlerweile so umfangreiches Kaninchen-Unternehmen nachdachte, erkannte ich ein Konzept, das ich seither „die Theorie der offenen Herzen" nenne. Wir verbinden die Liebe zu Tieren, die grundsätzlich viele Menschen teilen, mit dem ebenso natürlich angelegten Wunsch, anderen zu helfen. Mit unseren Einsätzen unterstützen wir gemeinsam mit den Kaninchen andere Menschen, besondere Anlässe zu feiern, die fröhlich oder traurig sein können. Unsere Angebote gelten aber auch Menschen, die seelisch verletzt, einsam, krank oder in Trauer sind. Tatsächlich kenne ich niemanden, der nicht zumindest in manchen Bereichen seines Lebens zu kämpfen hat. Auch unsere ehrenamtlichen Helfer machen da keine Ausnahme, und das gilt auch unabhängig vom Alter oder den Lebensumständen. Unsere Kaninchen holen jeden ein Stück weit aus der Dunkelheit und bewahren die Menschen davor, tiefer im Leid zu versinken.

Aber die Kaninchen können uns Menschen nur helfen, wenn wir auch für sie sorgen. Sie sind darauf angewiesen, dass wir ihnen Wasser, Futter, saubere Käfige und ärztliche Untersuchungen zukommen lassen. Wir müssen sie zu ihren Einsätzen fahren, Berge von Heu herankarren und ihnen Zwanzig-Kilo-Säcke voller Futter kaufen. Dazu kommt auch noch, dass wir Werbung machen, andere über unsere Angebote informieren und alles organisieren müssen, um den Betrieb am Laufen zu halten. Dafür braucht es Menschen, die ihre Herzen für die Tiere öffnen. Dann können die Kaninchen ihre Wirkung entfalten und Menschen dazu bringen, sich füreinander zu öffnen und mit offenen Herzen auf Angehörige, Freunde und Fremde zuzugehen. Jeder Mensch, der sein Herz öffnet, kann zu einem *Peacebunny* werden – davon bin ich überzeugt.

Bald darauf lud ich meine Pfadfindergruppe, die *scout patrol*, zu einem Wochenend-Zeltlager auf unsere Farm ein. Bei dieser Gelegenheit wurden Jacob und ich Freunde. Wir kannten uns schon seit Jahren, aber sahen uns immer nur im Rahmen der Pfadfinder-Aktionen. Als Jacob jetzt erlebte, was ich tat, wenn ich nicht bei den Pfadfindern war, veränderte sich unsere Freundschaft, und bald wurde er zu einem meiner engsten Vertrauten. Er hatte Freude an den Kaninchen und an der ganzen Farm, besonders an unseren landwirtschaftlichen Geräten. Nach dem Zeltlager-Wochenende nahm er mit seiner ganzen Familie an einem Kaninchen-Workshop teil und sie halfen uns bei verschiedenen Veranstaltungen. Allerdings war ich mir manchmal nicht ganz sicher, ob er das alles nur tat, um unsere Landmaschinen und den Hochdruckreiniger vor der Scheune benutzen zu dürfen …

In unserem Pfadfinder-Programm stand als Nächstes ein Abzeichen an, für das wir unsere Fähigkeiten im Umgang mit Metall und beim Schweißen unter Beweis stellen mussten. Wir absolvierten die Prüfung gegen Ende dieses Frühjahrs und konnten das Erlernte auf dem Bauernhof direkt gut gebrauchen. Nic, unser Gruppenleiter bei den Pfadfindern, schloss sich auch unserem Team an und begann, bei Veranstaltungen zu helfen, ebenso wie seine Schwester Maggie. Dann steuerte Tante Bonnie *sieben* neue „Flämische Riesen" zu unserer Kaninchen-Kolonie bei. Das ist die Rasse der besonders großen Kaninchen, zu denen auch Fudge gehörte – mit großen Löffeln, gutmütigem Wesen und einem großen Herzen. Diese sieben Tiere, die sie uns brachte, wären um Haaresbreite in einen Tiefkühlschrank gewandert und verspeist worden. Davor hatte Tante Bonnie sie bewahrt und freute sich nun darauf, noch weitere Klassenzimmer mit Riesenkaninchen ausstatten zu können.

„Tut mir leid, dass ich euch das antun muss", lachte sie, „aber das konnte ich doch nicht zulassen. Als ich wusste, was den Tieren drohte, habe ich sie schnell eingesammelt und zu euch gebracht. Der Besitzer hatte angekündigt, wenn er sie bis zum Wochenende nicht verschenken kann, dann …"

Tante Bonnie warnte uns, dass nur sechs der sieben Kaninchen freundlich wären, aber ein königsblaues Weibchen wäre ziemlich aggressiv. Tatsächlich! Als ich dieses Kaninchen begrüßte, hätte es mich fast gebissen. Kaum hatte Tante Bonnie es abgesetzt, trat es mir mit seinen schwarzen Hinterläufen kräftig gegen das Schienbein. Dabei drehte es sich leicht zur Seite, um mich besser sehen zu können. Ich verstand. Diese

Kaninchen-Dame würde noch etwas Zeit brauchen, um sich mit mir anzufreunden – was eine starke Untertreibung war. Im Gegenteil, sie zog ein Auge nach oben und sah mich spöttisch an: „Willst du noch mehr?"

Ich versuchte trotzdem, sie auf den Arm zu nehmen. Prompt biss sie mir so kräftig in den Arm, dass ich fast eine Fleischwunde davongetragen hätte. „Gut, du hast gewonnen", räumte ich ein und setzte die Kaninchen-Dame schnell wieder ab. „Du bist einfach zu angriffslustig. Ich schaue morgen wieder vorbei."

Ihre Attacke hinterließ einen Striemen, der auch dann noch zu sehen war, als sie allmählich schon verstand, dass von mir keine Gefahr ausging. Schließlich brachte ich ihr nur das Futter. Obwohl mein Herz auch diesem Kaninchen gegenüber weit offen war, musste ich ihm Zeit lassen und Freiraum geben, bis es mir vertrauen und sich mir gegenüber ebenfalls öffnen konnte. Ich hatte wieder etwas gelernt – über Schutz und Sicherheit und das Leben im Allgemeinen.

Nicht gewonnen, aber reich geworden

Das Ende dieses bemerkenswerten Jahres, in dem ich eine Insel verloren und eine Farm gewonnen habe, hätte nicht besser sein können. Anfang August wurde mir mitgeteilt, dass ich unter den zehn Jungunternehmern war, die als Halbfinalisten für den *MN Cup*, den Unternehmerwettbewerb für junge Leute aus Minnesota, ausgewählt worden waren. Schnell wurde ein einminütiges Video produziert, für das wir die Kaninchen aus der Luft mit Drohnen filmten. Dazu schrieb ich noch eine fünfzehnseitige Präsentation. Damit kam ich tatsächlich eine Runde weiter und war unter den drei letzten Bewerbern.

Nun galt es, meinen Geschäftsplan in einer zwölfminütigen Präsentation darzustellen und Mitte September vor einer Jury vorzutragen. Auch auf eine anschließende achtzehnminütige Befragung durch die Juroren musste ich mich vorbereiten. Zwei Wochen lang machte ich – außer Schule und meinem Anteil an Hausarbeit – nichts anderes, als mich auf diesen Termin vorzubereiten.

Die beiden anderen, die außer mir das Finale erreicht hatten, waren ein junger Biobäcker und ein Kopfhörerdesigner. Sie waren jeweils Teil eines Teams, das mit ihnen zusammen antrat, während ich offiziell ein Soloprojekt vorstellte. Aber ich ging nicht allein auf die Bühne, sondern nahm Whatchi und Wyatt neben mir in einem Wagen mit. Damit fühlte ich mich den beiden anderen gegenüber zumindest nicht benachteiligt. Dazu trug ich einen schicken Anzug mit einer perfekt gebundenen Krawatte – eine Fertigkeit, die ich am Abend zuvor noch gelernt hatte.

„Wie fühlst du dich?", fragten meine Eltern, bevor ich an der Reihe war.

„Bereit", sagte ich, „und nervös."

„Schmetterlinge?", fragte meine Mutter.

„Ja", sagte ich, „aber sie erinnern mich daran, dass großartige Sachen manchmal in einem Kokon anfangen."

Nein, ich habe nicht gewonnen, und ja, ich war enttäuscht. Natürlich war ich mit der Hoffnung angetreten, zu gewinnen.

Trotzdem fühlte ich mich wie ein Sieger, da dieser Wettbewerb mir viel Gutes eingebracht hatte. Ich konnte meine Networking-Fähigkeiten verbessern und lernte, ein Gespräch zu führen, während ich einen Teller mit Essen *und* einen Drink balancierte. Ich bekam Feedback von Geschäftsleuten, mein Selbstvertrauen wuchs und als Zweitplatzierter erhielt ich auch einen stattlichen Scheck. Dazu bekam ich einen weiteren Geldpreis für den *People's Choice Award*. Das Publikum hatte mir für meinen Auftritt die meisten Stimmen gegeben, was ebenfalls prämiert wurde.

Whatchi und Wyatt erfüllten ihre Rollen als Vorzeige-Kaninchen hervorragend und veranschaulichten den Investoren, warum Angorawolle gefragt war.

In unserem Familien-Tagebuch bedankte ich mich bei Dad, der sich in dieser Zeit um die Tiere auf der Farm kümmern musste, und bei Mom, die mir bei den unternehmerischen Fragen geholfen hatte.

Die Welle des Erfolgs hielt noch ein bisschen an. Eine Umfrage des *Minnesota Business Magazines* ergab, dass die Leser unserer *STEM-Peacebunny*-Idee die besten Erfolgsaussichten unter lokalen Unternehmen in der Kategorie „Bildung" einräumten.

Ich gewann auch andere ähnliche Wettbewerbe, und jedes Mal, wenn ich zu den Siegerehrungen ging, freute ich mich, dass ich inzwischen in der Lage war, meine Krawatte selbst zu binden. „Es wäre ja auch eine furchtbare Verschwendung, diese Fertigkeit für nur einen Auftritt erlernt zu haben", witzelte ich.

Ansonsten ging mein Alltag wie gewohnt weiter. Die Schecks, die ich gewonnen hatte, lagen auf meinem Regal im Kinderzimmer. Ein Konto hatte ich nicht. Wenn ich gefragt wurde, was ich damit tun wollte, dann wusste ich nicht, was ich sagen sollte. Ideen hatte ich viele, aber keinen konkreten Plan. Ich war unsicher, ob ich mit dem Geld das Angora-Geschäft ausweiten, mich auf die schulischen Einsätze im Rahmen des STEM-Programms konzentrieren oder eher mehr Therapie-Kaninchen ausbilden sollte. Sollte ich *Peacebunny* als Marke ausbauen und einen Handel mit Produkten aufziehen, die unser Logo trugen? Oder in den sozialen Medien aktiver werden und versuchen, Sponsoren zu gewinnen? Ich könnte natürlich auch für mein Studium sparen, Aktien kaufen oder das Geld für ein Auto zurücklegen, bis ich alt genug sein würde, um meinen Führerschein zu machen.

Nichts davon erschien mir zur Verwendung des gewonnenen Geldes richtig. Also ließ ich die Schecks einfach liegen und nutzte meine Zeit und Energie wieder, um eine Insel zu suchen.

Eine Insel hielt ich noch immer für die beste Investition, um die verschiedenen Kaninchen-Projekte voranzubringen. Alle meine Ratgeber waren damit einverstanden.

Der Traum vom Hausboot

Winter in Minnesota steht für sehr viel Schnee. An manchen seltenen, wunderbaren Tagen bleiben dann sogar die Schulen geschlossen.

Alle Kinder in den *Twin Cities* beten im Winter dafür, dass es schneefrei gibt. Die Erwachsenen vielleicht auch. Für mich heißt ein Schneetag, dass ich ausschlafen kann, den ganzen Tag im Schlafanzug verbringe und mit den Kaninchen spiele, statt im Klassenzimmer zu sitzen. Leider fielen in diesem Winter alle Tage mit besonders viel Schneefall auf die Wochenenden und es gab kein einziges Mal schneefrei.

Ich hasse es allerdings, am Wochenende eingeschneit zu sein. Dann müssen wir die geplanten Veranstaltungen absagen und die Arbeit auf der Farm allein machen, ohne die Unterstützung der Ehrenamtlichen. Allerdings wäre wahrscheinlich alles anders gekommen, wenn es im Januar 2018 nicht ausgerechnet an den Wochenenden besonders viel Schnee gegeben hätte.

Es war Samstag und zum ersten Mal seit langem hatte ich überhaupt nichts zu tun, weil draußen ein Schneesturm tobte. Also wollte ich die Zeit nutzen, um mal wieder nach einer Insel zu suchen. Mit Notizbuch und heißem Kakao setzte ich mich an unseren PC.

Die vielen Insel-Webseiten, die ich vor der großen Enttäuschung von 2017 aufgesucht hatte, waren immer noch mit Lesezeichen versehen. Ich versuchte, sie zu ignorieren, und hatte ein bisschen Angst davor, mich wieder auf die Suche zu machen. Aber Hirsch-Oma hatte mich daran erinnert, dass es der erste Schritt zum Erfolg ist, ein Risiko einzugehen.

Ich suchte stundenlang und sah einige passable Inseln, aber alle waren zu weit weg. Mit Google Earth zoomte ich die *Twin Cities* heran und sah mir alle Seen in unserer Gegend an. Es fühlte sich seltsam an, das erneut zu tun; allerdings wusste ich zu diesem Zeitpunkt sehr viel mehr als ein Jahr zuvor. Minneapolis hat zweiundzwanzig Seen und in vielen gibt es Inseln. Aber ich wusste mittlerweile, wie zeitintensiv und kompliziert es ist, die jeweiligen Eigentümer herauszufinden oder festzustellen, dass sie in staatlichem Besitz sind. Ein Online-Einkaufs-bummel ist vergleichsweise harmlos dagegen.

Trotzdem legte ich in den nächsten Wochen eine Tabelle aller Inseln in der Nähe an, die vielleicht infrage kommen könnten. Dabei setzte ich die Messlatte sehr niedrig an. Es genügte, wenn ich Land fand, das rundum von Wasser umgeben war. Davon suchte ich dann die Adresse des Eigentümers heraus und schickte einen handgeschriebenen Brief dorthin, stellte mich vor und erklärte kurz, wonach ich suchte.

Hallo, ich heiße Caleb und bin dreizehn Jahre alt. Meine Eltern haben mir erlaubt, Ihnen zu schreiben und Sie zu fragen, ob ich Ihre Insel für den Sommer mieten könnte. Ich würde mich sehr gerne mit Ihnen treffen und Ihnen persönlich erklären, wie wir auf der Insel unsere Therapie-Kaninchen ausbilden wollen. Bitte nehmen Sie mit meinen Eltern oder mit mir unter der angegebenen Telefonnummer oder E-Mail-Adresse Kontakt auf.

Mit freundlichen Grüßen,
Caleb Smith, Kaninchen-Halter

Ich dachte, dass ein handgeschriebener persönlicher Brief ansprechen-der wäre als eine Mail. Über das Geld machte ich mir keine Gedanken – noch nicht. Von meiner vorigen Erfahrung wusste ich, dass enorm viele Hürden zu nehmen waren, ehe man überhaupt auf den Preis zu spre-chen kam. Gab es auf der Insel Strom? Wasser? Gab es Gebäude oder würde man diese bauen müssen? Welche Vorschriften in Bezug auf den Umweltschutz und die Nutzung der Insel gab es?

Doch keine meiner Anfragen schaffte auch nur die erste und größte Hürde: Würden die Eigentümer auf meinen Brief reagieren? Keiner ant-wortete. Zwei Monate lang schickte ich vergeblich Briefe los.

In der Zwischenzeit erstellte ich ein Flussdiagramm mit Zieldaten, Fristen, Terminen und Problemen, die berücksichtigt werden mussten. An zwei Fragen blieb ich immer wieder hängen: Wie würden wir die

Kaninchen sicher auf die Insel und wieder zur Farm zurückbringen? Und wie könnten wir die Kaninchen schützen, wenn ein plötzlicher Notfall, zum Beispiel ein Gewitter, eintreten würde?

Auf der Farm lebten sie in vollkommener Sicherheit, aber auch für den Aufenthalt auf einer Insel mussten wir sichere Bedingungen herstellen.

Die zweite Frage waren die Toiletten. Die brauchten wir auch.

„Vielleicht wäre ein Hausboot die Lösung", überlegte ich laut, während ich mir in der Küche einen Snack holte und mich ärgerte, dass es an Wochentagen keine Schneestürme gab. Mom wusste nicht, was ich meinte: „Lösung wofür?", fragte sie.

Ich sah sie vorwurfsvoll an. Was für eine unnötige Frage!

„Wir brauchen ein Boot mit Kabine, das dauerhaft am Ufer der Insel liegt. Die Gäste kommen mit Ruderbooten, Kanus, Pontons oder was auch immer."

„Warte, willst du jetzt etwa ein Boot kaufen?", fragte meine Mutter. „Draußen liegt Schnee!"

„Natürlich nicht *ein* Boot", korrigierte ich sie.

„Oh, gut. Ich dachte schon, du sprichst davon, ein Boot zu kaufen."

„*Viele* Boote", grinste ich und wartete ihre Reaktion ab. „Also genau gesagt recherchiere ich gerade die Angebote für Hausboote."

Sie kicherte und sah mich an.

„Könnte es sein, dass du auf der Suche nach einem neuen Abenteuer bist? Na dann, viel Spaß!"

Blue Moon

Am Mittwoch, den 31. Januar 2018, waren viele Hobby-Astronomen nachts draußen, um den Vollmond zu betrachten. Es war der erste von zwei mit Spannung erwarteten sogenannten *blue moons* (blauen Monden) in diesem Winter. Das bedeutet nicht, dass der Mond in dieser Nacht besonders blau aussieht, sondern dass innerhalb eines

Kalendermonats zweimal Vollmond ist. Daher kommt auch die Redewendung *once in a blue moon* (einmal pro blauem Mond), womit man sehr seltene Ereignisse meint. Ein *blue moon* kommt rein rechnerisch alle zweiunddreißig Monate vor, also etwa alle drei Jahre. Nach den beiden *blue-moon*-Vollmonden in diesem Winter würde der nächste *blue moon* erst wieder am 31. Oktober 2020 zu sehen sein.

Während ich den Vollmond betrachtete, dachte ich darüber nach, was wohl im Oktober 2020 sein würde. Ich wäre dann schon in der zweiten Klasse der *Highschool* und würde alt genug sein, um den Führerschein zu machen.

Doch der Vollmond in dieser Nacht war noch aus zwei weiteren Gründen besonders. Er kam der Erde ungewöhnlich nahe. Immer wenn das eintritt, spricht man von einem „Supermond". Außerdem war dieser Vollmond auch noch ein sogenannter Blutmond und hatte eine deutlich rote Färbung. Die entsteht, wenn die Erde genau zwischen Sonne und Mond liegt und es zu einer vollständigen Mondfinsternis kommt, während der Vollmond durch den Erdschatten läuft. Dabei wirft die Erde ein sanftes, kupferfarbenes oder dunkelrotes Licht auf den Mond. So hatten wir also einen Super-Blauen-Blutmond – für Leute wie mich, die an Himmelsphänomenen Freude haben, ein wirklich besonderes Ereignis.

Hirsch-Oma hatte uns alle dazu gebracht, in den Nachthimmel zu schauen. Wenn ich vor dem Blockhaus meiner Großeltern in diesem abgelegenen Teil des Mittleren Westens stand und den Nachthimmel betrachtete, war der Anblick spektakulär, eine Leinwand aus Sternen in einem Meer der unergründlichen Tiefe und Dunkelheit. Im August 2017 waren wir extra zu ihnen gefahren, um von dort aus mit drei Generationen gemeinsam die totale Sonnenfinsternis über den Vereinigten Staaten zu sehen.

Der Sternenhimmel übt eine große Faszination auf mich aus. Während ich die Sterne betrachte, fühle ich mich leicht hypnotisiert, hänge meinen ganz großen Träumen nach und bewege die Fragen, auf die es keine Antworten gibt. Mir kommt es manchmal so vor, als hätte Gott seiner Schöpfung mit den geheimnisvollen Sternen den letzten Schliff gegeben. Von ihnen geht die Botschaft aus: Du bist nicht allein. Der Himmel erinnert mich daran, bescheiden und dankbar zu bleiben. Sei dankbar für jeden Atemzug, der dir geschenkt wird, suche deine Bestimmung und folge ihr. Teile das Geschenk des Lebens, indem du freundlich zu anderen bist. Der Himmel ist unendlich, du nicht. Vergeude deine Zeit nicht.

Vor Jahren hatte ich einmal ein Schild gezeichnet, das an den Latten meines Hochbetts hing und das ich jetzt wieder betrachtete, bevor ich aufstand, um den Super-Blauen Blutmond anzuschauen:

IYADWYAD, YAGWYAG.

Die Buchstaben stehen für: „If you always do what you always did, you'll always get what you always got", was bedeutet: „Wenn du immer tust, was du immer getan hast, wirst du immer nur bekommen, was du schon immer bekommen hast."

Es ist tatsächlich so.

In dieser Nacht sprach dieser Satz besonders zu mir. Ich wollte etwas Neues ausprobieren und machte mich im Internet auf die Suche nach Booten, die zum Verkauf standen. Es musste ein Boot sein, das ich als Teenager ohne Führerschein steuern konnte und das groß und stabil genug war, um die Kaninchen zur Insel und wieder zurückzubefördern. Damit waren Kajaks, Kanus und Fischerboote schon ausgeschieden. Ein Ponton? Vielleicht. Ich brauchte ein Boot mit einer Kabine für Schatten an einem sonnigen Tag und mit einem Dach für regnerische Tage. Und mit einer Toilette.

So landete ich auf meiner Suche bei den Hausbooten. Ganz oben auf einer Hausboote-Website entdeckte ich ein Angebot, das erst seit zwei Stunden online war. Es sah perfekt aus.

Außerdem war der Preis so, dass ich ihn von meinem Preisgeld bezahlen konnte.

Es hieß *Channel Surfer* (Kanal-Surfer) und wurde im Winter außerhalb des Wassers auf Blöcken in einem Trocken-Dock gelagert. Während ich das Bild betrachtete, stellte ich mir sofort vor, wie ich mit meinen Freunden auf diesem Boot Karten spielte. Auf dem Oberdeck würden wir grillen und das Boot würde sich sanft im Abendwind bewegen. Es gab auf dem Boot einen Kühlschrank und ein Badezimmer mit fließendem Wasser, sogar eine Dusche, falls wir uns am Ufer mit dem Stromnetz verbunden hatten. Mit Solarzellen oder einem Generator könnten wir auch den vorhandenen Fernseher und die Klimaanlage nutzen.

Ich las meinen Eltern die Beschreibung vor und zeigte ihnen die Bilder.

„Es ist ein bisschen wie ein schwimmendes Zelt mit ein paar zusätzlichen Funktionen", meinte Dad.

„Der Kühlschrank hat ein Tiefkühlfach, wir könnten Schoko-Minze-Eis mitnehmen", alberte ich herum.

„Es kling wie eine *blue-moon*-Gelegenheit", meinte Dad, „ein echter Glückstreffer. Aber was kostet es?"

„Ich kann es von dem Geld bezahlen, das ich letztes Jahr gewonnen habe", antwortete ich. „Es wird vielleicht ein bisschen knapp, aber dafür habe ich mir auch schon etwas überlegt, wie ich das trotzdem schaffen kann."

Meine Eltern waren einverstanden, dass ich den Besitzer kontaktierte. Ich schrieb eine E-Mail und schickte zusätzlich eine Sprachnachricht hinterher, zur Sicherheit. Keine zwei Stunden später hatte meine Mutter einen der beiden Bootseigner am Telefon und ich ärgerte mich, dass ich nicht selbst ans Telefon gegangen war. Mom machte viele Notizen und gab dem Mann die Fragen weiter, die ich ihr zuflüsterte. Während ich mich bemühte, ihre Handschrift zu lesen und die Stimme des Mannes zu verstehen, versuchte ich, meine Begeisterung zu zügeln, was mir aber nicht gelang.

„Das Schiff liegt zweieinhalb Stunden von hier entfernt, in Winona", sagte Mom nach dem Telefonat und klang so, als hätte es sich damit erledigt.

„Das ist ja super", reagierte ich, grenzenlos begeistert.

„Was ist daran gut?", wunderte sich meine Mutter.

„Einfach alles."

Wir verabredeten uns mit einem der Besitzer für den kommenden Samstag. Bis dahin gingen viele E-Mails hin und her, in denen er unsere Fragen beantwortete und wir Details über das Boot, seine Motoren und alle Investitionen erfuhren, die er und sein Miteigentümer in den letzten Jahren gemacht hatten. Wir waren beeindruckt von der Sorgfalt und Gründlichkeit der beiden Männer. Beide waren College-Professoren, und das Boot war ihr gemeinsames Hobby, das sie mit viel Liebe zum Detail ausgestattet hatten.

Die nächsten zwei Tage beschäftigte mich die Frage, wie man das Schiff zu den *Twin Cities* schaffen könnte. Der Jachthafen, in dem es im Trockendock lag, befand sich flussaufwärts am rechten Ufer des Mississippi, in der Nähe der Meile 726. Damit gehört der Hafen technisch gesehen zum angrenzenden Bundesstaat Wisconsin, der angeblich noch mehr Seen hat als Minnesota – je nachdem, wie man einen See definiert. Sollten wir uns einen Anhänger besorgen und das Boot damit auf der Straße zu uns transportieren? Oder würde ich mit dem Boot auf dem Fluss fahren? Nach meinen Berechnungen wäre die Fahrt auf dem Fluss etwa hundertfünfzig Meilen lang und würde auf jeden Fall die genialste Reise meines Lebens werden.

„Mom", rief ich, „weißt du, was ich ausgerechnet habe? Das Boot hat zwei Tanks mit jeweils etwa vierhundert Litern. Wenn wir beide in Winona auffüllen, haben wir genug Treibstoff, um bis zu den *Twin Cities* zu kommen, ohne tanken zu müssen."

„Wie lange würde das dauern?", fragte sie.

„Das ist egal", strahlte ich, „wir haben ja den ganzen Sommer Zeit."

„Du hast das Boot noch nicht einmal gesehen", wandte sie ein, „und es gehört dir auch noch nicht."

„Egal", lachte ich, „das wird eine super Flussfahrt."

Des Rätsels Lösung

Mein Vater musste arbeiten, also fuhr Mom mich nach Winona. Am Himmel hing eine silbergraue Wolkendecke. Nach dem Wetterbericht sollte die Temperatur gegen Mittag auf minus 7 Grad steigen, der Wind würde zunehmen und es wurden weitere Schneefälle erwartet. Aber wir hatten jetzt einen SUV, den jemand uns geschenkt hatte, damit wir auch im Winter sicher unterwegs sein konnten. Von daher hätte das Wetter schon sehr viel schlechter sein müssen, um zwei hartgesottene Einwohner von Minnesota von ihren Reiseplänen abzubringen.

Aber trotz des SUVs kamen wir nur langsam voran. Es war neblig und der Wind sorgte für Schneeverwehungen, vor allem in den kurvigen Überlandstraßen. So waren wir deutlich mehr als drei Stunden unterwegs, bis wir endlich am Jachthafen ankamen. Mom und ich nutzten die Zeit, um uns auf die Preisverhandlung mit dem Professor vorzubereiten. Gingen wir in das Gespräch mit der Entscheidung, das Schiff auf jeden Fall kaufen zu wollen? Was wäre ein Grund, nicht zu kaufen? Wie würden wir beide uns verständigen, wenn wir eine Verhandlungspause und ein Gespräch unter vier Augen brauchten?

Als wir ankamen, hatten wir alle Eventualitäten durchgesprochen. Egal, wie sehr uns das Boot gefiel, wir würden zuerst alle Fakten prüfen, bevor wir uns zum Kauf entscheiden würden. Wir hatten keine Eile, ein Boot zu kaufen, immerhin hatte ich auch noch keine Insel – noch nicht einmal die Aussicht auf eine! Ich musste jetzt, mitten im Februar, wirklich nicht dringend ein Boot erwerben. Aber meine Eltern waren auch ganz klar der Meinung, dass es letztlich meine Entscheidung war.

Dann sah ich das Boot zum ersten Mal aus der Nähe mit eigenen Augen. Ich weiß nicht, ob ich davor an so etwas wie „Liebe auf den ersten Blick" geglaubt habe – aber genau das ist passiert. Ich verliebte mich direkt bei der ersten Begegnung und fing an, von einer gemeinsamen Zukunft zu träumen.

Das Hausboot war dreizehn Meter lang. Ich fühlte mich ziemlich klein, als ich neben dem Rumpf stand.

„In natura sieht es noch beeindruckender aus als auf den Bildern", staunte ich.

„Du kannst hier die Leiter hochklettern", sagte der Besitzer. „Sieh dich innen um und setz dich hinter das Steuer."

Etwa fünf Minuten später fand er mich hinter der Kombüse des Bootes, wo ich mich auf einen hellbraunen Futon gelegt hatte.

„Und, was denkst du?", fragte er.

„Schwimmt es und ist der Motor in Ordnung?", erkundigte ich mich.

„Absolut", versicherte er.

Wir sprachen noch über ein paar Details und dann reckte ich meinen Daumen in die Luft. „Ich nehme es."

Meine Mutter sah mich entgeistert an. Ihr Blick schien zu fragen, warum ich mich nicht an unseren sorgfältig ausgearbeiteten Plan hielt. Ich konnte ihr das nicht erklären. Es war einfach richtig, diese Gelegenheit zu ergreifen. Sie vertraute mir und nickte. Fünf Minuten später waren der Mann und ich uns in allem einig.

Mom und ich stiegen kurz in unser Auto, die Sitzheizung tat gut. Wir unterhielten uns und dann stellte meine Mutter den Scheck aus. Die Schiffseigner hatten die Kosten für das Trockendock schon bis April bezahlt und erklärten sich bereit, das Schiff noch bis zur Abholung über ihre Versicherung laufen zu lassen. Deshalb bezahlten wir heute einen Dollar weniger als den vereinbarten Kaufpreis. So blieb das Boot offiziell in ihrem Besitz. Mitte April, wenn das Schiff im Wasser und abholbereit wäre, würde ich dann den restlichen Dollar überweisen. Dann würde ich damit über den Mississippi flussaufwärts Richtung Minneapolis fahren.

Auf der Heimfahrt schickten wir meinem Vater eine Sprachnachricht und riefen meine Großeltern an.

„Damit kennen wir jetzt des Rätsels Lösung", meinte Uroma schelmisch.

„Was meinst du?", fragte ich.

„Na, wer zuerst da war, die Insel oder das Schiff", lachte sie.

Dieser Witz ging zu meinen Lasten, aber damit kam ich klar.

Auf meine Leseliste kam jetzt ein „Handbuch für Hausboote", dazu noch ein Buch mit dem Titel *„Nautical Rules of the Road"*, ein Buch über die Binnenschifffahrtsstraßenordnung.

KAPITEL ZEHN

Wieder unterwegs

Ich mochte den Valentinstag schon immer. Auch heute hatten ein paar herzförmige Süßigkeiten ihren Weg in meine Brotdose gefunden. Nach der Schule bastelte ich schöne Karten für meine Großeltern und wartete auf meine Eltern. Abends würden wir zusammen essen gehen. Nebenbei schaltete ich den Fernseher ein – und da sah ich die entsetzliche Nachricht: An der *Marjory Stoneman Douglas High School* in Parkland in Florida hatte es am Vormittag einen Amoklauf gegeben. Ich erstarrte. Das Bastelmaterial für die Valentinskarten schob ich zur Seite. Die Eilmeldung traf mich mitten ins Herz.

Ich schaute mir die Einzelheiten des Berichts an, dann schaltete ich den Fernseher aus und betete für die siebzehn Familien, bei denen heute Abend ein Platz am Esstisch leer bleiben würde. Als meine Eltern mich abholten, um ins Restaurant zu fahren, sagte ich nur diesen einen Satz:

„Ich denke, wir müssen die Kaninchen nach Florida bringen."

Meine Eltern mussten nicht lange überzeugt werden. Sie hatten die Nachricht ebenfalls gehört und das Gleiche gedacht. Es ging nur noch darum, wie wir diesen Einsatz organisieren sollten und ob wir eingeladen werden würden.

Bevor unser Essen auf dem Tisch stand, hatte Moms Telefon schon mehr als zehn Mal geklingelt. Meine Mutter telefonierte mit den Mitgliedern des *Rotary Clubs* in Florida, die sich um ein Quartier für uns kümmerten. Am nächsten Abend packten wir zuerst Paxton, Fudge, Hobo und Daisy in unseren SUV, dann holten wir noch einige Leute am Flughafen ab, die auch mit auf die Reise kommen würden. Ich wurde gefragt, nach welchen Kriterien ich die Kaninchen für diesen Einsatz ausgesucht hätte. Fakt war: Ich hatte sie nicht ausgesucht, sondern es war die Entscheidung der Kaninchen, wer mitkommen wollte und wer nicht. Wir waren zur Farm gefahren, ich war in die große Scheune gegangen und hatte in die Kaninchen-Runde gefragt, wer einen Einsatz machen möchte. Paxton, Fudge, Hobo und Daisy waren sofort zu mir gekommen und hatten förmlich an den Vorderseiten ihrer Käfige gerüttelt, als wollten sie sagen: „Hi du, ich bin dabei!"

Ich hatte erwartet, dass Whatchi auch so reagieren würde. Er war immer sehr gesellig und gerne mit Menschen zusammen, egal ob es Einzelpersonen oder größere Gruppen waren. Aber an diesem Tag saß er im allerhintersten Winkel seines Geheges, so weit weg von der Tür wie nur möglich. Es war ganz eindeutig: Er wollte nicht mitkommen. Das respektierte ich natürlich. Wir trafen uns mit mehreren anderen Fahrern, bildeten einen Autokorso und die Erwachsenen wechselten sich am Steuer ab, sodass wir die fast dreitausend Kilometer nach Parkland in Florida am Stück fahren konnten. Auch wenn der Anlass für unsere Reise bitter war, so war es auch schön, mit diesen Leuten auf einer gemeinsamen Mission zu sein.

Für mich war das nun ganz anders als damals in Newtown. Jetzt hatte ich eine Vorstellung von dem, was mich erwartete, denn in den letzten Jahren war ich mit meinen Kaninchen schon mehrfach zu Orten gefahren, wo es Gewalt an Schulen gegeben hatte. Wir waren 2014 in der Stadt Marysville im Bundesstaat Washington gewesen; 2016 in Townville, South Carolina; und im Januar 2018 in dem kleinen Ort Benton in Kentucky. Dabei hatte ich immer wieder erlebt, dass die Kaninchen Dinge tun können, zu denen kein Mensch in der Lage wäre. Meine Aufgabe war es, die Kaninchen in Schulen und Kirchen, zu Beerdigungen, Gedenkfeiern und Parks zu bringen und Kindern, Lehrern, Eltern, Freunden, Geistlichen, Polizisten und Rettungskräften den Kontakt zu den Tieren zu ermöglichen, einfach jedem, der diese Begegnung wollte. Ich konnte im Voraus nie einschätzen, wer sich auf die Kaninchen einließ, und ich konnte da auch kein Muster erkennen. Aber das war auch nicht mein Thema. Manchmal konnten die Kaninchen einem Menschen helfen, mit abgrundtiefer Traurigkeit oder schwierigen Gefühlen umzugehen, manchmal halfen sie den Menschen auch, sich zu entspannen und neue Kraft zu schöpfen, um weitermachen zu können. Dabei durften die Kaninchen immer selbst entscheiden, ob sie bei der nächsten Schicht mitkommen wollten oder nicht.

Als wir in Parkland angekommen waren, setzte ich die Kaninchen auf meinen Leiterwagen, und dann stellten wir uns mit respektvollem Abstand vor die Orte, wo Beerdigungen und Gedenkfeiern abgehalten wurden, wobei ich aber private oder zu persönliche Plätze mied. So gab ich den Menschen, die das wollten, die Möglichkeit, zu uns zu kommen und Zeit mit den Kaninchen zu verbringen. Wir kamen auch dorthin, wo Gottesdienste der verschiedenen Religionsgemeinschaften abgehalten wurden oder wo Gedenkfeiern stattfanden, die keinen spirituellen Hintergrund hatten. Allen Veranstaltungen war gemeinsam, dass die Traurigkeit unendlich groß war, dass Liebe intensiv und schmerzlich fühlbar war und dass die Frage nach dem *Warum* unbeantwortet im Raum stand.

Jeder, der mit uns sprach, schien nach Worten und Antworten zu suchen. Der Schock und die Trauer waren überwältigend – wie riesige Wellen, denen man nicht standhalten konnte. Die Kaninchen waren in diesem emotionalen Albtraum die Inseln, auf denen die Menschen für ein paar Minuten festen Boden unter den Füßen haben und Luft holen konnten. Dort in Parkland verstand ich auch, dass ich nicht notwendigerweise eine Insel kaufen musste, um die Idee von *Peacebunny Island* verwirklichen zu können – auch wenn mit der Insel manches einfacher werden würde.

Ob sich die Menschen von kleinen Kaninchen trösten und ermutigen lassen, ist auch eine Frage ihrer Einstellung, eine Herzenssache. Wer sich dafür öffnet, wird den Trost erleben. Als die Leute an unserem Akzent erkannten, dass wir nicht aus der Gegend stammten, und erfuhren, wie viele Stunden wir gefahren waren, um die Kaninchen von Minnesota zu ihnen zu bringen, da mischte sich Staunen mit Dankbarkeit. An uns konnten sie sehen, dass sie in ihrem Leid nicht allein oder vergessen waren. Auch wenn wir uns davor noch nie begegnet waren, so waren sie doch auch unsere Nächsten – es hatte nur ein Weilchen gedauert, um zu ihnen zu kommen.

An einem Nachmittag standen wir vor einem Gebäude und hatten die Kaninchen abwechselnd im Einsatz. Neben unserem Auto war eine Wiese, wo sie ihre Pausen verbringen und am Gras knabbern konnten. Wir standen daneben und sahen den Kaninchen zu, als eine Frau uns ansprach. Sie war die Tante eines Schülers, der erschossen worden war, und erklärte uns, dass ihre Familie sehr gut ein bisschen Kaninchen-Zeit gebrauchen könnte, vor allem die jüngeren Geschwister des Ermordeten. Die Eltern hatten sie gebeten, uns zu fragen, ob wir den kleineren Kindern helfen könnten, die Zeit bis zur Beerdigung zu überstehen. Also packte ich alle vier Kaninchen auf meinen Leiterwagen und brachte sie in den Konferenzraum eines Hotels, wohin die Familie uns eingeladen hatte.

„Woher kommen die Kaninchen?", fragte eines der Mädchen.

„Vom *Peacebunny Cottage*", sagte ich. „Eines Tages werde ich vielleicht auch eine Insel für die Kaninchen haben."

„Da will ich auch hin", sagte sie.

„Du bist herzlich willkommen. Aber selbst, wenn du nie nach Minnesota kommen kannst, darfst du immer, wenn du ein Kaninchen siehst, daran denken, dass du geliebt wirst."

Leinen los

Irgendwie motivierte mich der Aufenthalt in Parkland noch einmal ganz neu, das Projekt der Inselsuche voranzutreiben. Dabei hatte ich den Eindruck, dass es gut wäre, offener darüber zu reden und weitere Vorbereitungen zu treffen, um damit den Prozess vorantreiben zu können. Auf die rund fünfzig Briefe, die ich losgeschickt hatte, bekam ich nur eine einzige Antwort – und die bezog sich auf eine Insel, die für uns viel zu weit entfernt war. Also im Grunde hatte meine Suche bisher nur zu Enttäuschung und Frustration geführt.

Wie konnte ich Inselbesitzer dazu bewegen, mir schneller – oder überhaupt – zu antworten? Oder hatten sie alle einen geheimen Schwur abgelegt, niemals auf Post zu reagieren? Na ja, wenn man länger darüber nachdachte, war es ja auch an sich schon ziemlich unsozial, eine Insel zu Privatbesitz zu erklären, dachte ich leicht verärgert.

Ich versuchte, mich nicht unterkriegen zu lassen. Größe kann man nur erlangen, wenn man versucht, etwas Großes zu erreichen, bei dem der Erfolg nicht von vornherein garantiert ist. Paxton war mindestens so entschlossen wie ich, und die anderen Kaninchen erinnerten mich auch ständig daran, dass ich nicht aufgeben sollte. Das hatte ich auch zu keinem Zeitpunkt ernsthaft erwogen. Abends, wenn ich betete, bat ich Gott um Einsicht und Hilfe. Natürlich spielte meine Suche nach einer Insel in Gottes großem Universum eher keine Rolle, aber in meiner Welt schon. Ich war nicht direkt verzweifelt, aber mein Boot würde am 15. April das Trockendock verlassen und ich wäre damit dann sehr gerne direkt zu *Peacebunny Island* gefahren, um den besten Sommer meines Lebens einzuläuten.

Also betete ich und versuchte, die richtigen Schritte zu gehen und den entscheidenden Moment nicht zu verpassen. Im März studierte ich das Schiffs-Handbuch und prägte mir alles über das Boot und seine Funktionsweise ein, versuchte, die Motoren zu verstehen und sogar die Verkabelung des elektrischen Systems nachzuvollziehen. Oft saß ich dazu im Bett meiner Eltern, deren Erklärungen und Ermutigungen mir bei der schweren Lektüre halfen.

Anfang April meldete ich mich mit Kaden zusammen für einen Kurs bei der *US Coast Guard Auxiliary* an, dem zivilen Teil der Küstenwache der Vereinigten Staaten. Ein Wochenende lang wurden wir von erfahrenen Ausbildern unterrichtet und waren begeistert. Der persönliche Unterricht machte uns bewusst, dass wir wirklich im Begriff waren, schon bald in dieses unglaubliche Abenteuer zu starten. Als der

Ausbilder erfuhr, dass ich ein dreizehn Meter langes Hausboot besaß, erklärte er die theoretischen Zusammenhänge von da an am Beispiel meines Bootes. Dazu gehörte auch der Unterschied zwischen den verschiedenen Ankern und welchen Anker ein größeres Schiff wie meines jeweils brauchen würde, je nachdem, ob ich auf dem Mississippi oder in einem See ohne Strömung vor Anker gehen wollte.

Kaum zu Hause, schrieb ich eine E-Mail an die Bootseigner und fragte, welche Anker auf dem Schiff vorhanden wären. Eine Stunde später rannte ich begeistert zu meiner Mutter.

„Was ist denn so Tolles passiert?", fragte sie.

„Das Schiff hat zwei Plattenanker, genau was wir im Mississippi brauchen", freute ich mich.

„Beruhigend", meinte sie trocken, „ist mir lieber, als wenn es dich abtreiben würde."

Dazu lernte ich, wie man die Länge und den Durchmesser der Ankerleine berechnet, damit das Seil, das den Anker mit dem Schiff verbindet, auch der starken, schnellen Strömung eines Flusses standhalten kann. Ich war überrascht, wie viel Mathematik für das Bootsfahren gebraucht wurde, aber es machte auch großen Spaß, Dinge zu lernen und zu berechnen, die wir schon bald anwenden würden. Das waren endlich einmal Textaufgaben, die einen Bezug zum echten Leben hatten.

Jacob und Nic wollten auch auf unsere über hundertfünfzig Kilometer lange Fahrt mitkommen. Leider hatte Jacob nicht mit Kaden und mir an der Ausbildung teilnehmen können, aber er holte das bald darauf nach. Außerdem hatte er auch ein bisschen Erfahrung, weil er mit seinem Opa schon segeln war. Nic war ein ausgebildeter Rettungsschwimmer und es fühlte sich gut an, ihn auch dabeizuhaben, selbst wenn er über das Schiff jetzt nicht so viel wusste wie wir. Gleichzeitig absolvierten wir alle den Pfadfinder-Kurs „Sicherheit auf dem Wasser" und begannen, uns mit Flusskarten zu beschäftigen.

Aber das Beste an der ganzen Sache war die Vorstellung, dass wir vier Jungs bald mehr als nur gute Freunde sein würden – wir würden ein starkes Team bilden.

Float-Plan

„Also, was ist der Plan?"

Es war Donnerstagabend und wir waren zusammen mit „unseren Leuten" beim Essen. Kadens Mutter hatte die Frage gestellt, die in der Luft lag. Nun hatten wir zwar ein Boot, aber wohin würden wir damit fahren?

„Darauf werde ich später zurückkommen", versuchte ich mich mit Humor zu retten.

Im Unterricht für den Bootsführerschein für Binnengewässer wurde uns besonders eingeschärft, dass wir niemals eine Fahrt antreten durften, ohne vorher einen Float-Plan erstellt zu haben. Es handelt sich dabei um ein Formular, auf dem man neben den persönlichen Kontaktdaten auch alle Daten zum Schiff, zu den Personen an Bord, zu Start und Ziel einschließlich der geplanten Route und dem voraussichtlichen Zeitrahmen der Fahrt einträgt. Dieser Plan hilft den Rettungskräften, das Schiff zu finden, wenn es in Seenot gerät. Also lud ich mir das Formular von der Internetseite der Küstenwache herunter und sah es mir mit meinen Eltern zusammen an. Die Frage nach dem Startpunkt war einfach zu beantworten – wir würden im Jachthafen von Winona ablegen. An Bord würden außer mir noch Kaden, Jacob, Nic und Mom sein, während die anderen Eltern uns an Land begleiten würden. Schwieriger wurde es mit der Angabe zum Zielhafen. Nach längerem Überlegen trug ich „unbestimmt" ein.

Vielleicht würden wir ein Ziel haben, vielleicht aber auch nicht. Vielleicht würden wir auch einfach nur zu den *Twin Cities* fahren, das Boot über Sommer benutzen und im Herbst wieder nach Winona zurückbringen. Ich wusste bis jetzt nur, dass wir den Mississippi hinauffahren würden, Richtung Saint Paul, eine Strecke von rund hundertfünfzig Kilometern.

Als Nächstes erkundigte ich mich bei den Jachthäfen in der Nähe, was ein Liegeplatz kosten würde, und fand heraus, wie teuer so etwas war. Ein Platz in einem geeigneten Hafen würde Tausende von Dollars für einen Sommer kosten, und Nebenkosten kämen auch noch dazu. Ich war schockiert.

An diesem Abend bekam ich die E-Mail eines Mannes, dem eine Insel südlich von Saint Paul gehörte. Er habe meinen Brief im Februar erhalten und fand die Möglichkeit interessant, mir seine Insel für den Sommer zu vermieten. Plötzlich gab es wieder einen Hoffnungsschimmer. Ich vertraute unerschütterlich darauf, dass alles irgendwie gut werden würde. Aber als Erstes musste ich jetzt das Schiff herholen. Dinge, die einmal in Bewegung sind, entwickeln sich auch weiter. Schlimmstenfalls würde ich den ganzen Sommer über mit einigen Kaninchen auf dem Mississippi unterwegs sein und das Schiff im Herbst wieder verkaufen. Auf jeden Fall würde es ein superguter Sommer werden; davon ließ ich mich nicht abbringen. War es schlimm, dass ich noch immer nicht wusste, wo ich das Boot langfristig festmachen könnte?

„An dem Tag, als ich das Boot gekauft habe, hat es stark geschneit", sagte ich eines Morgens beim Frühstück. „Viel außergewöhnlicher kann es ja eigentlich gar nicht mehr werden."

Meine Mutter, die gerade den Wetterbericht unseres lokalen Fernsehsenders verfolgte, drehte sich zu mir um. Sie sah mich an, als hätte ich überhaupt keine Ahnung davon, wozu das Wetter in Minnesota in der Lage wäre. Dann lachte sie schicksalsergeben, ein Lachen, das ich auch damals von ihr gehört hatte, als wir uns in den Schneeverwehungen auf dem Weg zu unserer ersten Farm festfuhren. Sie sagte nur ein Wort:

„Doch."

MinneSNOWda –
In Minnesota schneit es immer

Wir haben immer genug unverderbliche Lebensmittel für zwei Monate zu Hause und Wasserflaschen für zwei Wochen – für alle Fälle. Als ich bei den Pfadfindern mein Abzeichen über die Vorbereitung auf einen Notfall erwarb, lernte ich wenig Neues. Letztlich ging es nur darum, sich vorzubereiten und das zu vermeiden, was man vermeiden kann. Genau das praktiziert meine Familie seit Jahren. Wir sind auf Notfälle vorbereitet.

Wir tanken das Auto immer voll, damit der Motorblock nicht einfriert. Wir haben gute Versicherungen. Wir haben auch Geld auf der hohen Kante, zur Sicherheit. Im Kofferraum haben wir immer ein Starthilfekabel und einen Verbandskasten. Wir sind also ganz gut präpariert.

Natürlich sind wir nicht auf *alle* Eventualitäten vorbereitet, und unsere Vorkehrungen sind auch nicht immer alle perfekt, aber wir bereiten uns auf die ganz großen Katastrophen vor, und damit können wir dann zumindest die kleineren Katastrophen einigermaßen überstehen. So haben meine Eltern mir das jedenfalls erklärt. Zum Thema kleine Katastrophen: Als wir am 13. April morgens beim Frühstück den Fernseher eingeschaltet hatten, lief unterhalb der Nachrichten eine schmale Zeile über den Bildschirm, die alle Schulen auflistete, die an diesem Tag wegen einer Sturmwarnung geschlossen sein würden. Es wurde ein heftiger Schneesturm erwartet. In vielen Schulen rund um die *Twin Cities* gab es deshalb vorsorglich schneefrei. Ich aß eine Schale Müsli und hoffte inständig, dass auch mein Schulbezirk aufgezählt werden würde. Ein freier Freitag wäre der perfekte Auftakt für ein herrliches, langes Wochenende.

Ich stand auf, um meine Müslischale nachzufüllen, und beobachtete weiter die Zeile mit den geschlossenen Schulen. Fast alle Privatschulen waren zu. Auch alle Vorschulen. Es wurden immer mehr – *vielleicht wird das ja tatsächlich noch was*, hoffte ich. Irgendein Verantwortlicher würde jetzt hoffentlich gerade vor seinem Haus stehen und feststellen, dass er die Fahrt zur Schule heute nicht riskieren, sondern lieber zu Hause bleiben wollte. Dann würde er zum Telefon greifen und auch für uns einen freien Tag verkündigen.

Gestern war ich noch in Shorts unterwegs gewesen und an diesem Wochenende wollten wir mein Boot zu Wasser lassen. Es war verrückt – und so genial!

Es wurde noch besser – auch unsere Schule wurde erwähnt! Ich hatte heute frei!

„Zieh deine Stiefel an", hörte ich meine Mutter ein paar Augenblicke später rufen.

„Wir haben heute keine Schule", verkündete ich enthusiastisch.

„Wir müssen zur Farm. Jetzt sofort."

In diesem Ton sprach sie selten. Ich verstand, dass es für uns jetzt gerade egal war, was mit der Schule war, wir hatten dringende Aufgaben zu erledigen. Mom nahm sich spontan den Tag frei und wir beeilten uns, solange die Straßen noch passierbar waren. Ich sah auf meine Checkliste: heißer Kakao. Sandwiches und Äpfel für Mom und mich. Drei Kartons Äpfel für die Kaninchen. Zwei Kartons Karotten. Musik für die Autofahrt. Motivation. Kontroll-Check. Alles war bereit. Wir konnten starten.

Der Sturm kam in drei Schüben. Während wir zur Farm fuhren, erlebten wir Teil eins: sintflutartigen Regen, der schließlich in Graupel überging. Als wir mit unserer Arbeit auf der Farm fast fertig waren, begann Teil zwei: Der Schneeregen ging in gefrierenden Regen über. Doch als der dritte Akt begann – heftige Schneefälle –, waren wir wieder sicher zu Hause, die Kaninchen waren gut versorgt und wir hatten die Zusage von Freunden, die in der Nähe der Farm wohnten, dass sie täglich nach den Tieren sehen würden, während wir zu Hause bleiben konnten, bis der Schneesturm vorüber sein würde.

Am Samstagmorgen war das gesamte Stadtgebiet der *Twin Cities* gesperrt. Der nationale Wetterdienst gab weiterhin Schneesturmwarnungen heraus, was viele an den historischen Sturm im Herbst 1991 erinnerte, als Minneapolis und Saint Paul unter einer siebzig Zentimeter dicken Schneedecke begraben waren. Dann wurde auch der Flugverkehr eingestellt und die *Highways* waren übersät von mehr als sechshundert Unfällen, darunter zwanzig umgekippte Sattelschlepper. Unsere Baseball-Mannschaft, die *Minnesota Twins*, ließen zum ersten Mal drei Heimspiele ausfallen. Das gab es noch nie, seit sie 2010 von dem geschlossenen *Metrodome* auf das neue *Target Field* umgezogen waren.

Aber das sind nicht die einzigen Schnee-Statistiken, die ich mir eingeprägt habe. Der April 2018 wurde der schneereichste April seit dem Beginn der Aufzeichnungen und der anhaltende Frost verzögerte die Schneeschmelze. *Warum weiß ich das so genau?* Nun, ich hatte gelernt, dass eine Schneedecke von 2,54 Zentimetern bei durchschnittlichem Schnee auf 0,4 Hektar Boden einer Niederschlagsmenge von 10 Litern Wasser entspricht. Das erklärte, warum der Fluss in diesem Frühjahr einen ungewöhnlich hohen Wasserpegel erreichte und über die Ufer schwappte.

Wir kannten niemanden persönlich, der an einem betroffenen Ufer des Minnesota River oder des Mississippi wohnte, aber die Bilder der überfluteten Ortschaften und der vollgelaufenen Keller waren bedrückend. Damals wurde uns bewusst, dass es ein riesiger Unterschied ist, ob der Wasserpegel eines Sees steigt oder ob ein Fluss über die Ufer tritt. Der Fluss steigt nicht nur, er *fließt* auch. Die Strömung reißt alles mit und macht vor nichts halt, auch nicht vor Inseln.

Die Spannung steigt

Dieser Schneesturm im April verhinderte, dass wir, wie ursprünglich geplant, am 15. April das Boot ins Wasser ließen. Auf den Schneefall würde die Schneeschmelze folgen und dann war mit Hochwasser zu rechnen. Niemand konnte uns sagen, wann man das Boot aus dem Trockendock holen könnte. Hoffentlich würde es nicht mehr allzu lange dauern. Ich konnte das Schuljahresende kaum erwarten. Ich wollte endlich in mein Sommerabenteuer starten und mit meinem Hausboot über den Mississippi schippern.

Gut war, dass ich jetzt noch zusätzliche Zeit zur Vorbereitung hatte. Jacob und Kaden hatten ihren Bootsführerschein für Binnengewässer erworben und Nic kannte sich grundsätzlich bei allem, was mit Wasser zu tun hatte, sehr gut aus. Aber die Eltern der drei waren überhaupt nicht begeistert, ihrer Meinung nach war unser Vorhaben viel zu riskant. Zu vieles ließ sich nicht planen oder vorhersehen. Wir waren Teenager, die auf dem mächtigen Mississippi-Strom eine hundertfünfzig Kilometer lange Fahrt ohne ein bestimmtes Ziel unternehmen wollten. Was mich selbst an diesem Plan wirklich störte, war der fehlende Ankunftsort, wobei ich mir bewusst war, dass auch unterwegs schon sehr viel schiefgehen könnte. Es war schon alles sehr verrückt.

Jeden Tag schaute ich auf den Kalender, informierte mich über den Wasserstand des Flusses und war in Kontakt mit meinem Team. Andererseits konnte das Schiff auch nicht für immer im Jachthafen in Winona bleiben. Irgendwann müsste es auslaufen. Ich kenne das vom Hockey. Wenn das Spiel schon eine Weile zu Ende ist, dann kommt immer diese Ansage, während die Lichter ausgehen: „Danke für Ihr Kommen. Sie müssen jetzt nicht nach Hause gehen, aber hier können Sie nicht mehr bleiben."

Für mich wurde das Warten zur Qual. Ich aß zahllose Chips-Tüten leer, ging auf und ab, putzte mein Zimmer (und war kurz davor, das ganze Haus zu putzen!), aber dann kam endlich Bewegung in die Sache.

Es passierte etwas – und ich muss zugeben, dass es tatsächlich manchmal sinnvoll sein kann, auf den richtigen Moment zu warten.

Eine Unterwasser-Insel

„Warte mal! Kannst du einfach mal einen Moment still sein!", schrie Kaden mich an. „Ist das dein Ernst? Passiert das jetzt wirklich?"

Es war Donnerstag und wir saßen mit „unseren Leuten" beim Essen. Der Tag fing ganz normal an, bis sich dann etwas ereignete, was diesen 26. April zu einem unvergesslichen Tag machte. Mehrere E-Mails waren in den letzten Wochen hin- und hergegangen und wir hatten auch einige Telefongespräche geführt. Dann teilte mir die Familienstiftung ihre Entscheidung mit: Ich konnte die Insel für den Sommer mieten.

Juhuuuuuu!

Der Luftsprung war so hoch, dass ich froh sein konnte, mir keine Beule an der Zimmerdecke geholt zu haben. (Okay, ich übertreibe.) Aber hätte mich diese Nachricht während der Schulzeit erreicht, dann hätte ich ins Sekretariat gehen und darum bitten müssen, nach Hause geschickt zu werden, weil ich mich zu gut fühlte, um in der Schule zu bleiben. So aber tanzte ich in der Küche mit Mom, dann mit Whatchi, dann mit Paxton und dann mit beiden Kaninchen gleichzeitig. Wir tanzten Hop' n' Roll, Hip-Hop und alles, was man sonst noch tanzen und hoppeln kann.

„Unsere Leute" waren total begeistert, als sie die Nachricht hörten. Aber ich wusste ja mittlerweile, dass man sich nicht zu früh freuen darf, zumindest nicht, solange der Vertrag nicht unterzeichnet ist. Also hatte ich mir vorgenommen, sachlich und nüchtern zu bleiben. Aber der Versuch löste bei mir einen kompletten Systemausfall aus.

„Es wird *Peacebunny Island* geben", platzte ich gleich als Erstes damit heraus. „Es sind eigentlich zwei Inseln, die Hauptinsel ist ziemlich lang, und wenn man die kleinere im Norden mitzählt, sind das dann ungefähr neun Hektar, die uns gehören und die wir erforschen können."

„Wirklich?"

Alle starrten mich an. Mein ganzer Körper hatte sich in ein Lächeln verwandelt.

„Ich sag euch mal, wie ich mir das überlegt habe", redete ich weiter. „Wir parken das Boot vor der Insel, nicht in einem Jachthafen. Und dann verbringen wir den Sommer auf der Insel und auf dem Boot. Und ihr seid so oft dort, wie ihr Lust habt."

„Und ich werde angeln?", erkundigte sich Kaden.

„Ja, Kaden, du wirst angeln", versicherte ich ihm und verdrehte die Augen – als ob er immer nur daran denken könnte. „Wir machen das so, wie wir es geplant haben, nur dass wir nicht die ganze Zeit auf dem Boot sind, sondern auch auf der Insel wandern und zelten können, Lagerfeuer machen und so, alles was wir wollen."

„Unglaublich!", staunte er „Das ist einfach perfekt."

Es gibt Freunde, die sind auch in schwierigen Zeiten für einen da, nicht nur, wenn alles super läuft. Ich bin so froh, dass ich eine kleine Gruppe solcher Freunde habe. Sie waren an meiner Seite, als der Traum von der ersten Insel geplatzt ist. Von ihnen kam immer Unterstützung für mich, für die Kaninchen und für den Traum von der Insel. Mit ihnen zusammen konnte ich so viel bewegen.

„Es gibt nur einen Haken", räumte ich schließlich ein.

Alle erstarrten und sahen mich an.

„Wegen der großen Schneeschmelze der letzten Wochen steht die Insel derzeit unter Wasser."

„Ja klar, Caleb mietet eine Insel, die unter Wasser ist", kommentierte Kadens Mutter. „Aber was spricht eigentlich dagegen, eine Insel unter der Wasseroberfläche zu mieten?"

Sie erinnerte mich an Uroma und ich musste lachen.

„Du siehst Dinge, die außer dir keiner sieht", fuhr sie fort, „und du nimmst das, was für andere wertlos ist, und machst daraus etwas Besonderes. Du hast mitten im Schneesturm ein Boot gekauft, also brauchen wir uns bei dir über nichts mehr zu wundern."

Mom nickte. „Ja, in Calebs Augen sehen Dinge manchmal genau richtig aus, wenn alle sie für falsch halten würden."

Ich erzählte ihnen, dass Paxton und ich letztes Wochenende die Insel besucht hatten, vom Ufer aus. Dabei trafen wir auch die Familie, deren Stiftung die Insel gehört. Auch mit den Anwohnern am Flussufer hatte ich mich unterhalten, die verzweifelt versuchten, ihre Grundstücke mit

Sandsäcken zu schützen und das Wasser wieder aus ihren Kellern zu pumpen.

„Sie sagten, dass es an dem Flussabschnitt im Frühling immer Hochwasser gibt, aber dieses Jahr ist es schlimmer als in den letzten fünfzig Jahren", berichtete ich. „Trotzdem, die Insel wird völlig trocken sein, lange bevor die Sommerferien anfangen. Das passt für mich. Den Kaninchen geht es ja gut, *Peacebunny Cottage* ist für sie ein tolles Zuhause. Die Insel ist wie ein zusätzliches Sommerferienlager für die Kaninchen."

„Aber ist die Insel so richtig unter Wasser, also komplett?", fragte Kaden, der sich das alles immer noch nicht ganz vorstellen konnte.

„Die Bäume schauen raus", beruhigte ich ihn. „Die Baumwipfel sind über dem Wasser. Nur die Erde ist unter Wasser. Der Vorteil ist auch, dass ich die Insel jetzt in ihrer schlechtesten Verfassung sehe. Wenn ich mich jetzt trotzdem für sie entscheide, wird es immer nur noch besser werden. Das ist wie ein Test, um eine gute Entscheidung zu treffen. Perfekt, oder?"

Ein paar Tage später folgte das gleiche Gespräch mit Nic und Jacob beim Pfadfinder-Treffen.

Als ich den Bachmanns davon erzählen wollte, war die Nachricht schon bei ihnen angekommen, und sie gratulierten mir herzlich.

„Na, du Bauernjunge", grinste Mr. Mike, „da kommt ja wieder ein Abenteuer auf dich zu."

„Der beste Sommer meines Lebens", verkündigte ich voller Überzeugung.

Dann beschlossen wir, dass Noah und Markus gemeinsam die Insel kennenlernen sollten. Noah würde erst kommen, wenn Markus auch fit genug dafür war. Wir waren wie die drei Musketiere: *Einer für alle, alle für einen.* Das sollte zwischen uns für immer so gelten.

Das X darf nicht fehlen

Am 3. Mai fuhren wir nach Schulschluss zum Anwalt der Stiftung und unterzeichneten in seinem Büro den Mietvertrag. Da ich noch minderjährig war, wurde die Vereinbarung so strukturiert, wie das ganze *Peacebunny*-Unternehmen funktionierte: Ich habe die Rechte und Pflichten, meine Eltern vertreten mich treuhänderisch, bis ich volljährig bin. Dann wird die volle Verantwortung auf mich übergehen. Damit waren alle einverstanden und das Dokument wurde von allen Anwesenden unterzeichnet.

Ich meine wirklich „alle Anwesenden". Kurz bevor der Vertrag unterschriftsreif war, hatte ich noch eine Bedingung gestellt, die nicht verhandelbar war: Paxton Peacebunny musste das Dokument auch unterzeichnen. Der Anwalt hielt das zuerst für einen Scherz und alle lachten am Telefon. *Ja klar, Kleiner, dein Kaninchen darf auch unterschreiben.* Aber dann kam ich mit meinem Kaninchen in das Büro des Anwalts und alle verstanden, dass ich das ernst gemeint hatte – und lachten noch mehr.

„Na schön, wen haben wir denn da?", erkundigte sich der Anwalt.

„Das ist Paxton Peacebunny", antwortete ich.

„Ein ziemlich großer Kerl", staunte der Anwalt.

„Ja, das ist er."

„So einen Hasen habe ich noch nie durch meinen Garten laufen sehen", wunderte er sich.

„Das wird auch nicht passieren, es ist ein sehr seltenes Kaninchen, innerlich und äußerlich."

Nachdem der Anwalt unterschrieben hatte, reichte er mir die Papiere und den Stift. Ich unterschrieb auf der Linie, unter der mein Name stand: Caleb B. Smith, CEO / Gründer. Dann waren meine Eltern an der Reihe, damit alles seine Richtigkeit hatte.

Der Anwalt dachte, damit wären wir fertig. Aber ich schaute zu Paxton und stellte fest: „Um die Sache perfekt zu machen, müssen wir auch bedenken, wer das alles ins Rollen gebracht hat."

Ich holte aus meiner Tasche ein Stückchen Schwamm, den ich x-förmig geschnitten hatte. Den tauchte ich in die Tinte und so wurde Paxton zu einem Mitunterzeichner. Mit seinem Fußabdruck auf den Papieren war das Geschäft besiegelt.

Wir stießen mit Apfelschorle an, die meine Mutter mitgebracht hatte. Sie hatte sogar die Gläser dabei, aus denen sie und Dad bei ihrer Hochzeit getrunken hatten, dazu gab es einen Karottenkuchen. Pax knabberte an einer Karottenspitze. Ich schloss für einen Moment die Augen und sagte Gott aus tiefstem Herzen Danke. *Danke für alles: das Boot, die Insel, den Sommer, der vor uns lag, und alles, was hinter uns lag und uns bis hierhergeführt hatte.*

Ich war so in Gedanken, dass ich den Anwalt fast überhört hätte, der mir eine Frage gestellt hatte.

„Was hast du mit der Insel vor?", fragte er noch einmal.

„Ich will herausfinden, wie man etwas Wunderbares noch besser machen kann", antwortete ich.

KAPITEL ELF

Funkkontakt

Das Boot hieß *Channel Surfer*, im Moment jedenfalls noch, und war vom Bug bis zum Heck einfach wunderschön. Zum ersten Mal sah ich es im Wasser und es erschien mir noch viel größer, als ich es in Erinnerung gehabt hatte. Als ich an Bord ging, empfing mich die sanft schaukelnde Bewegung des Schiffes. Ich ging zu der Messingglocke am Bug, vergewisserte mich, dass der Klöppel vorhanden war, und dann ließ ich die Schiffsglocke mit voller Lautstärke läuten. Danach beugte ich mich über das neue Logbuch des Schiffes und trug mich ein.

Mom applaudierte. Ich lächelte. Nach meiner Wahrnehmung war das genau der Moment, in dem ich mich vom Bootseigner in den Kapitän verwandelte.

Ich war nicht der Einzige, der heute seetauglich wurde. Als Zweiter kam Huckleberry an Bord. Ich hielt ihn hoch, sodass er die Glocke läuten konnte und erklärte ihn zu meinem ersten Offizier. Eigentlich wollte ich Paxton mitbringen, aber er hatte es vorgezogen, in *Peacebunny Cottage* zu bleiben. Irgendwann würde er schon mitkommen und mit uns zur Insel fahren. Doch momentan präsentierte er sich eher als Landratte, während Huck so begeistert dabei war, dass er seinen Posten als Erster Offizier super ausfüllte. Er hielt die Crew bei Laune, und das war seine wichtigste Aufgabe.

Huck war total gern an Bord und hoppelte gleich los, um alles zu erkunden. Statt „aye, aye" hatte er für seinen Kapitän nur noch ein „bye-bye" übrig. Meine Entscheidung, ihn zum Offizier zu machen, war richtig. Die nächste Generation von *Peacebunnys* würde perfekt in diese

Rolle hineinwachsen. Ich stellte die Regel auf, dass jeder, der zum ersten Mal das Boot betritt, zuerst auf das Vorderdeck gehen, läuten und sich dann ins Logbuch eintragen muss. Die Schiffsglocke ertönte an diesem Tag noch drei Mal: für Nic, Jacob und Mom.

Es war Anfang Mai und bald würden wir die lange Schiffsreise antreten. Ich bezahlte dem früheren Schiffseigner den letzten Dollar. Damit war das Schiff ganz offiziell in meinen Besitz übergegangen. Nun mussten wir noch eine Versicherung für das Schiff abschließen, und dann konnte ich loslegen. Allerdings hatte der Fluss im Moment noch zu viel Hochwasser und eine sehr hohe Strömungsgeschwindigkeit. Wir würden uns noch gedulden müssen, zumal die Motoren so lange stillgestanden hatten.

Doch an diesem Abend wollten wir schon einmal auf dem Boot schlafen. Auch wenn wir noch vor Anker lagen, in meiner Fantasie fuhr ich bereits übers Wasser. Ich musste nicht einmal meine Augen schließen, um wie ein Vogel auf meine Insel schauen zu können. Wir würden einen freundlichen Ort schaffen, und das Boot war ein wichtiger Bestandteil dieser Vision.

Ich hatte eine blaue Mappe zusammengestellt, die alle Schiffsunterlagen enthielt, von der Registrierung über verschiedene Dokumentationen, Navigationsregeln, staatliche Anforderungen und Karten, zusammen mit unserem offiziellen *Float*-Plan für die erste Fahrt nach *Peacebunny Island*. Jedes Mal, wenn ich den Namen *Peacebunny Island* aussprach, fühlte ich, wie mein Herz schneller schlug, selbst wenn ich es nur in Gedanken zu mir selbst sagte.

Diese Mappe gingen die Jungs und ich jetzt durch und sahen uns die Informationen und Checklisten an. Hinter uns lagen sechs Jahre Pfadfinder-Camp-Erfahrung und wir befolgten die Pfadfinderregeln, ohne darüber nachzudenken. Packlisten und Checklisten gehörten für uns zu jedem Abenteuer dazu. Als Nächstes meldeten wir uns bei der *Coast Guard Auxiliary*, um sie für einen Sicherheitscheck an Bord einzuladen. Das war freiwillig, aber die Vorbereitung für diesen Besuch würde uns helfen, mit dem Boot vertraut zu werden und uns bestätigen zu lassen, dass wir und das Schiff gut auf die große Fahrt vorbereitet waren.

Dann folgte die Bestandsaufnahme des Bootes, das heißt, wir schauten in alle Schränke, Schubladen, Luken und Nischen und fanden eine ganze Sammlung interessanter Dinge: Schraubenzieher, Farbe zum Ausbessern, fünfundzwanzig leuchtend orangefarbene Schwimmwesten in einer Luke und einige Polaroid-Fotos von dem Schiff, als es ganz neu war.

Doch das Beste, was wir an diesem Tag fanden, entdeckte Jacob: den Schalter für die Hupe. Sie gab ein lustiges Piep-Piep von sich, das sowohl Huck als auch mich jedes Mal zusammenzucken ließ, wenn Jacob den Schalter betätigte. Er liebte diese Hupe und ließ sie noch einige Male ertönen, während er übers ganze Gesicht strahlte. Ich war zwar der Kapitän, aber er würde beim Fahren viel Verantwortung übernehmen und er sah sich schon voller Interesse am Steuer um, drückte jeden Knopf, schob jeden Regler hin und her und dann schaltete er das VHF Seefunkgerät mit *very high frequency*, also Ultrakurzwelle, ein.

„Funk – Test! Funk – Test!", rief er und drückte dabei auf die Sprechtaste am Handmikrofon. Ein Knistern, dann war alles wieder still.

„Das versuchen wir später noch einmal", schlug ich vor.

„Aye, aye, Captain", nickte er.

Doch „später" kam ziemlich schnell. Während ich kurz nach Huck schaute und feststellte, dass er es sich neben der Klimaanlage bequem gemacht hatte, da hörte ich Jacob schon wieder am Funkgerät. Er war auf verschiedenen Freizeitkanälen unterwegs, mied aber die „großen Drei": den Notruf, die Küstenwache und die kommerziellen Schiffe. Doch jeder, der im Umkreis von dreißig Kilometern ein privates Funkgerät hatte, konnte Jacob jetzt hören. Na gut, ich hatte nichts dagegen.

Aye, aye, Kapitän

Wir inspizierten das ganz Schiff – vom Maschinenraum bis zur *Flybridge*, dem Außensteuerstand des Hausbootes, wo wir auf unserer Reise sicherlich die meiste Zeit verbringen würden. Gegen Abend kam endlich der Schiffsinspekteur, prüfte alles sorgfältig und wünschte uns dann ein schönes Abenteuer, perfekten Wind und eine sichere Überfahrt über den Pepin-See. Dieser Stausee am Oberlauf des Mississippi, durch den sich die Grenze zwischen Minnesota und Wisconsin zieht, ist ein nicht ganz ungefährliches Gewässer, das wir auf dem Weg zu den *Twin Cities* der Länge nach durchqueren mussten. Und dann erklärte der Schiffsprüfer mit einem tiefen Seufzen, dass er so gerne noch einmal in unserem Alter wäre und auf diese Fahrt mitkommen würde. Danach saßen wir in der Abenddämmerung mit braunen, stapelbaren Gartenstühlen auf dem Deck, Huck kuschelte zu meinen Füßen, und wir warteten auf den Pizza-Service. Konnte es für Jungs in unserem Alter etwas Cooleres geben, als eine Pizza aufs eigene Boot geliefert zu bekommen? Für Huck gab es Gemüse-Leckereien. An diesem Abend lernten wir die neuen Nachbarn auf den Booten rechts und links von uns kennen. Alle hatten für mich als neuen Bootseigner ein paar Tipps bereit:

„Behandle sie mit Respekt."

„Rede freundlich mit ihr und höre ihr vor allem immer gut zu."

Das klang wie aus einem Beziehungsratgeber. Ich war noch zu jung für den Autoführerschein und hatte im Moment keine Absichten, eine feste Beziehung einzugehen. Aber das war den Herren, die sich verpflichtet fühlten, ihre Weisheiten mit mir zu teilen, offensichtlich egal.

„Lass dich nicht dabei erwischen, wie du anderen Booten schöne Augen machst, das gibt nur Ärger", sagte einer der Männer und lachte.

„Yes, Sir."

Ein braun gebrannter Mann mit tiefen Falten, der im Jachthafen spazieren ging, hatte ebenfalls etwas beizusteuern: „Junger Mann, weißt du, welches die zwei schönsten Tage im Leben eines Mannes sind? Der Tag, an dem du dir ein Boot kaufst, und der Tag, an dem du es wieder verkaufst."

Ich nickte, er lachte. „Ein Bier?"

„Nein danke", sagte ich förmlich und verzichtete darauf, ihm zu erzählen, was er auch hätte sehen können – ich war dreizehn und das Stärkste, was ich trank, waren Smoothies.

„Ich mache nur Spaß", schwadronierte er weiter. „Hast du eine Freundin?"

„Nein."

„Das wird schon noch, mach dir keine Sorgen."

Nach dem Essen drehten wir einen kleinen Film für Kaden, der an diesem Wochenende bei seinem Dad war. Während die Sonne verschwand, lehnte ich mich zurück und dachte noch einmal an die Szene am Anfang dieses Tages, als mir der bisherige Besitzer den Bootsschlüssel mit den beiden Bojen-Anhängern entgegenstreckte, während ich ihm die Ein-Dollar-Note gab. Ein kräftiger Handschlag, der Handel war besiegelt und das große Schiff ging in meinen Besitz über. Es war so unglaublich irreal. Zwicken half nicht, das Läuten der Schiffsglocke auch nicht. Ich hörte, wie das Wasser des Mississippi sanft gegen die Holzplanken meines Schiffes schlug, gluckernd und plätschernd, und uns sanft wiegend in Bewegung hielt. Alles war wahr geworden.

Mit dem, was sich heute ereignet hatte, veränderte sich meine Perspektive auf die Welt. Ich war jetzt der Besitzer dieses Schiffes. Wir würden mit ihm zu der Insel fahren, die ich gemietet hatte. Plötzlich fühlte ich mich bemüßigt, meinen Freunden zu sagen, sie sollten die Kühlschranktür zügig schließen, damit die Batterien nicht so schnell leer würden. Ich bat sie, ihre Schuhe auszuziehen, bevor sie ins Schiffsinnere gingen, die Türen zu schließen und den Müll rauszubringen. Ich hatte bezahlt und ich hatte die Verantwortung übernommen. Ich war in einer neuen Rolle: Schiffseigner und Kapitän.

Es war cooler als alles, was man sich vorstellen konnte, aber es ließ mich auch ein bisschen erwachsener werden. Plötzlich klang ich wie meine Großeltern, Pfadfinderleiter oder Lehrer. Anscheinend kommt das mit der Verantwortung. Trotzdem hätte ich nicht glücklicher sein können, als wir unsere Schlafsäcke ausbreiteten.

Wir legen ab

Früh am nächsten Morgen wurden wir von einem Sturm geweckt, Regen prasselte auf uns nieder, Blitze zuckten und der Wind zerrte wütend an unserem Schiff, das glücklicherweise fest vertäut im Hafen lag. Damit konnte ich nun auch diese Erfahrung, vor der ich Angst gehabt hatte, abhaken – Gewittersturm erlebt und überstanden. Außerdem lieferte uns diese Wetter-Kapriole eine interessante Schlussszene für Kadens Film von unserem ersten Wochenende auf dem Boot.

Die nächsten beiden Schulwochen zogen sich endlos, während ich sehnsüchtig auf das übernächste Wochenende wartete. Dann war *Memorial Day*, der Feiertag, der immer am letzten Montag im Mai begangen wird und mir einen wertvollen zusätzlichen Tag für das große Abenteuer bescheren würde.

Und dann war es so weit!

Der Nebel hatte sich gelichtet und auch die Versicherungspapiere waren inzwischen eingetroffen. Da der Mississippi eine starke Strömung hat, fühlte es sich gut an, versichert zu sein, nur für alle Fälle. Damit stand unserer Fahrt zum Hafen in Winona nun nichts mehr im Wege. Endlich!

Huck freute sich, wieder auf dem Schiff zu sein, und machte sich gleich daran, alles erneut zu erkunden. Ich füllte den Kühlschrank mit den Lebensmitteln, die wir mitgebracht hatten, und legte ein *Peacebunny-Island*-Banner in die Kombüse. Nach unserer Landung auf der Insel wollte ich das dort entrollen. Unterdessen führte Jacob den letzten Sicherheitscheck durch, bevor wir ablegen konnten. Kaden war nicht dabei, hoffte aber, unterwegs dazuzukommen. Nic hatte auch

nicht mitkommen können, aber er und seine Schwester Maggie wollten im Sommer bei Kaninchen-Veranstaltungen weiterhin mithelfen.
Ich hatte inzwischen gelernt, die Pläne und Verabredungen mit anderen entspannt zu sehen und dachte an einen Spruch, der hier gut passte:
„Wenn du Gott zum Lachen bringen willst, dann erzähle ihm, was du
geplant hast."

Jacob und ich gingen die Sicherheitscheckliste durch. Mom war
für die erste Etappe auch an Bord, für den Fall, dass ein ausgebildeter
erwachsener Bootsführer einspringen musste. Jacobs Mutter würde
parallel zu uns in dem Auto, mit dem wir hergekommen waren, am
Ufer entlangfahren. Der Himmel war klar und blau und das Wetter-
radar versprach die gleichen meteorologischen Verhältnisse auch für
den Norden, dem wir entgegenfahren würden.

„Lass uns die Motoren anwerfen", rief ich Jacob zu.

„Motoren anlassen, aye, aye", antwortete er zackig.

Dann beteten wir und baten Gott um Sicherheit, Wachsamkeit und
Freude, um zwei starke Motoren und viel Platz zwischen uns und den
anderen Booten. Und dann war tatsächlich der Moment gekommen
und das Abenteuer konnte beginnen! Wir fuhren mit meinem Boot auf
den Mississippi! Die gleichmäßig brummenden Motoren steigerten unsere Aufregung. Sie klangen wie eine jubelnde Menge am Ufer, die unser Auslaufen feierte. Wir riefen bei dem Stauwerk an, das wir als erstes
passieren würden, bei *Lock and Dam 5A*, der Schleuse und Staustufe 5A.
Dort teilten wir mit, dass wir in knapp dreißig Minuten an der Schleuse sein würden, und es wurde uns bestätigt, dass es eine Öffnung zum
„Durchschleusen" geben würde. Am oberen Mississippi waren diese
Stauwerke nötig, um das Wasser aufzustauen und damit die Schifffahrt
zu ermöglichen. Ein Blick auf die Uhr – ja, eine halbe Stunde erschien
mir realistisch. Dann nahm ich mir noch kurz Zeit für den Eintrag ins
Logbuch – der erste auf dieser lange herbeigesehnten Reise.

2. Juni 2018, 10.35 Uhr, Meilenstein 726 stromaufwärts vom Ohio River.

Ort: Dick's Marine auf der Mississippi River Island #72.
Breitengrad 44°03'20", Längengrad 91°38'15", Winona County,
Minnesota.
Boot: Batterieladung 12,6 Volt, Motoren 10 000 U/min steuerbord
und 8000 U/min backbord.
Wetter: 61 Grad Fahrenheit / 16 Grad Celsius, 77 % Luftfeuchtigkeit,
29,9 Barometer, Wind aus Ost-Südost mit 24 Stundenkilometern.
Der Nebel hat sich gelichtet. Teilweise bewölkter und vielversprechen-
der Himmel. Radar im Norden klar.

Damit schloss ich das blaue Logbuch.

„Startklar?", rief Jacob.

Ich löste die Dockleinen von den Klampen; das sind die Vorrichtun-
gen, um deren zwei gegenüberliegende Hörner die Leine im Wechsel
geschlagen wird. Dann warf ich die verschrammten weißen Fender auf
die Kabinenseite der Reling.

„Bereit!", antwortete ich.

Und zu mir selbst sagte ich leise: *Voller Traum voraus!*

Amen

„Bereit machen zur Rückwärtsfahrt!", rief Jacob.

„Bereit zur Rückwärtsfahrt!", antwortete ich.

Das Schiff zitterte, als Jacob den Rückwärtsgang einlegte, und dann
entfernten wir uns langsam von der Anlegestelle. Jacob manövrierte
vorsichtig, wendete das Boot und steuerte uns behutsam aus dem Jachthafen heraus. Erst als wir den weiten Fluss vor uns hatten, fiel mir auf,
dass ich die Luft angehalten hatte. Erleichtert atmete ich tief durch. Seit

ich diese Reise plante, hatte ich Angst davor, gleich beim Auslaufen aus dem Hafen ein anderes Schiff zu rammen. Erst an meiner Erleichterung konnte ich ablesen, wie angespannt ich innerlich gewesen war. Aber nun schwappte zumindest dieser Teil meiner Ängste von Bord und verschwand im weiß verwirbelten Kielwasser hinter uns. Ich begann die Fahrt zu genießen.

Wir drehten das Boot Richtung Norden und mündeten in den Hauptkanal ein, wo auch einige andere Boote unterwegs waren. Wahrscheinlich hatten auch sie sich von diesem verheißungsvollen Wetterbericht aufs Wasser locken lassen, über den wir uns heute Morgen gefreut hatten. Am Strand saßen die Angler, genau wie schon vor zwei Wochen. Sie nickten uns zu, ich erwiderte den Gruß. Wen wir auch trafen, jeder schien uns und unser Vorhaben zu mögen; viele sagten, dass sie so etwas in unserem Alter auch gerne unternommen hätten. Wenn wir nach unserem Ziel, der Insel, und der Bedeutung des Namens gefragt wurden, staunten die Leute und freuten sich über das Kaninchen-Projekt. Aber fast jedes Gespräch mündete in die ernste Warnung vor dem Pepin-See. Wir sollten uns nur dann auf diese rund hundert Quadratkilometer große Wasserfläche wagen, wenn unser Schiff absolut in Ordnung und das Wetter perfekt war, ohne Wind und Wellen.

Doch zunächst mussten wir die erste Schleuse passieren, ein echter Test für Schiff und Mannschaft. Als das erste Stauwerk vor uns auftauchte, begann mein Herz schneller zu schlagen. Die Schleusenkammer lag flussaufwärts links, also in dem Teil des Stromes, der zu Minnesota gehörte, während am gegenüberliegenden Ufer schon der Bundesstaat Wisconsin begann, die Grenze verlief mitten im Fluss. Das Schiff reagierte sanft und willig auf Jacobs Steuerung, und wir fuhren sehr langsam und vorsichtig. Uns war nicht danach zumute, Lenkung oder Motorkraft auszutesten, sondern wir wollten möglichst heil durch diese Schleuse kommen.

Die halbe Stunde, die wir angekündigt hatten, war noch nicht verstrichen, und die Lampe am Kammereingang stand auf rot. Jacob wollte mit dem Schiff, dessen Verhalten wir auf dem Fluss noch kaum kannten, nicht in den Leerlauf gehen, so fuhren wir langsam einige Kurven. Das Ufer war von hohen, bewaldeten Klippen gesäumt.

Endlich öffneten sich die großen Metall-Tore und luden uns in den Wasserfahrstuhl ein. Glücklicherweise waren gerade keine Lastkähne in Sicht, nur ein kleines Ausflugsboot, das in die zweite Kammer fuhr. Wir waren froh, allein in unserer Kammer zu sein. Was wir im theoretischen Unterricht gelernt hatten, wussten wir zwar alles noch, aber es war schon ganz anders, jetzt das Gelernte praktisch umsetzen zu müssen.

Rechts von uns spannte sich das Wehr wie eine endlose Brücke über drei Viertel der Flussbreite, bis hinüber auf die Wisconsin-Uferseite. Das restliche Viertel des Flusses wurde von der Schleusenanlage beansprucht, die mit großen gelben Betonmauern aus dem Wasser ragte. Wir hatten die Einfahrt in die Schleuse theoretisch durchgesprochen, die Rollenverteilung geklärt und uns die Situation auf den Landkarten angeschaut. Aber jetzt blies der Wind so stark, dass sich meine Hutkrempen nach oben bogen, und alles fühlte sich ganz anders an.

Ich packte den vordersten Fender und warf ihn über die Reling, an der er befestigt war. Dann ging ich zurück zum Heck und beförderte dabei alle Fender der Reihe nach auf die Außenseite unseres Schiffes, sodass die Außenhaut nicht an der Mauer reiben konnte und ein sicherer Abstand eingehalten werden konnte.

Auf dem kleinen Rundgang ums Boot betete ich laut: „Bitte bewahre uns, dass wir gut durch unsere erste Schleuse kommen. Amen."

„Amen", war Jacob von vorne zu hören.

Auch von meiner Mutter kam ein Amen. Ich hatte nicht gedacht, dass die beiden mich hören könnten. Aber ihre „Amen" brachten mich auf die Idee, den alten Gospelsong „A-men, A-men" anzustimmen, und sie sangen sofort mit. Mehrere Male sangen wir den Refrain. Wir alle wussten, dass wir zwar viel geplant und vorbereitet hatten, aber wir waren auch auf göttlichen Schutz angewiesen, gerade bei den Schleusen.

Nach dieser Schleuse mit der Nummer 5A würden noch vier weitere kommen. Jacob stand auf der *Flybridge*, dem höchsten Punkt des Schiffes, um einen guten Überblick zu haben, während ich unten war und dort half, wo er einen toten Winkel hatte.

„*Fenders out!*" „Die Fender hängen außen", rief ich dem Schleusenwärter zu, der auf der Mauer stand und mir ein Seil zuwarf.

Er war aufgeschlossen und gesprächig und ermutigte uns die ganze Zeit. Wir fuhren bilderbuchmäßig in die Schleuse ein, genau parallel zu den Mauern. Aber dann drückte uns der Wind zur Seite und plötzlich erschien der lang gezogene Raum sehr schmal. Ein zweiter Mann kam dazu und rief, Jacob solle den Motor drosseln, aber wir reagierten zu langsam, das Schiff war immer noch zu schnell.

„Maschinen aus, Rückwärtsgang einlegen!", schrie er jetzt.

Der erste Schleusenwärter rief mir zu, ich solle die Leine loslassen. Dann warf er mir ein anderes Tau zu, von weiter vorne in der Schleusenkammer. Ich erwischte es nicht und es fiel ins Wasser. Als ich es nach einem weiteren Versuch schließlich greifen konnte, bedauerte ich, keine Handschuhe zu tragen. Meine Hände brannten, weil das raue Seil an meinen Handflächen scheuerte, aber ich ließ nicht los, sondern hielt das Schiff in Position, während sich hinter uns die Schleusentore schlossen und Jacob die Maschine ausschaltete.

Wahre Freunde

Am Ufer des Mississippi bei Wabasha war es in dieser Nacht besonders ruhig. Nur ein einziges Sportboot war in unserer Nähe. Nicht einmal ein Zug rollte über die Bahngleise. Alles, was wir hörten, waren das plätschernde Wasser und das sanfte Knirschen der alten Taue, die uns an Ort und Stelle hielten.

In mir war es so friedlich und ruhig, wie dieser Liegeplatz war. Ich ließ noch einmal die Ereignisse des Tages Revue passieren, seit wir heute Morgen aus Winona ausgelaufen waren.

Mir wurde klar, dass jede Reise, egal wie groß oder klein sie ist, in uns selbst beginnt und endet. Deshalb brauchen wir, neben der Aufmerksamkeit für die Landschaft, auch den Blick in unser Inneres.

Ich hatte eines Tages ein kleines, pelziges Tier zu uns nach Hause gebracht. Damit fing für mich eine ganz besondere Reise an. Wahrscheinlich erwarten die wenigsten Leute, die sich ein Kaninchen ausleihen, dass daraus etwas Besonderes entsteht. Aber jeder, der ein Tier von uns will, muss einen Antrag ausfüllen und wird darin unter anderem gefragt, welche Persönlichkeit sein Kaninchen haben soll und welche Rasse er bevorzugen würde. *Wollen Sie ein wissbegieriges, ruhiges Tier, das gerne auf Ihrem Schoß sitzt und mit Ihnen Fernsehen schaut? Oder einen lustigen Spielkameraden? Einen unermüdlichen Sportler? Oder ein neugieriges Wesen, das immer auf Entdeckungstour ist?* Einen kleinen Frechdachs wie Tator Tot? Oder so einen lieben Kerl wie Huckleberry?

Das ließ sich ja noch beantworten. Aber dann kamen zwei Fragen, auf die manche Leute irritiert reagierten: „Was möchten Sie dem Kaninchen geben?" und: „Was denken Sie, wird sich das Kaninchen von Ihnen wünschen, wenn es bei Ihnen leben wird?" Oft schrieben die Leute darauf nur: „Gute Frage." Haustiere bringen uns dazu, neue, ungewohnte Dinge zu denken.

Wir redeten an diesem Abend noch lange. Ich erzählte so manche Geschichte und staunte selbst, wie groß unsere *Peacebunny*-Welt geworden war, und auch, wie ich mich dabei entwickelt hatte. Wenn man alles so in Ruhe und mit Abstand betrachtete, hatten wir schon ganz schön viel bewegt. Jacob warf mir ein paar Snacks zu und fragte: „Welches Kaninchen magst du am meisten? Huck?"

„Muss ich mich für eines entscheiden? Die Kaninchen tun das nicht. Sie haben immer die Menschen besonders lieb, mit denen sie gerade zusammen sind. Wenn sie irgendwo sind, dann sind sie ganz da. Sie warten nicht, ob noch jemand anderes kommt, und sie schauen auch nicht, was gerade gepostet wurde oder ob sie eine Nachricht bekommen haben. Sie lassen sich nicht ablenken, sondern geben immer ihre volle Aufmerksamkeit, so wie richtig gute Freunde."

In dieser Nacht auf dem Schiff, unter dem Mondlicht, waren Jacob und Huck meine allerbesten Freunde. Natürlich dachten wir an diesem Abend auch voller Dankbarkeit an alle anderen Freunde, die dazu beigetragen hatten, dass wir an diesem Punkt angekommen waren. Aber heute Abend genossen wir nur die Gegenwart. Wir waren das Team, das am nächsten Tag den Pepin-See überqueren würde. Zwei von uns waren fast eingeschlafen, der Dritte war schon im Tiefschlaf, würde aber um zwei Uhr nachts wieder wach werden und mich wecken, weil er an seiner Wasserflasche nuckeln würde.

Flussaufwärts unterwegs

Ich war froh, dass Huck weder Landkarten noch Schilder lesen konnte. So ahnte er nicht, dass wir für die Nacht in Wabasha angelegt hatten, wo sich das nationale Adler-Zentrum befindet. Kaninchen und Adler werden niemals Freunde werden. Aber die Adler lebten innerhalb eines geschlossenen Gebäudes, von daher bestand für unseren kleinen Kollegen keine Gefahr.

Mit dem Pepin-See war das etwas anderes. Er war tückisch und man musste wachsam und klug sein, wenn man ihn durchqueren wollte. Nur wenn der Wind still und das Wasser ruhig war, sollte man das wagen.

Darum beteten wir – und um viel Weisheit –, als wir am nächsten Morgen gemeinsam den Tag begannen. Schon die ganze Zeit fiel mir auf, wie oft Huck den Kopf gesenkt hielt. Entweder er führte ein sehr ausgeprägtes Gebetsleben oder er reinigte sich sehr gründlich. Ich wollte dem nicht auf den Grund gehen. Aber falls er betete, sollte es mir recht sein. Wir konnten jede Unterstützung gebrauchen.

Wir waren ungefähr eine Viertelstunde unterwegs, als wir unter eine fünfzehn Meter hohe Brücke fuhren, die fast einen Kilometer lang war. Sie sah ziemlich beeindruckend aus, vor allem, weil wir von unten auf die Konstruktion schauten. Mich haben Brücken und ähnliche Bauten schon immer fasziniert und dieser Blickwinkel bot mir eine ganz neue Perspektive.

„Sag mal, Jacob, wollen wir ein bisschen Musik hören?", fragte ich und schaute unseren CD-Stapel durch.

„Roger, Kapitän!", grinste Jacob und drückte zweimal auf die Hupe. Er hupte, weil er es liebte, das Schiff zu steuern ... und weil er Jacob war.

Während ich noch die CDs durchsah, kam im Radio *Peaceful Easy Feeling* (friedliche, entspannte Stimmung) von den Eagles. Das passte ja prima, wir fuhren gerade an dem Adler-Zentrum vorbei und der Sound entsprach auch genau meiner Stimmung. Eine Stunde später verbreiterte sich der Fluss zunehmend, und dann dehnte sich der *Lake Pepin* vor uns aus, dem wir uns mit Staunen und dem gebotenen Respekt näherten. Bisher war die Fahrrinne teilweise kaum drei Meter tief gewesen und hatte damit nur das für die Schifffahrt erforderliche Minimum. Doch der Pepin-See war an manchen Stellen fünfzehn Meter tief, was ungefähr der Höhe der Brücke entsprach, die wir hinter Wabasha unterquert hatten. In den Tiefen des Sees gab es starke Strömungen, die das Wasser ständig in Bewegung hielten.

Der See war beeindruckend in seiner Ausdehnung. Rechts und links von uns erstreckte sich jeweils ein eineinhalb Kilometer breiter Strom und vor uns lagen rund dreißig Kilometer, ehe wir wieder im vergleichsweise sicheren, schmalen Mississippi weiterfahren würden. Hundert Quadratkilometer sind eine ziemlich große Badewanne und unser Boot erschien uns wie ein winziges Spielzeug – genau wie die anderen Schiffe, die auf dem See unterwegs waren.

Die Strömung drückte kräftig gegen das Boot und wir tanzten auf den lebhaften Wellen. Der vordere Teil des Schiffes schaukelte stark, während es hinten ruhiger im Wasser lag. Huck schienen die Wellen nicht zu stören, aber sicherheitshalber setzte ich ihn auf den Kabinenboden, wo noch ein paar Karotten von ihm lagen, an denen er nun weiterkauen konnte. Nach dem Imbiss legte er sich zu einem Mittagsschläfchen hin. Ich beobachtete ihn, wie er sich entspannte, und das half mir selbst, etwas ruhiger zu werden.

Die Stadt Pepin kam in Sicht und der Wind blies kräftiger als bisher. Die Wellen schlugen gegen das Boot und überall auf dem Wasser tanzten Schaumkronen. Meine Knie wurden weich, was vom langen Stehen kam – und von der Anspannung, mit der ich versuchte, nichts Wichtiges außer Acht zu lassen. Mom kam aus der Kabine hoch, um nach mir zu sehen, und brachte etwas zu trinken mit. Als ich mich bei ihr über meine Beine beklagen wollte, zeigte sie auf einen Spruch, den wir mitgebracht und an das Armaturenbrett des Bootes geklebt hatten: eine kleine Karteikarte, auf deren Vorderseite stand: „Was dich nicht umbringt, macht dich stärker." Das stimmte zwar, war aber auch ein Scherz, denn wir kannten auch die Rückseite des Kärtchens. Dort stand: „Außer bei Bären. Bären bringen dich auf jeden Fall um." Meine Mutter liebt diesen Spruch und knurrt immer ein bisschen bärig, wenn sie ihn zitiert.

Aber mit Pepin war nicht zu spaßen. Vier Tage später erfuhren wir, dass der Pepin-See ein weiteres Todesopfer gefordert hatte. Ein Fischerboot war in starkem Wind und hohen Wellen gekentert. Wir hatten Glück, dass die Bedingungen für uns nicht schlimmer wurden. Wir hatten nur einen etwas verstärkten Wellengang, während wir den See durchfuhren.

Wir passierten Deer Island und der See machte eine leichte Krümmung nach rechts, was wir auch auf unseren Karten nachvollziehen konnten. Bald darauf sahen wir schon am rechten Ufer die Felsen von Stockholm, einem winzigen Ort in Wisconsin. Der Himmel war wunderbar klar und hell. Jacob stimmte das Lied von Jimmy Cliff an und ich sang mit: „*I can see clearly now …Look all around, there's nothing but blue skies.*" (Ich kann jetzt klar sehen … Sieh dich um, da ist nichts als blauer Himmel.) Mit Huck auf dem Arm tanzte ich dazu.

Unser schwierigster Moment der Reise bis dahin war die Begegnung mit einem Lastkahn. Er fuhr nach Norden, wie wir, aber sehr viel langsamer, also mussten wir ihn überholen. Über Funk nahmen wir Kontakt mit dem riesigen Schiff auf, informierten es über unsere Absichten und hielten alle zusammen die Luft an, bis das Manöver gelungen war. Als wir den Lastkahn hinter uns hatten, erscholl lauter Jubel von unserem kleinen Hausboot.

Der Nachmittag war lang und anstrengend, und als wir bei Meile 783 an Green Point vorbeikamen, einem kleinen Küstenvorsprung auf der linken Fluss-Seite, hatten wir es geschafft! Der See verjüngte sich zusehends und wir waren wieder im Mississippi. Wir beglückwünschten uns und gaben auch Huck ein Pfoten-High-Five. Wir hatten den See überlebt und schipperten zuversichtlich weiter.

Nun folgte die nächste Schleuse, Lock 3 in der Nähe von Pickerel Slough, einem See am linken Ufer. Wir riefen bei der Schleuse an und erfuhren, dass alles frei war. Kein Schiffsverkehr außer uns wurde erwartet, weil es schon spät am Nachmittag war. Als wir in die Schleusenkammer einfuhren, waren wir schon sechseinhalb Stunden ohne Pause unterwegs, aber es fühlte sich noch deutlich länger an. Alles klappte mühelos, und wenn wir nicht am Ende so übermütig gejubelt hätten, wäre niemandem aufgefallen, dass wir Neulinge auf dem Wasser waren.

Doch die Schleuse war kaum außer Sicht, als wir ein furchtbares Klirren aus dem Rumpf des Schiffes hörten. Jacob und ich sahen uns an.

„Oh-oh", stöhnte ich.

„Das klang nicht gut", bestätigte Jacob.

„Gehst du mal schauen?", bat ich Jacob und er war schon auf dem Weg.

„Der Backbordmotor stottert", war seine Diagnose, „er hört sich schrecklich an, aber er läuft noch."

„Bringt er noch was?"

„Nein, er bewegt kein Wasser mehr."

„Dann mache ich ihn aus, zur Sicherheit", schlug ich vor. „Hauptsache, der andere Motor gibt jetzt nicht auch noch auf."

Da wir jetzt nur noch einen Motor hatten, beschloss ich in letzter Sekunde, den Mississippi zu verlassen und in einen Seitenarm einzumünden, an dessen Ufer es nach unseren Karten einen Jachthafen gab – und hoffentlich auch einen Mechaniker, der unseren Motor vor Ort reparieren konnte. So fuhren wir mit einem Motor in den Sturgeon Lake und hielten auf den Jachthafen zu.

Unsere Einfahrt in den Hafen war eine Katastrophe und wir hätten viel Schaden anrichten können, wenn der Steg nicht so ungewöhnlich weit ins Wasser hineingeragt hätte. Ich war erleichtert, als wir an dem uns zugewiesenen Liegeplatz festgemacht hatten – dankbar, dass bis hierher alles gut gegangen war, aber gleichzeitig auch ziemlich besorgt wegen des Motors. Ich wunderte mich darüber, dass man gleichzeitig so entgegengesetzte und trotzdem ausgeprägte Gefühle haben kann.

Gut, dass wir noch Geld „zur Sicherheit" dabeihatten. Davon konnten wir jetzt den Liegeplatz bezahlen. Ich hoffte, der Motor würde nur eine kleine Pause brauchen und es wäre nichts Größeres.

Plötzlich hörte ich Jacobs freudige Stimme: „Schau dir das an!"

„Was?" Da sah ich schon, wie er das Stromkabel des Schiffes in eine Steckdose unseres Liegeplatzes steckte und die Lichter in der Kombüse einschaltete.

„Ta-daa!" Er strahlte. „Wir dürfen hier den Strom benutzen, dann können wir heute Abend noch ganz lange Karten spielen und – warte mal – wir können auch heiß duschen!"

Endspurt zur Peacebunny-Insel

Unser Umweg stellte sich als Geschenk des Himmels heraus. Ein schweres Gewitter zog auf und es war einfach perfekt, im Hafen sicher festgebunden zu sein. Wenige Stunden später prasselte der Regen auf uns nieder, der Wind heulte und hohe Wellen verdeutlichten, wie froh wir sein konnten, dass wir in einem sicheren Hafen lagen.

Doch im Morgenlicht sah der Himmel wieder so klar und hell aus, dass man kaum glauben konnte, in der Nacht so ein Unwetter erlebt zu haben. Es gelang uns, den örtlichen Schiffs-Mechaniker zu erreichen, aber er hatte an diesem Tag keine Zeit, erst tags darauf. Dabei trennten uns nur noch fünfzig Kilometer von unserer Insel. Was sollten wir tun? Mit einem Motor weiterfahren oder auf den Mechaniker warten? Aber dann sah ich, wie das Wasser stieg, das sich in der Bilge befand, dem Raum unten im Schiff, wo die Motoren waren. Nein, lieber nichts riskieren. Ein zusätzlicher Tag im Hafen und an Bord wäre auch schön.

Als wir spät am nächsten Morgen aus tiefem Schlaf erwachten, konnten wir Kaden an Bord begrüßen. Jetzt war auch er bereit für das Abenteuer, und wir erwarteten auch wirklich einen abenteuerlichen Tag – vorausgesetzt, der Mechaniker tauchte tatsächlich auf. Der Mann kam pünktlich, und wir alle flüsterten erleichtert unseren Dank gen Himmel. Er ersetzte einen gerissenen Riemen, der die Ursache für das Geräusch war, und verbrachte einige Zeit mit der Feinabstimmung beider Motoren. Jacob und Kaden waren begeistert, dass sie ihm helfen und sich ein bisschen dreckig machen durften, und wir lernten eine Menge über die beiden Motoren.

Früh am nächsten Morgen starteten wir in den letzten Teil unserer Reise. Heute würden wir zur *Peacebunny*-Insel fahren. Diesen Tag habe ich im Logbuch genau protokolliert:

6.00 Uhr: aufwachen, schnelles Frühstück, Schlafsachen verstauen und das Wetter kontrollieren. Rufe unsere Eltern an, um sie wissen zu lassen, dass wir wieder auf dem Fluss sind.

6.45 Uhr: fahren auf dem *Sturgeon Lake* fast drei Kilometer zurück nach Süden, biegen wieder in den Hauptkanal des Flusses ein, wenden und fahren weiter nach Norden.

7.45 Uhr: in der Nähe von Meile 802 viele hübsche Buchten und tolle Strände. Hier könnten wir in Zukunft zelten.

8.45 Uhr: Der Highway, der parallel zum Fluss auf der Minnesota-Seite verläuft, ist weit weg vom Ufer, sodass die Eltern für diesen Streckenabschnitt nicht parallel zu uns fahren. Der Plan ist, sie in Hastings zu treffen, damit sie Fotos machen können. Ohne die Unterstützung an Land fühle ich mich, als wären wir auf der dunklen Seite des Mondes. Passieren ein supercooles Boot, das auf einer Insel vor Anker liegt, sehen niemanden. Viele Vögel kreisen über dem Wasser. Schöner, friedlicher Morgen.

9.10 Uhr: Bei Meile 813,5 scheint die Eisenbahn-Zugbrücke zu niedrig. Rufen an und fragen, ob sie angehoben werden kann. Wir sollen unsere *Flybridge* abbauen und unten durchfahren oder fünfzehn Minuten warten, bis ein Zug vorbeigefahren ist. Wir warten und verpassen dadurch die Begegnung mit einem Schiff der *Sea Scouts*. Sehen Dad, der vom Ufer aus Fotos macht.

10.15 Uhr: Einfahrt in die Schleuse 2 bei Hastings, letzte Etappe!

11.45 Uhr: Fahren an *Grey Cloud Island* vorbei. Nicht einfach, die Fahrrinne im Fluss von den vielen Nebenarmen und Seen zu unterscheiden, aber gut markiert. Bleiben immer zwischen den Bojen, sehen einige Fischerboote, während wir uns den *Twin Cities* nähern.

12.30 Uhr: Freuen uns, die historische Drehbrücke in der Ferne zu sehen und zwei kleine Inseln in ihrer Nähe, eine mit einer großen Seilschaukel vom höchsten Baum der Umgebung – da müssen wir später noch einmal hinfahren!

12.45 Uhr: Nach sechs Stunden Fahrt flussaufwärts der erste Blick auf *Peacebunny Island*!!! Neun Hektar! Unsicher, wo man anlanden kann. Sehen einen Strandabschnitt, der zur Anhöhe auf der Südseite führt, fahren daran vorbei, wenden und fahren direkt auf die Insel zu!

Ich setzte Huck auf die Konsole, damit er genau verfolgen konnte, wie wir uns der Insel näherten.

Jacob erklärte: „*Peacebunny Island* voraus!"

Im nächsten Moment hörten wir ein knirschendes Geräusch: der Rumpf des Bootes hatte sich in den Sand gebohrt. Wir gingen an Land und unsere *Channel Surfer Peacebunny* durfte sich von allen Strapazen erholen.

KAPITEL ZWÖLF

Ein großer Schritt für uns

Was ich empfand, als ich aus dem Fenster des Kapitänsstands auf die Insel sah, lässt sich nicht in Worte fassen. Majestätisch wiegten sich die hohen Pappeln im sanften Wind. Kleine weiße Wölkchen zogen langsam über einen zart hellblauen Himmel. Die Bäume waren in üppiges Grün gehüllt und das Wasser schwappte gluckernd gegen den Strand. Das Geräusch der Wellen hätte genauso gut das Stimmengewirr einer Gruppe von Freunden sein können, die sich entspannt miteinander unterhielten. Ich sagte immer wieder „Wow!" und „Danke!"

Die Insel war so viel besser als alles, was ich erwartet hatte. Ihre neun Hektar erstreckten sich in alle Richtungen, soweit das Auge reichte. Von dem Hochwasser im Frühling war nichts mehr zu sehen, nur von kleinen weißen Blumen übersäter Boden, eingefasst von einem hellen Saum aus gelbem Sand. Das Hausboot hatte an einer leichten Erhebung am Strand seinen perfekten Platz gefunden und passte wie ein fehlendes Puzzleteil ins Bild.

Kaden hievte den schweren Danforth-Anker auf den Strand, zog kräftig an der Leine und mit einem Ruck saß er fest im Sand. Jacob holte die hölzerne Leiter und lehnte sie an die Vorderseite des Bugs. Wir waren bereit, trockenen Fußes an Land zu gehen. Das allein war schon ein Wunder. Trockenes Land! Jacob schwang ein Bein über die Reling und kletterte hinunter, Kaden folgte, dann warteten sie am Strand auf mich. Ich hörte das Flattern kleiner Vögel und den lauten Schrei eines Reihers. Meine Freunde hatten offensichtlich die Ruhe der Vögel gestört.

„Wie ist es?", erkundigte ich mich.

„Unglaublich!", freute sich Jacob.

„Mindestens", grinste Kaden. „Aber der Boden ist ein bisschen glitschig, pass auf, wo du hintrittst."

Ich atmete tief ein und behielt die Luft für einen Moment in meinen Lungen. Davon hatte ich geträumt, und dafür hatte ich die letzten drei Jahre gearbeitet – so viel Zeit war seit dem Tag vergangen, als mir zum ersten Mal der Gedanke gekommen war, dass wir eine Insel bräuchten, bis heute, wo wir dieses neun Hektar große Kleinod mitten im Mississippi erkundeten.

Ehrfurcht und Dankbarkeit erfüllten mich. Ich wollte mir diesen Augenblick gut einprägen. *Merk dir das ganz genau*, sagte ich zu mir selbst.

Schnell ging ich zurück ins Boot und schnappte das zusammengerollte Banner, das wir für diesen Tag vorbereitet hatten. Ich sah mich noch einmal kurz in der Kombüse um und schaute aus den Fenstern auf den Fluss. *Channel Surfer* – so schön und so unwahrscheinlich wie ein *blue moon* – *das hast du gut gemacht, du hast uns hierhergebracht. Danke!* Es war Zeit, dem Boot seinen neuen Namen zu geben. *Peacebunny* – auch für das Schiff hatte ein neuer Lebensabschnitt begonnen.

Dann bückte ich mich noch nach Huckleberry und flüsterte ihm etwas ins Ohr, was nur uns beide betraf. Er flüsterte etwas zurück und sprang in meine Arme, wobei seine kräftigen Hinterläufe ihn hoch bis zu meiner Brust fliegen ließen, als wollte er mir zeigen, wie gerne er jetzt auch auf die Insel gehen wollte.

Ich läutete noch die Schiffsglocke, dann stiegen wir die Leiter hinunter.

„Ein kleiner Schritt für einen Menschen, aber ein großer Sprung für ein Kaninchen", konnte ich jetzt den Satz aussprechen, den ich mir in Gedanken schon so lange für diesen Moment zurechtgelegt hatte.

Es gab viel zu entdecken, aber zuerst kniete ich mich im Sand nieder und zollte dem Geber aller guten Gaben Respekt. Meine Freunde folgten meinem Beispiel und bedankten sich ebenfalls. Dann rollten wir das Banner aus und wir schrien unsere Freude hinaus, während wir es an die Bäume am Ufer banden. Damit waren unsere Pläne öffentlich: Für hundert Sommerferientage, bis das Hausboot im Herbst wieder ins Trockendock musste, war das unsere Insel.

Huck hoppelte blitzschnell den Hügel hinauf und wir folgten ihm. Wir fanden es nur richtig, dass er unseren ersten Erkundungsgang anführte. Als wir ihn eingeholt hatten, buddelte er gerade ein Loch unter einer Pappel. Dann gingen wir gemeinsam Richtung Osten weiter, bis wir plötzlich spontan in alle Richtungen auseinanderrannten. Jeder entdeckte eigene Besonderheiten und wir riefen durcheinander: „Schau mal hier!" und: „Seht euch das an!"

Wir wollten alles auf einmal sehen, aber eigentlich brauchten wir uns nicht zu beeilen, ich hatte die Insel bis Ende Oktober gemietet. Die ganzen Sommerferien über konnten wir hier zelten, alles erkunden und in Ruhe herausfinden, ob diese Insel das Zeug hatte, ein Kaninchen-Paradies zu werden.

Dann wanderten wir zu der kleinen Insel, die sich im Norden anschloss. Ich wollte ihre Form mit der Karte vergleichen, nachdem der Flusspegel wieder auf den Normalstand gefallen war. Auf dem Weg zurück von der Nordspitze und auf die Anhöhe der Insel klingelte plötzlich Jacobs Handy. Die Realität brach über uns herein. Morgen war Schule, wir mussten ins Bett, das lange Wochenende war so gut wie vorbei. Jacob und Kaden mussten nach Hause.

„Ich kann nicht glauben, dass wir schon gehen müssen", klagte Jacob.

„Wir können doch nicht so weiterleben, als ob nichts gewesen wäre?", stöhnte Kaden.

Mein Vater war, wie vereinbart, in einem Kanu zur Insel gekommen. Wir hatten das Abendessen ausgelassen, weil die Insel so interessant war. Nun saßen wir am Strand und verschlangen beeindruckende Mengen an Käse, geräucherten Würstchen und Äpfeln. Dann fuhr Dad die Jungs nach Hause, während Mom und ich zurückblieben. Wir würden heute Nacht noch einmal auf *Peacebunny Island* schlafen. Ich hätte mir nicht vorstellen können, am Ende dieses unglaublichen ersten Tages auf meiner Insel einfach wieder in meinem Zimmer ins Bett zu gehen.

Ich wollte aber auch nicht, dass meine Freunde etwas verpassten, deshalb erforschte ich die Insel nicht weiter, sondern verbrachte den restlichen Abend auf dem Schiff und am Strand rund um das Schiff. Huckleberry saß neben mir, während ich meine Angelrute ins tiefe Wasser des Mississippi warf. Er beobachtete den Wobbler, meinen künstlichen Köder, der beim Einholen wie ein geschwächter, kranker kleiner Fisch auf dem Wasser tanzte und Raubfische anlocken sollte. Allerdings hatte ich keine Haken im Einsatz. Langsam ging die Sonne unter und es war unglaublich friedlich und ruhig. Ganz allmählich kam auch mein Inneres wieder zur Ruhe.

Da wir weder Solarzellen noch eine andere Energiequelle hatten, gingen wir in unsere Kojen, als es dunkel wurde. Das gleichmäßige Gurgeln des Wassers sang uns in den Schlaf.

Alles war anders, seit ich auf dieser Insel war – wunderbar anders. Ich hatte mein langjähriges Ziel erreicht, etwas Neues begann. Dabei hatten die Sommerferien noch gar nicht angefangen; wir hatten immer noch vier Tage Schule. Aber danach hatte ich hundert Tage Zeit, um alles zu entdecken und auszuprobieren. Morgen früh war wieder Schule, aber ich schlief auf einem Hausboot. Auf dem Mississippi. Verankert auf einer Insel. Mit meinem Kaninchen. Nie bin ich am Abend vor einem Schultag schöner eingeschlafen.

Dad mag nur Kaninchen

Die folgenden Wochen verbrachte ich damit, die Namen der Vögel, Pflanzen und Tiere der Insel zu lernen. Ich nahm Boden- und Wasserproben und lernte so viel wie möglich über den Fluss und die Insel, denn ich wollte ganz sicher sein, dass es ein guter Ort für die Kaninchen war. Ich hatte eine Checkliste von unseren Umweltberatern erhalten, an der ich mich entlangarbeitete. Leider gab es Raubvögel in der Gegend, vor allem Adler, aber auch ein paar Habichte, die sich bevorzugt in unbewohnten Gebieten aufhielten, in sicherem Abstand zu den Menschen. Für sie war die Insel ideal. Über Wochen beobachteten wir die Vögel und fanden heraus, wo sie ihre Nester hatten. Anhand ihrer Hinterlassenschaften versuchten wir, ihre Aufenthaltsorte zu identifizieren und ihr Verhalten nachzuvollziehen.

Das Ergebnis war, dass die Raubvögel der Insel weitgehend fernblieben und eher Fische aus dem Fluss fischten, als sich um uns zu kümmern. Außerdem verrieten sie uns durch ihr Rufen, wo sie waren. Indem wir die Raubvögel beobachteten und zu verstehen versuchten, konnten wir die Insel nicht vollkommen sicher machen, aber unsere Berater meinten, wenn wir in der Nähe der Kaninchen blieben, würde das als Abschreckung für die Raubvögel genügen.

Damit konnten wir in die nächste Phase eintreten: Die ersten Kaninchen gleichen Geschlechts durften zusammen die Insel besuchen, während wir sie beobachteten. Das war die ganze Zeit über mein eigentliches Ziel gewesen und ich war unglaublich gespannt darauf, wie die Tiere auf das neue Umfeld reagieren würden.

Beim ersten Testlauf brachte ich vier Kaninchen-Damen auf die Insel. Eine davon gehörte zur Rasse der Marderkaninchen, hatte ein silbernes Fell und hieß Harley Jo. Sie wollte gleich vier Mal nacheinander auf die Insel mitkommen. Von den vier Original-*Peacebunnys* hatte nur Casper Lust auf die Ausflüge, aber ihm gefiel es gut und er kam öfters mit. Auch sonst war er immer bereit, die Farm zu erkunden oder einen Ausflug zu machen. Auf der Insel versteckte er sich gerne oder ruhte sich im Sand aus. Dabei sah er so aus, als würde er gleich einen Karottencocktail mit einem kleinen Papierschirmchen bestellen.

Dann verbesserte ich die Logistik, sodass wir zehn erwachsene Tiere gleichzeitig mitnehmen konnten. Sie waren die Urenkel der ersten vier *Peacebunnys* – sechs weiße, zwei schwarze und zwei braungefleckte Tiere. Wir beobachten sie genau und versuchten herauszufinden, wie sie auf das entspannte Inselleben im Fluss reagierten. Die jüngeren Kaninchen nahmen das Angebot gut an, besonders wenn auch ein paar ältere Tiere dabei waren, die unser Training schon kannten. Sollte ich nächsten Sommer wieder hier sein können, würde ich bei der Auswahl besonders auf das Alter der Tiere achten, nahm ich mir vor.

Für Tator Tot war die Insel der Traum. Er konnte gar nicht genug klettern, springen, hoppeln oder graben. Er spielte mit den Wellen, wie man das sonst nur von Hunden kennt, rannte ins Wasser, um die Gischt zu erwischen, und hoppelte dann wieder zurück ans Ufer, machte kehrt und jagte wieder nach den Gischtkronen. An einem Wochenende, als Jacob, Kaden und Nic mit mir zum Zelten auf der Insel waren, nahm ich Tator Tot auch mit. Er war glücklich und konnte überhaupt nicht verstehen, warum Menschen müde werden und Schlaf brauchen.

Whatchi war das andere Extrem. Er kam mir vor wie jemand, der mit Schlips und Kragen zum Zeltlager kommt und sich lieber gepflegt unterhalten würde, als auf der Erde zu schlafen. Mit seiner langen, sorgfältig geglätteten Frisur war er nicht gerne im Sand und fühlte sich in der wilden Natur nicht wohl. Ein anderes Angorakaninchen schaukelte gerne in der Hängematte und ließ seine üppigen Haare im Wind wehen, aber es spielte auch gerne im Sand. Wenn es genug hatte, sprang es in meine Arme und teilte mir mit, dass wir wieder heimfahren könnten.

Fudge benahm sich so, als gehöre ihm die Insel, und er zeigte den anderen gerne das Gelände. Bandit, unsere schwarz-weiß gestreifte Schönheit, genoss die Insel wie ein Feinschmecker, der in Paris Urlaub macht. Sie knabberte an Grasbüscheln und naschte von den weißen Blümchen und schien immer Appetit zu haben. Im Hausboot wollte sie am Steuer sitzen und so tun, als hätte sie das Sagen.

Ich hätte mir gewünscht, dass Paxton sich mehr für die Insel interessierte, aber bei den Kaninchen ist es wohl so wie bei den Menschen auch: Manche sind am liebsten zu Hause, besonders wenn sie älter werden. Und für ein Kaninchen war Paxton inzwischen nicht mehr jung. Vielleicht würde er seine Einstellung eines Tages ändern, hoffte ich. Immerhin war meine eigene Familie der beste Beweis dafür, dass man sich ändern kann.

Gib die Hoffnung nicht auf

Am Ende des Sommers hätte ich mir irgendein Zeichen gewünscht, dass diese Insel für immer meine Kaninchen-Insel bleiben würde. Wenn zum Beispiel ein Snickers-Schokoriegel an den Strand gespült worden wäre, hätte ich das als echte Bestätigung nehmen können.

Aber das passierte leider nicht.

Stattdessen waren wir ein letztes Mal auf der Insel, um alle Spuren unseres Sommers auszulöschen. Auch das Banner musste entfernt werden.

Es war ein traurig-schöner Tag. Wir beschlossen, Ende Oktober noch einmal vorbeizuschauen, wenn unser Mietvertrag offiziell endete. Dann erst würden wir uns endgültig von dem Reiher und den anderen Tieren verabschieden, mit denen wir hier Freundschaft geschlossen hatten.

So weit wollte ich noch nicht denken. Seit dem Augenblick, als wir das erste Mal den Anker des Hausbootes auf den sandigen Strand geworfen hatten, wusste ich, dass ich genau am richtigen Ort war. Wenn möglich, wollte ich diese Insel kaufen. Doch als wir den Mietvertrag schlossen, waren sich die Besitzer nicht sicher, ob sie die Insel überhaupt verkaufen wollten. Also versuchte ich, darüber nicht weiter nachzudenken. Zumal ich zunächst ja auch nicht wusste, ob das mit der Insel überhaupt eine gute Idee war. Aber es hatte prima funktioniert. Das *Peacebunny Island*-Banner sah wirklich so aus, als gehöre es hierhin.

Ich ermahnte mich, in der Gegenwart zu leben.

Unterdessen fand wieder die landwirtschaftliche Ausstellung von Minnesota statt. Die *Peacebunny*-Familie nahm erneut an dem Wettbewerb ohne Altersbegrenzung teil und gewann insgesamt zweiunddreißig Preise. Zehn unserer Kaninchen wurden als die perfektesten Vertreter ihrer jeweiligen Rassen ausgezeichnet. Welch ein zufriedenstellender Abschluss des Sommers! Damit konnte ich auch mit guten Gefühlen in das neue Schuljahr zurückkehren.

Ohne Vorwarnung erreichte uns dann der Anruf des Stiftungsvertreters der Familie, der die Insel gehörte. Dad und ich waren gerade von der Farm nach Hause gekommen und Dad war ans Telefon gegangen, schaltete aber gleich auf laut.

„Das klingt jetzt vielleicht ein bisschen verrückt", begann der Mann, „aber haben Sie noch Interesse, die Insel zu kaufen?"

„Auf jeden Fall", sagte ich und versuchte, ruhig zu bleiben und meine Stimme zu kontrollieren.

„Wir haben ausführlich über das Thema gesprochen und sind übereingekommen, dass wir Ihnen einen Monat Zeit geben wollen, um den Kaufpreis zusammenzubekommen. Wenn Ihnen das nicht gelingt, hätten wir noch einen anderen Interessenten."

Nach diesem verheißungsvollen Anruf legten wir den Turbogang ein. Dreißig Tage waren nicht gerade viel, um die Finanzierung der Insel zu organisieren. Ich handelte schnell, recherchierte ein bisschen und errechnete einen möglichen Kaufpreis, der sich an anderen nicht erschlossenen Grundstücken entlang des Flusses orientierte. Aber das war nur die Spitze des Berges an Arbeit, der nun zu bewältigen war. Glücklicherweise waren wir von einem tollen Team umgeben – darunter ein Immobilienmakler, jemand, der die Recherche der Grundstückspreise übernahm, eine Person, die sich um die Versicherung kümmerte, und eine andere, die den Kaufvertrag aufsetzen konnte. Ohne diese kostbaren Unterstützer hätten wir das alles nie so schnell erledigen können.

Als Nächstes brauchte ich einen Investor. Ich kramte die ganzen Visitenkarten hervor, die ich im Laufe der Jahre bei den verschiedensten Anlässen gesammelt hatte – Professoren, Makler, Anwälte, Bankangestellte, Firmenbesitzer – und breitete sie alle auf dem Wohnzimmerboden aus. Auf der Rückseite jeder Karte stand, bei welcher Gelegenheit wir uns getroffen hatten und worüber damals gesprochen wurde. Die Anregung, das zu machen, war einer der besten Tipps, die ich jemals bekommen hatte.

Auch die Online-Kontakte legte ich dazu. Dann sortierte ich die Visitenkarten so, wie ich es sonst mit meinen Sammelkarten auch tat, mit einem separaten Stapel für die „Stars". Die rief ich als Erstes an. Alle erinnerten sich an mich und meine Kaninchen und reagierten freundlich. Aber da es nun um richtig viel Geld ging, waren die Leute dann nicht mehr interessiert an netten Geschichten von niedlichen Kaninchen, sondern die potenziellen Investoren wollten hören, wie ich die monatlichen Hypothekenzahlungen für den Kaufpreis einer zweiundzwanzig Hektar großen Insel aufbringen wollte. Ihnen ging es um die Frage, ob das eine sinnvolle Investition war oder ob ich ihr Geld möglicherweise in den Sand setzen würde.

Nach einigen Gesprächen gab es einen Durchbruch. Ein Verwandter hatte mich vor Jahren einmal mit einer Frau bekannt gemacht, die sich mit Immobilien gut auskannte. Sie war der Meinung, dass der Kauf von Land immer eine gute Investition sei, und aus ihrer Sicht machte der beabsichtigte Zweck die Investition nur noch besser. Ich rief sie an, erklärte ihr mein Anliegen und unterbreitete ihr einige Details meines Geschäftsplans. Sie rechnete meine Zahlen nach und bestätigte mir, dass meine Rechnung korrekt sei. Mein Konzept war für sie schlüssig und sie war bereit, einzusteigen, aber nur bis zu einem gewissen Höchstpreis. Als Nächstes sollte ich ihr noch darlegen, dass der Preis pro Hektar in dieser Lage angemessen war.

Das war gar nicht schlecht und ich hatte das Gefühl, es könnte tatsächlich etwas werden mit dem Inselkauf. So wie es aussah, könnte ich den Eigentümern schon bald ein gutes Angebot machen. Da drängte plötzlich ein anderes Ereignis alle sonstigen Themen in den Hintergrund. Wenige Stunden nach dem Telefongespräch mit der möglichen Investorin erreichte uns die Nachricht, dass Traktor-Opa notfallmäßig am offenen Herzen operiert worden war und auf der Intensivstation zusätzlich eine Infektion mit multiresistenten Keimen bekommen hatte. In so einer Situation verändern sich nicht nur die Prioritäten, sondern es gibt plötzlich nur noch *die* eine einzige Perspektive.

Meine Mutter flog sofort nach Missouri und blieb die nächsten zehn Tage rund um die Uhr am Krankenbett ihres Vaters. Während Opa für eine zweite Operation vorbereitet wurde, erhielt sie einen Anruf von der Stiftung der Inselbesitzer mit einer wichtigen aktuellen Nachricht. Der Anrufer begann seinen Satz mit: „Es tut mir leid."

Aber Mom erklärte uns später, dass sie dafür in diesem Moment überhaupt keine Kapazität hatte. Sie bat den Anrufer, bei uns zu Hause auf den Anrufbeantworter zu sprechen. Als ich an diesem Tag nach Hause kam, hörte ich diese Nachricht, die mich erstarren ließ. Ich konnte es zunächst gar nicht glauben. Die Stimme erklärte, die Eigentümer der Insel hätten sich anders entschieden. Es gäbe noch weitere Kaufinteressenten, die sehr interessiert und sehr überzeugend seien. Nun neigten die Eigentümer dazu, die Insel an diese zu verkaufen.

War ich etwa nicht sehr interessiert und überzeugend?

„Es tut mir leid", endete die Nachricht, aber die Eigentümer würden an den Interessenten verkaufen, der am meisten bot und sich am schnellsten entscheiden konnte. „Es tut mir leid, aber so ist das nun mal ..."

Wenn ich noch eine Chance haben wollte, musste ich jetzt sehr schnell ein Angebot einreichen. Hier konnte ich jetzt anwenden, was ich bei der letzten Absage gelernt hatte: Ich musste zwischen mir als Person, meinen Ideen und meinem Erfolg unterscheiden. Es ging um meinen Herzenswunsch, aber nicht um meine *Identität*. Diese Leute wussten nichts über meinen Opa. Natürlich konnten sie nicht wissen, dass eine der wichtigsten Personen in meinem Leben gerade um jeden nächsten Herzschlag kämpfte.

Eigentlich wollte ich nur, dass es meinem Opa wieder besser ginge. Wenn ich mit dem Anwalt über unsere Ausnahme-Situation gesprochen hätte, dann wäre ich wahrscheinlich auf Verständnis gestoßen, und man hätte mir vielleicht mehr Zeit gegeben. Aber das wollte ich nicht, sondern ich wollte das jetzt durchziehen. Mein Vater musste gerade bei seiner Arbeitsstelle viele Überstunden machen, meine Mutter war ein paar Bundesstaaten weit entfernt und unser Anwalt war auch nicht erreichbar. Ich war in dieser Schlussphase der Verhandlungen um die Insel ganz auf mich allein gestellt. Ich weiß heute wirklich nicht mehr, wie ich das geschafft habe, aber es ging.

Ich war vierzehn Jahre alt und mitten in einem aufreibenden Wettbewerb um den Kauf einer Insel. Also war es auch meine Verantwortung, den Besitzern ein erfolgsversprechendes Angebot zu machen.

Es war Freitagnachmittag und ich war nach der Schule zu Oma und Opa Smith gegangen, wo mein Vater mich später am Tag abholte. Paxton und ich gingen in den Garten hinter dem Haus, wo die Sonne noch ein paar letzte wärmende Strahlen aussandte. Ich saß auf der blauen Schaukel, und meine Beine waren inzwischen so lang, dass sie den Boden berührten, während ich hin- und herschwang. Pax hüpfte eine Zeit lang zwischen meinen Füßen hin und her, um sich dann neben dem Fliederbusch ins Gras zu legen – genau da, wo auch Snickers früher sein Lieblingsplätzchen hatte.

Ich legte mich neben ihn und sah hinauf in den Himmel, der mir plötzlich kühl und sehr weit weg erschien. Die ersten Sterne blitzten auf und zwinkerten mir tröstlich zu.

Es gibt Zeiten, da betet man konkret um Gottes Führung. Aber dieses Mal wusste ich nicht, was ich beten sollte. Deshalb bat ich einfach nur um Gottes Frieden.

Dann holte ich tief Luft und stand auf. Es war Zeit, den Anwalt der Eigentümer anzurufen. Ich ging ins Haus, wählte die Nummer und nannte den Kaufpreis, den ich zu zahlen bereit war – meiner Meinung nach ein fairer Preis pro Hektar Land. Von jetzt an wollte ich darauf vertrauen, dass man mir die Insel verkaufen würde, wenn ich sie bekommen sollte. Mehr konnte ich jetzt nicht tun. Auf die Entscheidung der Eigentümer hatte ich keinen weiteren Einfluss. Ich ließ das Thema innerlich los.

Damit trennte ich mich bewusst von der Last, die sich im Zusammenhang mit dem Kauf der Insel auf meine Seele gelegt hatte. Ich war wieder frei, um für Traktor-Opa zu beten, dessen Herz geöffnet, gereinigt, repariert und auf die Heilung vorbereitet worden war.

Während ich betete, sprudelten die Worte nur so aus mir heraus. Ich betete auch für mein eigenes Herz, dass Gott es doch von all dem emotionalen Schlamm reinigen möge, der sich im alltäglichen Leben immer ansammelt. Stattdessen wünschte ich mir ein offenes Herz voller Zuversicht. So wie ich im Februar während eines Schneesturms ein Boot gekauft hatte und ein paar Monate später dann eine Insel, die unter Wasser stand, angemietet hatte, so wollte ich auch weiterhin voller Optimismus auf das Leben zugehen, mit der Fähigkeit zum Träumen und mit Augen, die mit Freundlichkeit auf die Menschen sahen. Ich wollte ein Mensch sein, der immer voller Hoffnung ist.

Wenn ich dann im Alter meines Opas sein würde, wollte ich zurückschauen auf ein Leben, das sich nach einigen wenigen Kriterien als Erfolg beschreiben ließ.

Hat mein Lebensweg und alles, was ich unterwegs gelernt habe, aus mir einen besseren Menschen gemacht?

Habe ich gut für die Menschen gesorgt, die mit mir zusammen unterwegs waren, und habe ich ihnen geholfen, sich zu entfalten?

Habe ich dazu beigetragen, dass die Welt in irgendeiner Form ein bisschen besser wurde?

Habe ich mich gut um alles gekümmert, was Gott mir anvertraut hat, und habe ich seine Anweisungen befolgt, wie mit den anvertrauten Dingen umzugehen ist?

Habe ich dazu beigetragen, dass die Welt ein bisschen freundlicher und liebevoller wurde?

Die ganze folgende Woche hatte ich das Gefühl, die Welt würde sich nur sehr langsam drehen, während sich Traktor-Opas Zustand langsam besserte und ich auf eine Antwort der Stiftung wartete. Aber es kam keine E-Mail, kein Anruf, überhaupt kein Zeichen, in welche Richtung die Eigentümer tendierten. Doch während mir die Tage qualvoll lange erschienen, erhörte Gott mein Gebet.

Nein, es kam keine Stimme vom Himmel, die mir sagte, was ich tun sollte.

Mein Opa wurde auch nicht plötzlich gesund und verließ geheilt das Krankenhaus.

Auch die Stiftung der Inseleigentümer meldete sich nicht.

Aber ein tiefer Friede erfüllte mich. Mein Gebet um Frieden hatte Gott erhört.

Ich war mir absolut sicher, dass die Worte, die ich an Gott gerichtet hatte, in seinem Herzen angekommen waren, einschließlich meiner Gedanken. Ich war nicht allein unterwegs, und ich wartete auch nicht allein. Es ging nicht darum, mein Ziel zu erreichen; es ging um jeden Schritt auf dem Weg dorthin. Mir wurde wieder einmal deutlich, dass man manchmal Gnade empfängt – viel mehr, als man je zu hoffen gewagt oder verdient hätte. Und genau jetzt erlebte ich einen solchen Moment.

Am Sonntagabend holten wir meine Mutter am Flughafen ab und ließen uns genau erzählen, wie es Opa ging. Wir waren dankbar, dass er sich langsam erholte. Dann fuhren meine Eltern und ich zur Farm, um den Kaninchen Futter, Wasser und ein paar extra Streicheleinheiten zu geben. Sie konnten es kaum erwarten, uns etwas von ihrer überfließenden Liebe zurückzugeben.

Es war, als hätten die Kaninchen die Unsicherheit in Bezug auf unsere Zukunft wahrgenommen. Sie waren teilweise ein bisschen unruhig, entspannten sich aber in unserer Nähe. Mein Vater ging auf ein Kaninchen zu, das etwas nervös erschien und sich schnell beruhigte, als er sich ihm zuwandte. Taffy und Oreo, unsere ersten Kaninchen, die wir aus schwierigen Umständen herausgeholt hatten, freuten sich, als sie mich kommen hörten und hofften, ich würde sie zu einem Ausflug mitnehmen. Ich streichelte sie hinter den Ohren, und sie wurden wieder ruhig. Ich auch. Meine Mutter ging zu Fudge, während ich nach meinem Geschäftskollegen Whatchi sah. Als ich ihm von dem neuesten Stand in Bezug auf unsere Insel erzählte, leckte er meine Wange und kitzelte mich mit seinem Engelshaar. Ich nahm das als Zeichen der Ermutigung.

Huck sah aus, als stehe er in den Startlöchern für das nächste Abenteuer. Als ich mich neben ihn hockte, legte er seine Vorderpfoten auf meine Brust. Damit zeigte er mir, dass ich ihm von den neuesten Entwicklungen erzählen sollte.

„Ich weiß auch nicht, was daraus wird", erklärte ich, „aber sie sagten, ich würde bald wieder von ihnen hören."

Montagmorgen

Gegen zehn Uhr morgens klingelte das Telefon. Ich war nicht in der Schule, weil wir nach der langen Zeit, die Mom bei ihrem Vater verbracht hatte, ein bisschen Zeit zusammen als Familie verbringen wollten. Keine Ahnung, wo meine Eltern waren und warum sie nicht ans Telefon gingen. Ich konnte gerade noch abheben, bevor sich der Anrufbeantworter eingeschaltet hätte.

„Kann ich bitte mit Caleb sprechen?"

„Ich bin am Apparat", antwortete ich und erkannte sofort die Stimme des Anwaltes der Stiftung. Meine Körpertemperatur schnellte in die Höhe.

„Herzlichen Glückwunsch", sagte der Anwalt.

Die Stiftung war auf mein Angebot eingegangen!

„Wir haben Ihnen den unterzeichneten Kaufvertrag als E-Mail-Anhang geschickt. Damit ist die Sache von unserer Seite aus erledigt."

Wir wechselten noch ein paar Sätze, wie sie in der geschäftlichen Welt so üblich sind, an die ich mich aber nicht mehr erinnern kann. Nach dem „Herzlichen Glückwunsch" habe ich nichts mehr wirklich mitbekommen. Ich hüpfte auf und ab und konnte meinen Jubelschrei nur mühsam zurückhalten.

Gott ist so gut.

Das Leben ist manchmal traumhaft schön.

Mein Traum von *Peacebunny Island* war Wirklichkeit geworden!

„Mom! Dad!", schrie ich und suchte sie im ganzen Haus. „Ratet mal, wer gerade eine Insel gekauft hat?!"

NACHWORT / SCHLUSSBEMERKUNGEN

Es war ein langer Weg

Paxton kam spät, aber nicht zu spät. Für mein hübsches *American Blue*-Kaninchen war im Spätherbst die perfekte Zeit, um *Peacebunny Island* kennenzulernen. Sechs Monate lang hatte er sich vor der Bootsfahrt gedrückt, bis er mir endlich zeigte, dass er nun bereit war, sich ein eigenes Bild zu machen. Als ich an diesem Tag wieder in der großen Scheune stand und fragte, wer mitkommen wollte, da sah er mich unternehmungslustig an und hoppelte an die Vorderseite seines Geheges.

Es war schon recht frisch, als mein Boot, die *Peacebunny,* an diesem Oktobertag auf die *Carrot Cake Bay* zuhielt, die Karottenkuchen-Bucht, wie ich diesen Teil des Strandes genannt hatte. Nun saß Paxton genau an der Stelle in unserem Boot, die Huckleberry auch besonders liebte. Von hier aus konnte er mir beim Steuern zusehen und sich den Fahrtwind durchs Fell streichen lassen.

„Schau, das ist sie", ich deutete auf die Insel, die sich vor uns ausbreitete, „das ist die Insel, die nach dir und deiner Familie benannt wurde."

Er neigte den Kopf und reinigte seine Pfoten. Ich deutete das als Zeichen der Anerkennung.

Anders als meistens, wenn ich auf die Insel fuhr, war ich heute mit Paxton allein.

Wir trieben langsam auf die Stelle am Strand zu, wo wir vor Anker gehen wollten, und ich zeigte auf den großen grauen Vogel, der knappe zwanzig Meter von uns entfernt am Ufer stand, reglos und majestätisch wie ein Denkmal. Gleich würde er allen Inselbewohnern unsere Ankunft melden.

„Das ist unser Freund, der Reiher", machte ich Paxton mit dem Vogel bekannt, „er wohnt hier."

Heute wollte ich mich bei meinem ersten *Peacebunny* für alles bedanken, was durch ihn ins Rollen gekommen war. Ich zeigte ihm meinen Lieblingsweg über die Insel, die Aussicht von den beiden höchsten Punkten der Insel und den Platz in der Nähe der *Carrot Cake Bay*, wo besonders viele Blumen blühten. Am Nachmittag machte ich ein Feuer und wir freuten uns an der knisternden Wärme, begleitet von der ununterbrochenen Sinfonie aus Gluckern, Zirpen und Rascheln im Hintergrund.

„Ist schön hier, oder?"

Er schlief ein, während ich ihm noch mehr über die beiden Inseln erzählte, die ich vor Kurzem gekauft hatte. „Ich habe noch zwei ganz kleine Inseln dazugekauft, bei der historischen Drehbrücke. Die mit der großen Seilschaukel, die am höchsten Baum der Insel hängt, habe ich *Hope Island* genannt, Insel der Hoffnung. Die andere daneben ist *Hoppiness Island*, die Insel des fröhlichen Hoppelns."

Er lag entspannt in meinem Schoß. Sanft streichelte ich sein blaugraues Fell, dann legten wir uns beide auf die Erde, Stirn an Stirn.

„Du musst dir das alles gut einprägen", flüsterte ich. Und ich meinte zu hören, wie er antwortete: „Wir haben einen langen Weg zurückgelegt, wir beide, du und ich."

Es sieht zauberhaft aus

Nach diesem ersten Ausflug zur Insel wollte Paxton lieber zu Hause bleiben, entweder in unserem Haus oder auf der Farm. Aber er ließ sich immer gern von unseren Abenteuern erzählen. Paxton kannte alle Geschichten von Oreo, der die Blumen so lecker findet, von Fudge, der am liebsten an den hohen Grashalmen knabbert, und von Tator Tot, der die Insel bei jedem Besuch als einen neuen Parcours erlebt, wo er Fitness und Geschicklichkeit trainiert. Natürlich erzählte ich Paxton auch von den ersten Fortschritten, die seine Ururenkelkinder beim Training auf der Insel machten.

Seither habe ich den Überblick darüber verloren, wie oft ich mit jungen Kaninchen auf der Insel war. Auch die Kaninchen, die wir aus Situationen holen, wo es ihnen nicht gut geht oder wo sie nicht mehr gewollt werden, sind zusammen mit unseren freiwilligen Helfern schon sehr oft auf der Insel gewesen. Sie lernen, in Wagen zu sitzen, während wir sie herumziehen, und wir beobachten, welche Tiere besonders kuschlig sind. Oreo, Taffy und Harley Jo sind perfekte Ausbilder für die Kleinen; scheinbar können sie ihnen irgendwie mitteilen, wie man ein besonders liebes und freundliches Kaninchen wird.

Obwohl die jungen Kaninchen erst ein paar Monate alt sind, lernen sie schnell und haben ein tiefes Vertrauen in uns. Sie mögen es, wenn mit ihnen gearbeitet wird, und fühlen sich wohl in unserer Nähe. Viele von ihnen kommen freiwillig auf uns zu und geben uns ein kleines Schnurrhaar-Küsschen oder einen Stupser mit der Nase, um „Hallo" zu sagen. Wenn ein Wurf junger Kaninchen zum ersten Mal auf die Insel kommt und völlig frei in der Natur herumhoppelt, schnüffelt und buddelt, ist das ein wunderbar beglückender, aber auch witziger Anblick. Es wird mir nie langweilig, ihnen zuzuschauen. Kaninchen wissen einfach, wie man ein Kaninchen ist, während Menschen zu oft versuchen, etwas anderes vorzugeben, als sie wirklich sind.

Im zweiten Jahr auf der Insel überlegte ich, ob ich auch andere Leute mit auf die Insel nehmen könnte. Bisher waren hier außer meinen Verwandten nur Jacob, Kaden und Nic und ein paar ehrenamtliche Helfer gewesen. Ich organisierte einige Wettbewerbe, bei denen der Gewinner einen Ausflug zur Insel machen und bis zu drei Begleitpersonen mitnehmen durfte. Die Quizfragen waren zum Beispiel: „Was isst Oreo am liebsten?" (Trauben) oder Namensvorschläge für neugeborene Kaninchen (Schneeglöckchen und Mondschein haben gewonnen), auch so etwas wie: „Vollende den Satz ‚Wenn ich ein Kaninchen wäre ...'" Antworten kamen von nah und fern, sogar aus New York und Spanien. Die

Schülerin einer Mittelschule in Ohio gewann einen Wettbewerb mit ihrem Essay, in dem sie erklärte, warum sie *Peacebunny Island* besuchen wollte:

„Es sind die kleinen Dinge an diesen pelzigen Kameraden, die sie so liebenswert machen. Das weiche Fell, die niedliche Art, wie sie kauen, und die Kraft in den Hinterläufen beim Hoppeln. Sie verzaubern jeden, der sich ihnen nähert. Ich selbst habe ein Plüschkaninchen, Caesar, das nachts in meinem Bett schläft. Er ist sehr weich, ein perfektes Kuscheltier. Deshalb möchte ich so gerne auf die Insel kommen. Wenn ich Zeit mit den Peacebunnys verbringen darf, kann ich mich selbst besser wahrnehmen und Abstand von meinem verrückten Leben gewinnen."

Wir fanden heraus, dass es vielen so geht. Es sprach sich herum, dass es diese Insel gibt, und mein E-Mail-Postfach quoll über. „Ich will kein unangenehmer Stalker sein, aber die Kaninchen berühren mein Herz", schrieb eine Frau und fügte ein lustiges Foto bei. „Ich möchte Tator Tot so gerne persönlich kennenlernen!"

Eine andere Frau schrieb: „Mir geht es gerade sehr schlecht, und ich frage mich, was ich machen soll. Ich hatte eine Fehlgeburt, und die Leute können einfach nicht mit mir umgehen oder wissen nicht, was sie sagen sollen. Ich weiß auch selbst nicht genau, was ich mir eigentlich von ihnen wünsche. Dann habe ich an dich und deine Kaninchen gedacht, und ich glaube, jetzt weiß ich, was mir helfen könnte. Dürfte ich bitte für einen Besuch auf die Insel kommen? Ich möchte einfach nur am Strand sitzen und den Kaninchen beim Spielen zusehen."

Hinter jeder Anfrage steckt eine andere Geschichte. Manche haben eine Krebserkrankung überstanden, andere haben sich im Pflegedienst verausgabt, auch Touristen und Hochzeitspaare melden sich („Was passt besser zur großen Liebe als Flitterwochen mit Kaninchen? Bitte erlauben Sie uns ein paar Stunden auf der Insel!"). Ein Mann, der nicht mehr lange zu leben hatte, schrieb, dass er gern einen oder zwei seiner wenigen verbleibenden Tage auf *Peacebunny Island* verbringen würde.

„Ich bin unheilbar krank", schrieb er, „und es war schon immer mein Traum, auf dem Mississippi unterwegs zu sein und auf einer Insel im Fluss zu zelten. Ich kann kaum glauben, dass es diesen Ort wirklich gibt. Oder ist das schon der Himmel?"

Natürlich kann nicht jeder auf die Insel kommen. Aber ich habe eine Website erstellt, auf der ich Videos hochlade. Auch in den sozialen Medien teile ich die Liebe der Kaninchen mit der Welt. So kann jeder zumindest in seiner Fantasie auf *Peacebunny Island* kommen. „Es sieht zauberhaft aus, und in meiner Vorstellung ist es mindestens so schön", schrieb eine Frau aus Australien.

Hope, Hugs und Hoppiness – Hoffnung, Umarmungen und Freude

Die Corona-Pandemie wurde zu einer ungeahnten Herausforderung für die *Peacebunnys* und für uns. Wir mussten uns finanziell und emotional auf die neue Situation einstellen, genau wie der „Rest der Welt" auch. Alle Veranstaltungen zu Ostern, alle Feste und Schulbesuche mussten abgesagt werden, wir blieben zu Hause – bis sich die Verantwortlichen eines nahegelegenen Seniorenheimes bei uns meldeten. Sie machten sich Gedanken, wie man mit den Bewohnern trotz des Lockdowns Ostern feiern könnte.

So trafen sich Lionardo da Vinci, Fudge, Willow, Tator Tot, Morris, Thumbalina und ein paar der jungen Leute aus dem *Peacebunny*-Team. Wir drehten verschiedene Videos, eines davon speziell für die Menschen im Hospiz, und diese wurden dann den Bewohnern des Heims über den hauseigenen Fernsehkanal der Einrichtung gezeigt. Anschließend gingen wir mit einigen Freiwilligen zu diesem Seniorenheim. Jeder nahm mindestens ein Kaninchen auf den Arm und so gingen wir an Hunderten von Fenstern vorbei und besuchten die Senioren an der

Außenseite ihrer Zimmer, während sie keinen Besuch empfangen und ihre Angehörigen nicht treffen konnten.

Was wir auf der Insel mit den Kaninchen geübt hatten, konnten wir jetzt nutzen. Die Tiere waren sanft und freundlich und grüßten die Bewohner freudig, während diese ihnen zuwinkten und ihnen viele Küsschen durch die Glasscheiben zuwarfen.

„Die Kaninchen haben uns viel Freude gemacht", schrieb mir einer der Verantwortlichen später.

So ist das immer: Die Kaninchen machen Freude.

Auch ich selbst habe aus der Freundlichkeit der Kaninchen in dieser besonderen Zeit viel Kraft geschöpft. Natürlich war ich zunächst enttäuscht, weil wir alle Termine absagen mussten, andererseits war es schön, dadurch selbst mehr Zeit mit den Tieren zu haben. Ich habe mit meinen Freunden auf der Insel gezeltet und genoss eine Zeit der Ruhe und des Nachdenkens. Wir konnten alle einmal richtig ausruhen, uns neu sortieren und überlegen, auf welche Weise die *Peacebunnys* in Zukunft die Menschen, die durch schwere Zeiten gehen, trösten könnten.

Wir besuchten noch mehr Seniorenheime und brachten Gruppen von Kaninchen zu den Mitarbeitern im Gesundheitsdienst, die an vorderster Front gegen Covid-19 kämpften, um sie zu stärken und zu ermutigen. Gleichzeitig verstärkten wir unsere Vorkehrungen zum Schutz unserer Kaninchen vor einem Ausbruch von RHDV2, einer fast immer tödlich verlaufenden Virusinfektion, die nur Kaninchen befällt. Es handelt sich um eine Blutgerinnungsstörung, an der die Tiere innerlich verbluten. Im Südwesten der USA waren ihr zuletzt viele Tiere zum Opfer gefallen.

Das Leben ist nicht wirklich ruhiger geworden, es hat sich nur verändert. So ist das wahrscheinlich immer in der Welt von uns Zweibeinern. Er werden sich immer wieder Dinge verändern, deshalb ist unser Gedächtnis so wertvoll. Wie das Leben auch weitergeht, in unserer Erinnerung können wir immer an die Orte zurückkehren, an denen wir früher waren. Je mehr Zeit verflossen ist, desto schöner und kostbarer werden die Erinnerungen. So denke ich selbst oft an den einen besonderen Tag zurück, den ich mit Paxton auf *Peacebunny Island* verbringen durfte.

Am Nachmittag legten wir uns in eine Hängematte, die an Pappeln befestigt war, und schaukelten im warmen Wind. Ich dachte an die süßen Kaninchen, die schon nicht mehr lebten, an die Helfer, die uns gefunden hatten, weil uns die Liebe zu Kaninchen verband, und an all die tollen Menschen, die wir seither kennengelernt haben.

„Sag mal, Pax, denkst du auch, was ich gerade denke?", fragte ich das Kaninchen, das mit mir in der Hängematte lag.

Ich flüsterte die Antwort selbst in seine samtweichen Löffel: „Es ist ganz erstaunlich, was möglich wird, wenn du dein Herz öffnest."

Er sah mich an, als wollte er mir sagen: *„Ich bin froh, dass ich dir auch etwas beibringen konnte."*

Dann reckte er seinen Hals und leckte mein Gesicht ab. Ich lachte und massierte seinen Rücken. Die Ruhe der Insel senkte sich in unsere Herzen. Über uns zogen die Wolken vorbei. Der Wind rauschte in den Baumwipfeln, und die Vögel sangen für uns, als wären sie unser Hintergrund-Chor für diesen denkwürdigen Moment.

Viel zu oft sind wir so beschäftigt mit unserem Leben und Arbeiten, dass wir die vielen Segensgaben, die direkt vor unseren Füßen liegen, gar nicht bemerken.

So viele gute Gedanken, schon nach drei Sommern auf der Insel.

Ich habe noch so viele Jahre vor mir – aber was bedeutet das schon?

Als meine Urgroßmutter erfuhr, dass ich dieses Buch schreibe, fragte sie mich, wovon es handeln würde. Ich antwortete, dass es die Geschichte eines Jungen erzählen wird, der ein Kaninchen bekam, sich dann für bedrohte Kaninchenrassen einsetzte und nun die ruhigsten von ihnen dazu ausbildet, traurige Menschen zu trösten – und welche Rolle dabei eine Insel im Mississippi spielt.

„Ich hoffe, dass es durch die Geschichte noch mehr *hugs*, *hope* und *hoppiness* geben wird", ergänzte ich.

Sie lachte herzlich und sagte dann: „Weißt du, nur ein echter Visionär oder ein Vollidiot würde eine Insel mieten, die unter Wasser steht."

Ich grinste und gab ihr einen freundlichen Schubs.

Uroma lachte noch mehr. „Also, Caleb, die Leute lesen immer gerne spannende Geschichten über Idioten. Sie werden deine Geschichte besonders mögen, weil sie auch noch wahr ist."

DANK

Meine Lebensgeschichte wäre anders verlaufen, wenn da nicht meine vier wunderbaren Großeltern und meine Urgroßmutter gewesen wären. Sie haben mir Hilfsbereitschaft, Integrität, Zielstrebigkeit, Hartnäckigkeit, Verantwortungsbewusstsein und Glauben vorgelebt. Was für ein Segen!

Ich danke meinen Eltern, die mir das größte Geschenk überhaupt gegeben haben: ein liebevolles, mit Freude erfülltes Elternhaus, in dem viel gelacht wird, wo man sich Zeit füreinander nimmt und in dem alles vorhanden ist, was es braucht, damit ich ein Mann werden kann, der Gott Freude machen möchte. Danke, dass ihr euer Versprechen gehalten und mich in meinem ersten Jahr mit den *Peacebunnys* unterstützt habt – und dass ihr so viel weiter gegangen seid. Ihr habt euch in meinen Traum investiert, habt mir und meiner Geschäftsidee den Weg geebnet und habt auch darauf geachtet, beides zu trennen. Danke, dass ihr die Dinge nicht einfach selbst gemacht habt oder versucht habt, sie mir aus der Hand zu nehmen, wenn es für mich schwierig wurde. Gerade dann habe ich am meisten gelernt.

Vielen Dank an meine vielen Verwandten, besonders an Onkel Kris. Meine engsten Freunde und ich haben so viele schöne Erinnerungen an die gemeinsamen Unternehmungen mit dir – und an viele lustige Situationen, in denen die Witze entstanden sind, die nur wir verstehen.

Besonders dankbar bin ich meinen vierbeinigen Freunden, die mich in ihre Welt aufgenommen und mich zu einem Teil ihrer Berufung gemacht haben.

Ebenso dankbar bin ich der erweiterten *Peacebunny*-Familie von Freiwilligen, Landwirten, Führungskräften, Spendern, Unterstützern, Beratern, Bootsfahrern und Geschäftsexperten, die alle genau zur richtigen Zeit aufgetaucht sind. Was für ein Geschenk, mit euch zusammenzuarbeiten! Ich schätze euch nicht nur wegen allem, was ihr für uns tut, sondern auch die zunehmende Freundschaft zwischen uns ist mir kostbar.

Weiter möchte ich meinen Mentoren, Lehrern und Leitern danken, besonders allen Älteren, deren Lebensgeschichten mich inspiriert haben und von denen ich viel lernen konnte. (An dieser Stelle geht ein besonderer Dank an *alle*, die ihre Zeit, Weisheit und Ressourcen in die nächste Generation investieren!) Ich möchte meinen Lehrern danken, den Kommunalpolitikern und besonders auch den Rotariern, die sich aktiv für unsere Stadt einsetzen und dafür sorgen, dass andere offene Türen haben.

Vielen Dank an die Gruppe der Katastrophenhelfer. Von euch habe ich gelernt, wie man Liebe aussprechen und zeigen kann und wie wichtig es ist, einander zu umarmen. Besonders danke ich Ms. Debbie Gutowski. Ich habe auch sehr schöne Erinnerungen an die Gastfamilien, die uns sehr herzlich bei sich zu Hause aufgenommen haben. Ich denke mit Dankbarkeit an alle, die den Aufwand nicht gescheut haben und sich mit Therapie-Hunden oder *Peacebunny*-Kaninchen auf den Weg gemacht haben. Jeder von euch hat genau den Platz eingenommen, der zu seinem Herzen und zu seinen Fähigkeiten gepasst hat. Danke für eure Hilfsbereitschaft. Ein Extra-Dank an alle, die in diesen besonderen, gemeinsamen Zeiten zusammengewachsen sind: *Ba Ma Pee*.

Ich möchte meinen besonderen Respekt und meine Dankbarkeit gegenüber dem spirituellen Anführer der amerikanischen Lakota, dem Ältesten *Arvol Looking Horse*, ausdrücken, ebenso Ms. Paula Horne-Mullen, Ms. Lisa Bellanger und anderen Ältesten: Ich möchte betonen, dass die *Peacebunny*-Inseln zu *Mni Sóta Maḳoce* (Minnesota) gehören – dem traditionellen, angestammten und heutigen Land der indigenen Völker. Die Inseln liegen im Mississippi, oder *Wakpá Tháŋka*, flussabwärts von *Bdoté*, wo der Minnesota River in den Mississippi mündet, in der Nähe von *Inyan Sa* (*Red Rock* / roter Felsen), *Taku Wakan Tipi* (*Carver's Cave* / Höhle des Schnitzers) und *Eháŋna Wičháhapi* (*Indian Mounds Park burial mounds* / Park der indianischen Hügelgräber).

Ich möchte alle Leser einladen, mit mir zusammen noch mehr über die Geschichte Amerikas und der ersten Einwohner, die vor uns hier gelebt haben, zu lernen. Mit meinen Lesern zusammen möchte ich von ihnen hören, wie wir unsere Umwelt für die kommenden Generationen bewahren können. *Mitákuye Oyás'iŋ* (Wir sind alle miteinander verwandt).

Ich möchte auch allen danken, die das Potenzial in meinem Traum erkannt haben und das Wagnis eingegangen sind, sich darauf einzulassen und ihr Fachwissen zur Verfügung zu stellen. Dafür danke ich besonders Todd Gold, Dan Strone, Sarah Atkinson, Stephanie Rische und allen, die an der Entstehung dieses Buches oder an der Verbreitung dieser Geschichte beteiligt waren. Ein Dankeschön auch an die verantwortlichen Politiker, die ein von einem Jugendlichen geführtes Unternehmen unterstützt haben und uns geholfen haben, dass wir uns in ihrer Welt erfolgreich bewegen können. Ein besonderer Dank geht an Bruce. Ich danke Barbara O'Brien und Henry Schneider von *Open Window Production* dafür, dass sie uns ihre Fähigkeiten an der Kamera und im Studio zur Verfügung gestellt haben, und vielen Dank an alle unsere Freunde im Bereich der Medien, mit deren Hilfe wir viele Erinnerungen einfangen konnten.

Herzlichen Dank auch an alle Studenten, die uns bei der Gründung und Leitung einer gemeinnützigen Organisation geholfen haben. Ein besonderes Lob an die Pioniere im Team des Bildungsprogramms *St. Paul Lego League*. Danke, dass Sie im Bereich des tiergestützten Lernens und der tiergestützten Verhaltensintervention eine Führungsrolle in der Forschung und Beobachtung übernehmen. Durch Ihr *Animal Allies Projekt* (Projekt: Tiere als Verbündete) entstand *Reading PALs* (*Pet Assisted Learning* / Lernen mit Tieren), ein Programm zur Verbesserung der Lesekompetenz bei Kindern mithilfe von Tieren. Auch die *Bunny Relaxation Rooms* (Räume zum Entspannen mit Kaninchen) zur

Förderung der Selbstregulierung und des traumasensiblen Lernens sind ein Ergebnis dieses Projekts. Durch Ihren engagierten Einsatz wurden Zuschüsse bewilligt, Programme eingeführt und Auswertungen vorgenommen, sodass dieses Lernmodell ein Vorbild für andere Schulen wurde. So etwas ist möglich, wenn Jugendliche mit ihren eigenen Ideen vorangehen und die Erwachsenen ihre Vision unterstützen!

Ich möchte allen danken, die sich für Tiere und die Umwelt einsetzen. Viele Experten haben sich Zeit genommen, haben ihr Fachwissen, ihre Erfahrung und ihre Forschungsergebnisse mit uns geteilt und auch über unterschiedliche Sichtweisen mit uns diskutiert. Anstatt sich auf eigene Positionen zurückzuziehen und ein Kind mit einer Vision abzuwimmeln, haben sie unsere Programme mitgestaltet und so dazu beigetragen, die Art und Weise, wie wir uns um die Kaninchen und die Insel kümmern, zu verbessern. (Edle Motive sind zwar ein guter Ausgangspunkt, aber wir wollen auch noch höheren Anforderungen gerecht werden, von daher ist jeder willkommen, der dazu beitragen möchte, unsere Organisation noch besser zu machen.)

Danke an alle, die große Träume verfolgen und neue Ideen umsetzen, danke an alle Unternehmer, die notwendige Veränderungen anstoßen und den Wandel herbeiführen, den unsere Welt braucht.

Danke an all die engagierten unermüdlichen Arbeiter hinter den Kulissen: Durch eure Arbeit wird die Welt besser, schöner und freundlicher, ob ihr nun wahrgenommen und gewürdigt werdet oder nicht. Die Welt braucht euch!

Danke an all diejenigen, die Mut beweisen, während sie große Herausforderungen meistern – vor allem an all jene, die einen leeren Stuhl an ihrem Esstisch haben.

Und schließlich danke ich allen, die mit uns gemeinsam auf dieser Reise sind. Ihr seid hiermit offiziell eingeladen, Botschafter der Liebe, der Hoffnung und der Freude zu sein und *hugs, hope und hoppiness* in unsere Gesellschaft zu tragen.

„Gott aber kann viel mehr tun, als wir jemals
von ihm erbitten oder uns auch nur vorstellen können.
So groß ist seine Kraft, die in uns wirkt."
(Epheser 3,20)

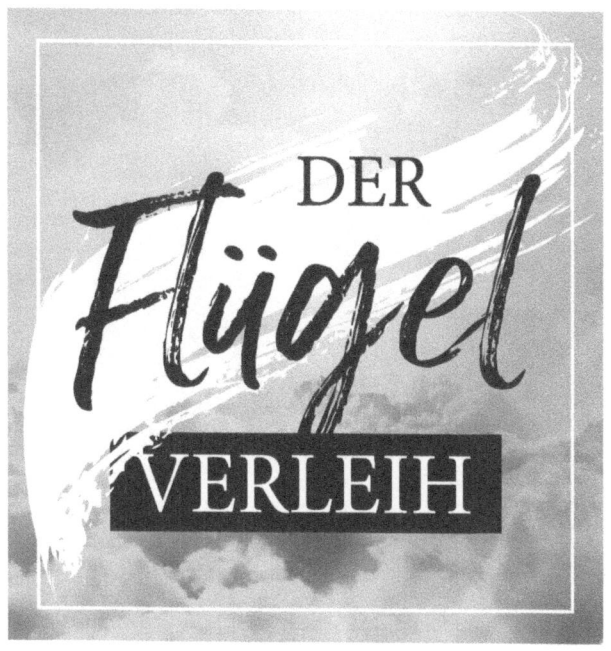

Ein Podcast zum Ankommen.
Bei Gott. Und bei dir.

Gemacht wird der Podcast *Der Flügelverleih* von unserem Verlagsteam. Autorinnen und Autoren, Musikerinnen und Musiker sprechen über ihre Bücher, ihre Alben, ihr Leben und ihren Glauben. Das inspiriert. Und verleiht Flügel!

Hör gern mal vorbei!
Überall, wo es Podcasts gibt.

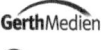

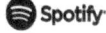

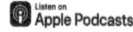

Der Verlag weist ausdrücklich darauf hin, dass im Text enthaltene
externe Links vom Verlag nur bis zum Zeitpunkt der Buchveröffentlichung
eingesehen werden konnten. Auf spätere Veränderungen hat der Verlag keinerlei
Einfluss. Eine Haftung des Verlags für externe Links ist stets ausgeschlossen.

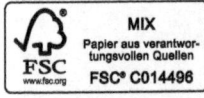

Die amerikanische Originalausgabe ist im Verlag Tyndale House Publishers, USA
unter dem Titel „*Peacebunny Island – The Extraordinary Journey
of a Boy and His Comfort Rabbits, and How They're Teaching Us
about Hope and Kindness*" erschienen.
© 2021 by Peacebunny Islands, Inc. All rights reserved.
© der deutschen Ausgabe 2022 Gerth Medien
in der SCM Verlagsgruppe, Dillerberg 1, 35614 Aßlar

1. Auflage 2022
Bestell-Nr. 817 815
ISBN 978-3-95734-815-9

Umschlaggestaltung: Mareike Schaaf
Umschlagmotiv: Collage unter Verwendung von Shutterstock/
Getty Images (Verlagsausgabe); Shutterstock/Arlee.P (Clubausgabe)
Satz: Greiner & Reichel, Köln
Druck und Verarbeitung: GGP Media GmbH, Pößneck
Printed in Germany

www.gerth.de